肝癌 中西医结合
临床治疗与基础研究

主编　曹治云　林久茂
主审　彭　军

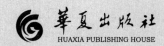
华夏出版社
HUAXIA PUBLISHING HOUSE

《肝癌中西医结合临床治疗与基础研究》
编委会名单

主　审　彭　军
主　编　曹治云　林久茂
副主编　陈旭征　陈武进　赵锦燕　黄争荣
编　委　（按拼音字母顺序）

曹治云　福建中医药大学

陈　虹　福建中医药大学

陈妹钦　福建省人民医院

陈　娜　福建中医药大学

陈武进　福建省人民医院

陈旭征　福建中医药大学

陈逸梦　福建中医药大学

冯海兰　福建中医药大学

华杭菊　福建省人民医院

黄争荣　福建省肿瘤医院

贾　如　上海中医药大学

林久茂　福建中医药大学

林燕斌　福建中医药大学

刘　沁　香港大学深圳医院

卢丽莎　福建省人民医院

鲁　琴　福建中医药大学

任丽萍　福建省人民医院

邢　述　吉林大学

严　扬　福建中医药大学

严子兴　福州市中医院

杨小婷　福建中医药大学

姚健楠　首都医科大学附属北京朝阳医院

俞白帆　福建中医药大学

赵锦燕　福建中医药大学

郑　艳　福建省人民医院

朱晓勤　福建中医药大学

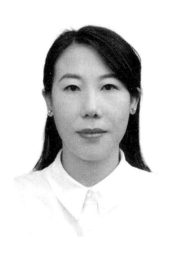

◆ 曹治云

1978 年 9 月生，天津武清人。博士、研究员、博士研究生导师。2002 年 7 月本科毕业于杭州商学院（现浙江工商大学）食品科学与工程专业，2005 年 7 月获福建师范大学生物化学与分子生物学硕士学位，2013 年 7 月获福建中医药大学中西医结合临床医学博士学位。2019 年 9 月至 2020 年 1 月作为访问学者赴美国俄克拉荷马大学健康科学中心进行科研工作。

现为国家中医药管理局"杜建全国名中医传承工作室"第二代传承人，中国中西医结合学会实验医学专业委员会委员，福建省女科技工作者协会第三届理事会理事，福建省生物化学与分子生物学学会理事，福建中医药大学中西医结合学科肿瘤方向后备带头人。

基础研究的主要方向为中西医结合防治恶性肿瘤，临床主要开展肿瘤患者的中医食治及食养的咨询和建议工作。先后主持国家自然科学基金项目 2 项，福建省自然科学基金项目 3 项及福建省卫生健康委员会、福建省教育厅等的多项课题。共发表 SCI 论文 28 篇，论文获"陈可冀中西医结合发展基金优秀论文"二等奖。参编专著 6 部。作为第一及第二发明人，已获国家发明专利授权 2 项。研究成果获"福建省科技进步奖"一等奖及三等奖、"中国中西医结合学会科学技术奖"一等奖及二等奖、"福建医学科技奖"三等奖等奖项。

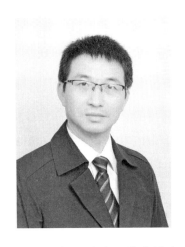

◆ 林久茂

　　1975 年 2 月生，福建尤溪人。博士、研究员、博士研究生导师，福建省高等学校新世纪优秀人才。1997 年 7 月毕业于中国协和医科大学（现中国医学科学院北京协和医学院）医学实验技术专业，2010 年 12 月获福建中医药大学中西医结合基础专业医学硕士学位，2016 年 7 月获福建中医药大学中西医结合基础医学博士学位。2014 年 11 月至 2015 年 3 月作为访问学者赴美国凯斯西储大学医学院进行科研工作。

　　现任福建中医药大学中西医结合研究院肿瘤研究所所长，福建省高校中西医结合基础重点实验室主任，国家中医药管理局"细胞生物学"科研三级实验室主任，中医骨伤与运动康复教育部重点实验室副主任。现为福建中医药大学研究生导师团队"中西医结合肿瘤研究导师团队"负责人，福建中医药大学中西医结合学科肿瘤方向带头人，中国中西医结合学会科研院所工作委员会秘书长，福建省中医药学会肿瘤学分会副主任委员，福建省抗癌协会中西医整合肿瘤专业委员会副主任委员，中国中西医结合学会实验医学专业委员会常务委员，中国免疫学会中医药免疫分会委员，福建省中医肿瘤多学科联盟专家顾问，世界胃肠肿瘤学杂志（*World Journal of Gastrointestinal Oncology*）编委。

　　自 2009 年起，从事中西医结合防治肿瘤基础研究，主要研究清热解毒类中药治疗肠癌、胃癌、肝癌等消化道肿瘤的作用机制。先后主持国家自然科学基金面上项目、福建省自然科学基金项目等 20 多项。以第一作者或通讯作者发表 SCI 论文 49 篇。出版专著 / 教材 5 部。申报国家发明专利 9 项，其中已获授权 4 项。研究成果获"福建省科技进步奖"三等奖、"中国中西医结合学会科学技术奖"二等奖。2021 年 4 月入选同舟云"全球学者库"中国老年医学领域专家国际论文学术影响力百强，位列第 50 位。

序 言

　　中医药治疗肿瘤在我国由来已久，不仅发挥了独特的优势，而且对现代肿瘤治疗的发展也起到了很大的促进作用，至今不可替代。中医治未病可将肿瘤扼杀在原生态，降低其发病概率；中医药辅助治疗可促进肿瘤患者的术后康复，减轻放化疗的毒副作用，减轻靶向治疗与免疫治疗的不良反应，提升患者的生活质量；中医药对中晚期肿瘤患者的姑息治疗可有效缓解患者的临床症状，如消瘦、疼痛、疲乏等。随着医学的不断发展，中医也在不断创新，尤其与现代医学相结合，在治疗肿瘤方面取得了显著疗效，有的病例效果令人称奇。中医药在肿瘤的治疗过程中发挥着独特作用，不仅被广大肿瘤患者接受和青睐，而且得到了广大肿瘤医务工作者的认可，同时备受国内外肿瘤领域专家、学者的广泛关注。

　　肝癌是常见的消化道恶性肿瘤，被发现时多为中晚期，且进展快，预后差，位居我国致死性恶性肿瘤的第 2 位。中医药治疗是肝癌临床治疗的常用方法之一，与临床辨证相结合的治法可分为扶正固本法、清热解毒法、活血化瘀法、化痰祛湿法、软坚散结法，常用中成药有鳖甲煎丸、华蟾素注射液、片仔癀、槐耳颗粒、复方苦参注射液、复方斑蝥胶囊等。本书详细介绍了肝癌中西医结合临床治疗与基础研究的现状及方法，并重点围绕肝癌常用五大治法及常用中成药，运用现代研究技术系统地阐述了其治疗肝癌的药效作用、临床应用及分子机制，进一步佐证了中医药在肝癌治疗中的作用及特色。

　　相信此书的出版能为从事中医肿瘤治疗及中西医结合肿瘤治疗领域的广大医务工作者和研究者提供有力的借鉴与参考。中西医结合正是运用现代医学基础理论和实验研究方法阐述中医学的基础理论及药效作用机制，此书响应了习近平总书记对

"要发展中医药，注重用现代科学解读中医药学原理，走中西医结合的道路"的号召，有助于中西医结合肿瘤治疗的学术传承、创新和发展，有助于中西医结合学科的人才培养。

是为序！

杜建

2021 年 10 月 04 日

杜建，全国名中医，福建中医学院（现福建中医药大学）原院长，教授，主任医师，博士生导师。

　　肝癌（liver cancer）是死亡率第 3 的常见恶性肿瘤，包括原发性和继发性，临床上主要以肝细胞癌最为常见。中国每年约 11 万人死于肝癌，占全世界肝癌死亡人数的 45%。流行病学调查发现，世界各地肝癌发病率以非洲撒哈拉沙漠以南和亚洲沿海地区发病率较高，欧美则较低。亚洲太平洋地区人口密度高，慢性肝炎（乙型和丙型肝炎）患者数量较大，中国接近九成的原发性肝癌是在乙型肝炎病毒感染的基础上形成的。慢性肝炎长期破坏肝细胞，导致肝脏纤维化和肝硬化，最终发展成肝癌。中国东南沿海地区肝癌高发，除肝炎病毒感染外，黄曲霉毒素与饮水污染亦是重要原因。上述种种原因导致中国东南沿海地区肝癌发病率显著高于内陆地区。同时，随着社会生活的改变，日常饮食习惯，如过量饮酒和高脂高热量饮食，引起的酒精性和非酒精性脂肪肝，也是诱发肝癌的主要原因之一。肝癌可发生于 2 月龄婴儿至 80 多岁老人，多数发病年龄为 40~49 岁，男性多发，男女比例约为 6∶1。

　　肝癌早期症状不明显，晚期的典型症状多为肝区疼痛、腹胀、食欲减退、倦怠、乏力、消瘦，逐渐出现恶病质、发热，部分患者有持续性发热、鼻衄、齿衄及皮下瘀斑等。目前主要治疗手段有手术、局部射频消融、放疗、化疗、靶向治疗、免疫治疗等，虽可控制肿瘤生长，延长患者总生存期，但有些治疗副作用大，给肝癌患者带来严重的身体和心理负担。近年来，各种临床研究证实，采用中西医结合治疗，如围手术期、围放化疗期、免疫治疗及靶向治疗等联合中医药治疗，能预防和减轻治疗的不良反应，提高患者生活质量，延长患者生存时间，实现带瘤生存。

　　中医对肝癌的认识可追溯到两千多年前的中国医学典籍《黄帝内经》。该书及后来的《难经》《金匮要略》《诸病源候论》《医学入门》等古代文献就肝癌所具有的肝区疼痛、黄疸、癥块、腹胀、出血、发热及恶病质等症状均做过详尽描述，并指出预后之不良。综合诸家的论述，肝癌的病因病机主要有两方面。一方面是外因，如外感湿热之邪，饮食不节，水谷不能正常运行，致水湿内停，日久郁而化热，湿热熏蒸，可致黄疸等；加之癥块日渐增大，复使气机壅塞，水湿难以外泄，可致腹水。另一方面是内因，肝为刚脏，性喜条达，恶抑郁，如七情内伤，情志不畅，会导致肝气郁结，气滞血瘀，或感受外邪，气滞日久，必致血瘀，渐为肿块，留积于肝，成为肝癌；或正气虚损，邪气乘虚而入，阻滞气血水液，成湿成瘀，而成积聚，使气血耗损，病体陷入恶性循环。肝癌的临床中医治法主要为扶正固本法、清热解毒法、活血化瘀法、化痰祛湿法、软坚散结法。因其具有多成分、多靶点、多途径、注重整体调节和毒副作用小等特点，中医药在肿瘤学研究领域引起了越来越多的关注。习近平总书记指出，"中医药学包含着中华民族几千年的健康养生理念及其实践经验，是中华文明的一个瑰宝，凝聚着中国人民和中华民族的博大智慧"，"要遵循中医药发展规律，传承精华，守正创新，加快推进中医药现代化、产业化，坚持中西医并重，推动中医药和西医药相互补充、协调发展，推动中医药事业和产业高质量发展，推动中医药走向世界"。为此，我们听取多方面意见和建议，博采众长，经过一年多的梳理、归纳与总结，编著此书，期望能为从事中医药抗肿瘤研究领域的广大学者和医务工作者在研究思路与研究技术方法上提供借鉴和参考。

《肝癌中西医结合临床治疗与基础研究》一书是基于福建中医药大学中西医结合肿瘤学科的基础研究工作与杜建全国名中医传承工作室多年的肝癌临床治疗经验及基础研究，回顾和参考了国内外的相关研究成果编写而成。本书内容主要分为六章。首先，介绍了肝癌的流行病学现状、诊断、临床分级及治疗，使读者对肝癌产生基本和整体的认识。其次，介绍肝癌中西医结合治法，以临床不同治则治法为纲，进行临床典型案例阐述及遣方用药。最后，重点对围绕肝癌不同治法所开展的基础研究进行中药的生物学机制概述，包括细胞凋亡和增殖、血管新生、干细胞生长、细胞转移及淋巴管新生等方面，为临床应用该类中药治疗肝癌奠定实验基础和提供理论依据，并为探索中药治疗肿瘤的科学内涵和开展相关研究奠定基础。

　　本书得到福建中医药大学中西医结合学科的大力支持和帮助，在中国科学院资深院士、福建中医药大学中西医结合研究院院长陈可冀教授的关心下，由福建中医药大学中西医结合肿瘤学科成员与福建省人民医院、福建省第二人民医院、福建省肿瘤医院、福州市中医院、吉林大学、香港大学深圳医院及首都医科大学附属朝阳医院等的从事中西医结合临床与基础研究工作的专家学者共同编写。感谢为此书编写提供帮助和建议的各位专家、各位同仁！

　　此书中不足及错漏之处恳请批评指正！

2021 年 10 月 04 日

目录

第一章 | 肝癌的流行病学及致病因素

第一节　肝癌的流行病学

一、地区分布

肝癌在全球范围内具有明显的地域分布差异，在很大程度上与地区不发达相关。在2012年全球新发肝癌病例中，83%发生在不发达地区，其中，中国占50%。在2018年全球新发肝癌病例中，中国肝癌发病例数占46.71%。

在全球范围内，东亚、北亚和南亚是肝癌的高发区。全球肝癌发病率最高的5个国家/地区是蒙古、泰国、朝鲜、日本和中国。与全球肝癌发病率平均水平相近的国家/地区有卢森堡、美国、英国、匈牙利、瑞士、德国、丹麦、加拿大、危地马拉、新西兰，发病率位于10.2/10万~11.9/10万。按洲划分，亚洲的肝癌发病率最高，约为13.4/10万；非洲发病率约为8/10万；拉丁美洲和加勒比地区发病率较低，分别约为5.0/10万和5.9/10万。

中国肝癌发病率以西部地区最高，其次是中部地区，东部地区最低。在肝癌死亡率方面，山东省以鲁中地区高于周边地区为主。浙江省肝癌死亡率从西向东逐渐升高，沿海地区的肝癌死亡率较高，多受温暖、潮湿、多雨的海洋气候影响，呈现一定的地域分布规律。中国肝癌发病率和死亡率有明显的城乡差异，农村均高于城市。地理分布的差异为研究病因和开展预防提供了有力的依据。

二、时间分布

近年来，全球大部分国家和地区的肝癌发病率呈现上升趋势。数据显示，美国男性肝癌发病率在20世纪30—70年代呈不断上升趋势，之后趋于稳定，但近期稍有上升。澳大利亚新南威尔士州1972—2006年的发病资料显示，男性肝癌年龄标准化发病率从

1972 年的 2.0/10 万上升至 2006 年的 8.4/10 万,女性则从 0.5/10 万上升至 3.2/10 万。巴拿马国家统计和人口普查局资料显示,2001—2011 年 11 年间巴拿马的肝癌发病率呈上升态势。伊朗癌症登记系统的癌症发病资料显示,2003—2009 年共有 3584 例肝癌病例,其中男性 2224 例,女性 1360 例,男女肝癌发病人数均显示出明显增加的趋势。但也有资料显示,在过去的数十年中,部分国家和地区的肝癌发病率呈下降趋势,如 1984—1996 年,日本福井县男性肝癌发病率呈现升高趋势,但 1996—2004 年呈现下降趋势。

1972—2011 年,江苏启东地区的肝癌发病率居当地全部癌症的第 1 位。40 年来,江苏启东地区肝癌发病率有上升趋势,年均变化百分比(annual percent change,APC)为 40.77%,但中国人口标准化率(简称中标率)、世界人口标准化率(简称世标率)下降,APC 分别为 −44.35% 和 −37.24%。不同时间不同年龄组的发病率显示,35~44 岁及 35 岁以下各年龄组下降最明显。

部分国家和地区肝癌死亡率总体呈上升趋势。美国的原发性肝癌死亡率一直在上升,但 35~49 岁的肝癌死亡率有所下降。1968—2008 年,英国男性和女性的肝癌死亡率稳定上升。过去数十年,亚洲国家肝癌死亡率总趋势似有下降。韩国统计信息服务数据库显示,至 20 世纪 90 年代早期,韩国肝癌标准化死亡率一直上升,然后呈下降趋势。2008—2017 年,中国肿瘤登记地区肝癌死亡率介于 24.70/10 万 ~26.67/10 万。

由于肝癌死亡率受人口老龄化影响较大,全球老年人口增加迅猛,特别是发展中国家,因此,流行病学研究预计全球肝癌发病(死亡)绝对数还会进一步上升。中国的情况可能类似,即使将来肝癌的标准化发病率能够实现逐步下降,仍必然会经历一个由于老年人口增加而导致肝癌发病人数不断增加的时期。

三、人群分布

1. 年龄 据调查,肝癌可发生于 2 月龄的婴儿至 80 岁的老人,平均患病年龄为 43.7 岁。通过对比国内几个肝癌流行地区年龄别死亡率发现,凡是死亡率较高的地区,年龄别死亡率曲线均向小年龄组推移,而流行程度比较轻的地区,大年龄组死亡率较高。我们从肝癌患者的平均年龄可发现一个现象,即流行愈严重的地区,肝癌患者的平均年龄愈小。

2. 性别 2000 年,世界肝癌发病人数男性 / 女性为 398 364/165 972,各大洲男女比例大致波动于（1.4~3.3）∶1，且发病率越高的国家，男女发病率的比值越大。在中国肝癌新发病例中，72.8% 为男性，男女比例为 2.7∶1，一些肝癌高发区的男女比例可大于 3∶1，一些低发区的男女比例为（0.5~0.9）∶1。我们考虑肝癌发病率在性别中的不同与男女体内激素不同及生活习惯有关。在死亡率方面，肝癌高发地区的男性死亡率显著高于女性，肝癌低发区的男性死亡率接近女性。

3. 职业　在国内几个肝癌高发地区中，肝癌发病率或死亡率最高的职业为农民，其他人群调查表明海岛上渔民的肝癌死亡率较高。

4. 移民　与白种人男性基线发病率相比，中国男性发病率较高，加勒比海黑种人男性比白种人男性稍高。与白种人女性基线发病率相比，巴基斯坦女性发病率最高，其次是孟加拉国、中国、黑种非洲人女性。同男性一样，加勒比海黑种人女性的发病率接近白种人女性。调查显示，在世界人群中，发病率最低的是白种人，最高的是韩裔美国人，中国介于两者之间，可能与居住人群的遗传因素不同有关。

美国白种人和黑种人的肝癌发病率都较低，而非洲黑种人肝癌发病率比美国黑种人高 3~7 倍。新加坡肝癌病例大多发生于在中国出生的具有中国血统的新加坡居民中。但统计数据显示，移民的肝癌发生率随着时间的推移有下降趋势，说明环境因素较遗传因素更为重要。

第二节　肝癌的致病因素

肝癌的风险因素主要是乙型肝炎病毒（hepatitis B virus，HBV）和丙型肝炎病毒（hepatitis C virus，HCV），其次有肝硬化、黄曲霉毒素、酗酒和吸烟等。对于不同地区而言，肝癌的主要病因不尽相同。我国肝癌的主要致病因素有乙型肝炎病毒感染、食物中的黄曲霉毒素污染及农村的饮水污染，其他还有吸烟、饮酒、华支睾吸虫感染、遗传因素等，具体如下。

一、病毒性肝炎

与肝癌有关系的病毒性肝炎主要为乙型肝炎与丙型肝炎，相关病毒为 HBV 与

HCV。目前，医学界发现 HBx 基因型 B 可以促进肝癌细胞的迁移、黏附和侵袭，具有很强的致癌性。HBV 属嗜肝 DNA 病毒，HCV 属嗜肝 RNA 病毒。目前，全球大约有 2.5 亿人感染 HBV，其中，15%~40% 的患者进展为肝硬化、肝细胞癌和肝功能衰竭。我国约有 1.2 亿慢性 HBV 感染者，近半数感染者是由于母婴传播。乙型肝炎表面抗原（hepatitis B surface antigen，HBsAg）阳性母亲所产婴儿的 HBsAg 阳性率为 43%，而 HBsAg 阴性母亲所产婴儿的 HBsAg 阳性率仅为 11%。据计算，婴儿若持续 HBsAg 阳性，则发生肝癌的概率达 4%。

HBV 和 HCV 两者与肝癌关系密切主要是基于以下事实。①肝癌患者血液中多可测出 HBV 或 HCV 标记。我国肝癌患者 HBV 标志物阳性率达 90% 左右，在江苏启东肝癌患者血液中查出至少 1 项 HBV 标志物阳性者高达 97%，其中，HBsAg 阳性率为 80%，乙型肝炎核心抗体（hepatitis B core antibody，HBcAb）阳性率达 87%。我国肝癌患者 HCV 抗体阳性率为 10% 左右，福建同安为 10%，江苏海门为 16%。日本则反之，HBV 标志物阳性率不到 30%，而 HCV 抗体阳性率达 70% 左右。南欧亦以 HCV 感染为主要背景。HCV 感染的主要原因为输血。近年，我国 HCV 相关肝癌有上升趋势。②流行病学资料提示，人群 HBsAg 阳性率与肝癌死亡率有关。③HBsAg 阳性者患肝癌的相对危险度为 HBsAg 阴性者的 10~50 倍。④研究发现，肝癌患者有 HBV-DNA 整合现象，而 HBV-DNA 整合又与原癌基因 N-ras 的激活有关。⑤已有越来越多的证据提示 HBV 的 X 基因与癌变有关。通过核酸干扰技术使肝癌细胞株不表达 X 基因，其成瘤性明显降低。⑥国外的土拨鼠研究和我国的树鼩研究均提示 HBV 在肝癌发病中具有重要作用，尽管 HBV 致癌的机制尚不清楚，但 HBV 确与肝癌有关。乙型肝炎疫苗的干预，已使接种人群肝癌发病率下降。另外，已有迹象表明，持续抗病毒治疗可降低肝癌的患病风险。

HBV 和 HCV 在与肝癌的关系上有联合效应，合并感染者的肝癌相对危险性高于两者单独感染的相对危险性，但 HBV 与肝内胆管癌无关。HBV 相关肝癌患者与 HCV 相关肝癌患者比较，后者往往年龄较大，肝硬化较重，预后差，发生多中心的情况较多。但单一的病毒性肝炎仍难以解释整个肝癌病因学。近年，炎症与癌症的关系受到越来越多的重视，显然肝脏炎症和硬化也会诱发癌变。

二、黄曲霉毒素

在黄曲霉毒素（aflatoxin，AF）中，黄曲霉毒素 B1（aflatoxin B1，AFB1）毒性较大，致癌性较强。AFB1 是在 1960 年英国发生的 10 万只火鸡因食用含发霉花生饲料而死亡的事故中被发现的。世界卫生组织国际癌症研究机构认为黄曲霉毒素（尤其是 AFB1）是人类致癌剂。30 多年的实验和研究认为，黄曲霉毒素暴露与肝癌关系基本确定，上海、广西、江苏启东及中国台湾的人群研究都确立了 AF 暴露与肝癌的关系。江苏启东有研究发现，肝癌患者的血清黄曲霉毒素 B1- 白蛋白（AFB1-alb）阳性率为 76.7%，对照组为 48.7%，HBsAg 阳性伴有尿液 AFB1 阳性者，其肝癌的危险性比伴有尿液 AFB1 阴性者高 3.3 倍。HBsAg 阳性者若伴 HCV 感染，患肝癌的危险性增加 5.8 倍。黄曲霉毒素与肝癌有关主要基于以下现象。①人群的 AFB1 摄入量（主要来源于霉变的玉米或花生）与肝癌死亡率呈正相关。印度尼西亚为肝癌高发区，当地花生酱食用量高；我国福建也是肝癌高发地区，居民经常食用花生汤。②肝癌的死亡率曲线与地区温湿曲线相符，间接支持黄曲霉毒素学说。③研究已证实黄曲霉毒素在实验动物中可诱发肝癌。④食物与肝癌死亡率关系的调查提示，进食玉米、花生、花生油与肝癌有关，而进食米、蔬菜、蛋白质纤维等则与肝癌无关。我国和非洲西部处于 AFB1 暴露的地区较多，这些地区肝癌患者的抑癌基因 p53 突变也多。无论实验研究还是流行病学资料，均提示 HBV 与 AFB1 有协同致肝癌作用。黄曲霉毒素与肝癌有关被公认，为预防肝癌提供依据，提示大家应避免进食含黄曲霉毒素的食物（如霉变的花生、玉米等）。

三、饮酒与吸烟

饮酒是另一个重要的公共卫生问题，据世界卫生组织报告，每年约有 330 万人死于过量饮酒，占全球死亡人数的 5.9%。饮酒通过以下 3 种途径诱发肝癌。①酒精引起肝硬化，然后引起肝癌。②酒精本身作为一种致癌源与其他因素共同引起肝癌。③酒精性肝病的进展与其他肝癌危险因素有关，如 HBV、HCV，合并乙型肝炎和 / 或丙型肝炎是酒精性肝炎进展为肝硬化的主要原因。吸烟则与 HBsAg 阴性肝癌有关。据估计，北美洲约 15% 的肝癌与饮酒有关，约 12% 与吸烟有关。

四、饮水污染

在 20 世纪 70 年代初，上海医科大学（现复旦大学上海医学院）苏德隆教授等在深入江苏启东肝癌高发地区研究时就已发现，肝癌高发区居民主要饮用沟塘水，而肝癌低发区居民主要饮用流动的河水。我国流行病学资料提示，肝癌高发与饮水污染有密切关系，主要根据有 3 点。①肝癌患者中饮用污染严重的池塘水或宅沟水者死亡率较高，而饮用深井水者则死亡率较低。调查启东各种饮用水对象的 HBV 标志物、玉米摄入量、黄曲霉毒素摄入量，都无明显区别，表明饮水污染是独立于乙型肝炎病毒感染和黄曲霉毒素摄入的又一危险因素。②改饮深井水后，肝癌死亡率有下降趋势。③近年发现，池塘水或宅沟水中的水藻毒素是一种较强的促癌因素。最常见的藻类为蓝藻，其中毒性较大且与人类关系密切的是微囊藻毒素（microcystin，MC）。尽管已证实 MC 具有促肝癌作用，但饮水污染可能包括诸多其他致癌、促癌物质，有研究发现水中有不少有机物为致癌、促癌或致突变物。

五、华支睾吸虫感染

人感染华支睾吸虫主要是进食携带囊蚴的鱼虾所致。吃生鱼是最主要的危险因素，用新鲜粪便喂鱼也是华支睾吸虫感染和流行的很重要的危险因素。华支睾吸虫的虫卵随胆汁入肠，随粪便排出体外，落入池塘，被淡水螺吞食，在螺体内发育形成尾蚴而出螺体，再侵入淡水鱼或小虾肌肉内，即成囊蚴。当人吃了被囊蚴污染了的生鱼片或生虾之后，经过胃液的消化作用，幼虫在十二指肠穿破囊壁孵出，并从十二指肠循胆总管进入肝外胆道，在胆道内生长繁殖。华支睾吸虫致肝癌的过程可能主要包括 2 方面。一方面，华支睾吸虫对肝内胆管的刺激及其分泌物的毒性作用导致肝内胆管上皮细胞增生，而长期的慢性炎症刺激会导致上皮细胞发生癌变。另一方面，肝内虫卵形成的肉芽肿导致肝纤维化，如未经有效治疗可最终发展为肝硬化，继而发展成肝癌。

六、遗传因素

国内多项恶性肿瘤发病和死亡登记资料及临床流行病学调查研究结果显示，包括肝癌在内，多种恶性肿瘤都有家族聚集现象，表现为一个家族中有多个成员罹患一种或几种解剖部位类似的癌症，且亲属关系愈密切，患病率愈高。上海医科大学曾对启东地区肝癌与遗传的关系进行了全面研究，调查 1020 例肝癌病例"二系""三代""三堂""三表"的肝癌情况，发现家族中有 2 人以上患肝癌的病例占调查病例的 42.45%。这显示，肝癌有明显的家族聚集现象，其本质就是遗传因素与肝癌之间存在密切的相关性。目前研究的遗传易感指标有以下几种。①谷胱甘肽 S 转移酶（glutathione S-transferase，GST）基因多态性，包括 GSTMl、GSTrl、GSTPl，GST 参与人体致癌物的代谢和解毒过程，GST 基因编码序列的多态性与肿瘤的易感性密切相关。②细胞色素 P450 1A1 基因多态性，可造成终致癌物在体内大量聚积，使终致癌物结合到 p53 基因上的机会大大增加，从而造成 p53 基因突变。③乙醛脱氢酶 2 基因多态性，可影响酒精的代谢，使体内乙醛浓度升高，可导致肝细胞癌变危险性的增加。

七、其他因素与综合作用

饮食习惯也与肝癌发病有关。意大利有报道称，平衡乙型肝炎、丙型肝炎和饮酒因素后，饮用牛奶、酸奶和吃白肉、蛋、水果者发病率较低。日本的 1 个病例对照研究提示，喝咖啡可降低丙型肝炎患者发展至肝癌的危险性。

肥胖和 2 型糖尿病是丙型肝炎患者和酒精性肝硬化患者进展为肝癌的危险因素，甚至伴 HCV 阴性的胆固醇增高和 2 型糖尿病也是肝癌危险因素。

澳大利亚发现血色病为肝癌高危因素，铁超负荷也可能是危险因素之一，肝脏铁超负荷在表达丙型肝炎的转基因鼠模型上可诱发肝癌。

非洲报道布加综合征（Budd-Chiari 综合征）下腔静脉膜性梗阻者肝癌高发。口服避孕药与肝细胞腺瘤有关。华支睾吸虫病导致的肝硬化则与肝癌关系不大，但华支睾吸虫病可引起肝内胆管癌。

第二章 | 肝癌的诊断及分期

第一节　肝癌的诊断

肝癌是指来源于肝细胞和肝内胆管细胞的恶性肿瘤，分为原发性和继发性两大类，是我国常见的恶性肿瘤之一。原发性肝癌起源于肝脏的上皮或间叶组织，是我国发病率较高、危害极大的恶性肿瘤。继发性肝癌被称作转移性肝癌，指起源于全身多个器官的恶性肿瘤侵犯至肝脏，一般多见于胃、胆道、胰腺、结肠、直肠、子宫、肺等器官恶性肿瘤的肝转移。继发性肝癌症状明显，而原发病灶多隐匿不明显。本节将围绕肝癌的临床表现、实验室检查、影像学检查、诊断标准、鉴别诊断等方面进行展开。

一、临床表现

1. 原发性肝癌的临床表现　原发性肝癌的病理类型主要是肝细胞癌（hepatocellular carcinoma，HCC），早期肝癌多无明显症状，中晚期肝癌症状多，但无特殊性。右上腹疼痛或不适多为肝癌的首发症状，多处于剑突下或右肋部，为间歇性或连续性钝痛、刺痛，如果肿瘤位于肝右叶近膈顶部，疼痛常可放射到右肩或右背部，如果左肝外叶肿瘤压迫贲门，还可导致进食哽咽症状。此外，中晚期肝癌还常常伴有恶心、呕吐、厌食油腻、食欲下降、腹胀、乏力、消瘦、腹部肿块、发热、黄疸、下肢水肿等症状，有时还会出现腹泻、出血倾向等症状。

2. 继发性肝癌的临床表现　继发性肝癌的临床表现与原发性肝癌相似，但因无肝硬化，与原发性肝癌相比常发展缓慢，症状也较轻。早期主要为原发灶的症状，肝脏本身的症状不明显，大多在原发癌术前检查、术后随访或剖腹探查时发现。随着病情发展，肿瘤增大，肝脏的症状才逐渐表现出来，如肝区痛、闷胀不适、乏力、消瘦、发热、食欲不振及上腹部肿块等，晚期则出现贫血、黄疸、腹腔积液、恶病质等症状。

3. 体格检查　对疑似或确诊肝癌的患者有必要进行全面体格检查，仔细的全身检查有利于发现有无其他脏器转移，初步确定临床分期；除全面的体格检查外，应格外注意腹部体格检查，包括有无皮肤的黄染，是否有腹壁静脉曲张，肝脏、脾脏是否肿大，是否可以触及明显的包块等。对可疑肝癌患者更应细致检查右肋部。

二、实验室检查

肿瘤标志物在肿瘤学中占重要地位，当细胞癌变向临床肿瘤进展阶段演变时，肿瘤标志物可作为一般临床诊断、鉴别诊断、判断疗效、监测复发的指标。常用于检测肝癌的肿瘤标志物主要有：甲胎蛋白（alpha-fetoprotein，AFP）、高尔基体糖蛋白 73（golgi protein 73，GP73）、血清铁蛋白（serum ferritin，SF）、异常凝血酶原（又称脱 - γ - 羧基凝血酶原，des-gamma-carboxy-prothrombin，DCP）、α -L- 岩藻糖苷酶、碱性磷酸酶及 γ - 谷氨酰转移酶（ γ -glutamyl transferase，GGT）等，要结合症状、体征及影像学检查结果综合分析。目前，我国已经有研究证实了多种血清肿瘤标志物联合检测诊断早期肝癌的意义与价值。联合检测诊断阳性率明显高于各单项检测，且灵敏度和准确度均显著提高。肿瘤标志物在血清中的含量往往与肿瘤组织的生长、转移或消退有直接的定量关系，是检查肝癌的常用指标。

1. AFP　甲胎蛋白是主要来自胚胎肝细胞的糖蛋白，由新生的幼稚肝细胞分泌。胎儿的肝细胞没有发育（分化）完全，分泌的 AFP 量很大，所以胎儿 AFP 会呈阳性。成人血清 AFP 正常值为 0~10ng/mL，如果 AFP ≥ 400ng/mL，并持续 1 个月以上，且排除慢性或活动性肝炎、肝硬化、睾丸或卵巢胚胎源性肿瘤及妊娠等，则高度怀疑肝癌。对于 AFP 低度升高者，也应进行动态观察，并与肝功能变化对比分析。大约 80% 的肝癌患者会出现血清 AFP 升高，生殖细胞肿瘤或其他消化道肿瘤患者亦可出现不同程度的血清 AFP 升高。AFP 升高的患者虽然在肝癌中占多数，但并非肝癌所特有，必须结合患者临床表现来诊断，如右肋部疼痛、上腹部胀满不适、恶心、厌食等。对于部分 AFP 水平正常肝癌患者，应检测 AFP 异质体水平，还可联合 DCP 和微小核糖核酸等检查。

2. 癌胚抗原（CEA）　癌胚抗原（carcinoembryonic antigen，CEA）属于免疫球蛋白超家族的一员，其部分结构与免疫球蛋白十分类似。因胃肠道肿瘤细胞极性消失，CEA

返流入淋巴或血液，导致血清 CEA 水平升高。CEA 也是一种非特异性的肿瘤标志物，在肝癌、肺癌、胰腺癌、胃癌、乳腺癌和一些其他肿瘤中均可升高。CEA 超过 20μg/L，往往提示有消化道肿瘤。CEA 在诊断上有辅助价值，如结合细胞学检查再测定 CEA，可使恶性肿瘤的诊断率提高 10%~30%。CEA 检测对肝癌的预后判断和疗效观察有较大的临床价值，尤其对于监测治疗后伴有血清 CEA 持续升高的患者具有很重要的价值，它可以提示是否有潜在的转移和残留癌。

3. 甲胎蛋白异质体（AFP-L3） AFP-L3 对肝癌早期的高特异性诊断及原发性肝癌与继发性肝癌的鉴别诊断具有重要的临床意义。慢性肝炎、肝硬化等疾病可能引起 AFP 异质体的升高，良性肝病的肝细胞坏死后再生所分泌的 AFP 与肝癌细胞产生的 AFP 在糖链结构上有差异，不同糖链的 AFP 与凝集素的亲和性不同，因此，根据与凝集素亲和性的不同，可对 AFP 的来源进行判断。其中，AFP-L3 为肝癌细胞所特有，是肝癌高度特异性指标，与单纯检测总 AFP 相比，检测 AFP-L3 能显著提高肝癌诊断准确率。但是，长期以来，AFP-L3 无法在临床上被常规使用，原因是 AFP-L3 只存在于糖链上，现有检测方法为凝集素亲和电泳法，方法复杂，限制了其普及和常规应用。

4. DCP DCP 由肝脏产生，没有凝血活性。肝脏癌变时，会出现较多的因谷氨酸残基不完全羧化而产生的异常 γ- 羧基谷氨酸，导致 DCP 出现。DCP 诊断肝癌的阳性率为 35%~95%，在良性肝病、继发性肝癌中的假阳性率一般在 10% 以下。肝癌患者的 DCP 水平与 AFP 无相关性，但 DCP 在肝癌诊断中有一定的阳性率，可协助 AFP 对肝癌进行诊断，两者联合检查可提高诊断率，DCP 也可帮助对良恶性肿瘤进行鉴别诊断。

5. GGT 及其同工酶 II（GGT-II） 肝脏疾病，如肝癌、慢性活动性肝炎、肝内阻塞性黄疸、继发性肝癌等，和肝外病变，如肝外胆管梗阻、急性胰腺炎、心肌梗死的后期等，均能引起 GGT 的升高。GGT-II 对诊断肝脏恶性肿瘤有特异性，在原发性肝癌及继发性肝癌中，其阳性率均达到 90%，而在良性肝病中的阳性率仅为 3.1%，在肝外恶性肿瘤中的阳性率仅为 2.2%，在肿瘤直径 < 3cm 的肝癌中的阳性率可达 78.6%。有研究在肝硬化患者随访中发现，GGT-II 阳性可出现在影像学诊断肝癌之前。所以，我们有理由认为 GGT-II 是肝癌早期诊断、鉴别诊断的有用指标，有利于判断肝癌的疗效与预后，可预测肝外肿瘤的肝内转移，但对原发性和继发性肝癌无鉴别价值。

6. 糖类抗原 19-9（CA19-9） 糖类抗原 19-9（carbohydrate antigen 19-9，CA19-9）正常值的上限为 37U/mL，消化系统恶性肿瘤患者血清 CA19-9 明显增高，在胰腺、胃及肝胆管的恶性肿瘤中具有高敏感性，也有一些消化系统以外的恶性肿瘤和良性疾病患者的 CA19-9 出现升高，一般不超过 100U/mL，故血清 CA19-9 的检测不能作为早期诊断的指标，但可作为预后和病情追踪的指标。如患者术前 CA19-9 升高，术后可降至正常范围。对患者随访测定 CA19-9，可在放射影像及临床出现体征前提示肿瘤是否复发。术后 CA19-9 迅速降低，若重新上升往往是肿瘤复发的先兆。

7. 糖类抗原 50（CA50） 糖类抗原 50（carbohydrate antigen，CA50）和 CA19-9密切相关，常同时表达糖鞘脂抗原。CA50 的化学结构是去岩藻糖基的 CA19-9。血清CA50 在胰腺癌、肝胆系统恶性肿瘤中的阳性率分别为 85% 和 80%。CA50 的临床意义也和 CA19-9 类似，但不及 CA19-9 研究深入和结论明确。

三、影像学检查

影像学检查联合实验室检查及临床症状可以有效诊断早期肝癌。针对肝脏的影像学检查手段各有特色，临床常用 CT 动态增强扫描、磁共振动态增强扫描、肝动脉数字减影血管造影、超声造影这 4 种方法。各种影像学检查均有其优点及局限性，应该强调综合应用，优势互补，全面评估。

1. CT 计算机断层扫描（computed tomography，CT）作为双重对比造影检查和内镜检查的重要补充手段，其最突出的优点是利用肝脏双重血供的特点，进行动脉期、门静脉期、双期甚至多期增强扫描，在显示癌症肿块的肠壁和肠外浸润、周围脏器和淋巴结转移等方面有独特的优势，在临床上发挥着越来越重要的作用。

（1）平扫：HCC 在平扫中多表现为低密度，也有等密度和高密度的，这取决于病灶本身的分化和成分，还取决于原来的肝脏基础，若肿瘤细胞分化良好，其密度则与肝实质接近。对于脂肪肝或肝硬化伴脂肪浸润的病例，由于其肝实质密度下降，与病灶间密度差异小，因而病灶可表现为等密度或高密度，大的病灶往往密度不均匀，其中可发生出血、坏死、钙化或脂肪变性。病灶越小，平扫的检出率越低，直径 ≤ 1cm 的 HCC 病灶，常规 CT 平扫发现率 < 5%。螺旋 CT 平扫尽管较常规 CT 有一定优越性，但在病灶检出方面仍有相当的局限性。

（2）增强扫描：典型的肝癌主要由肝动脉供血，占75%以上，门静脉占25%左右，故肿瘤强化呈"快进快出"，即动态增强扫描动脉期显示病灶呈现比周围正常肝组织更高的强化，门静脉期病灶强化比周围正常肝组织低，坏死区和囊变区始终为低密度。

（3）正电子发射断层成像（positron emission tomography，PET）检查：^{18}F-FDG PET/CT可用于判断肿瘤的预后情况，糖代谢高，提示肿瘤恶性程度高，侵袭性强，预后较差；糖代谢低，提示肿瘤恶性程度低，侵袭性不强，预后较好。PET检查可发现肝脏是否有异常信号，对HCC阳性检出率高达50%~60%，可以了解治疗后肿瘤的残存、复发及纤维瘢痕组织情况，并进行预后评价。

2. MRI 对于2cm以内的小结节，首选磁共振成像（magnetic resonance imaging，MRI）检查。与CT相比，MRI无电离辐射，可三维成像，MRI的软组织分辨率要高于CT，不会造成急性或慢性损伤，确定病变大小的能力强于普通CT，不需造影剂即可显示血供情况，可清楚地显示肿瘤的内部结构，并反映肿瘤与肝内血管的关系，对显示子瘤和瘤栓有重要价值。在慢性肝病基础上，对于肝内实性病灶的定性，临床推荐采用MRI肝胆特异性对比剂[如钆塞酸二钠注射液（gadolinium-ethoxybenzyl diethylenetriamine pentaacetic acid，Gd-EOB-DTPA）]进行增强扫描，若为肝癌，其强化特征与CT相似，可增加小病灶甚至小癌栓的检出率，且可以鉴别治疗后坏死灶、出血灶、再生结节及HCC的复发，是目前国际上公认的比较准确的影像学检查方法。

3. 肝动脉DSA 数字减影血管造影（digital substraction angiography，DSA）是一种侵入性创伤性检查，故不列为首选，多主张采用选择性或超选择性肝动脉进行DSA检查。肝癌的DSA可有以下表现：①显示肿瘤血管，表现为肿瘤区内大小不均、形状不规则的血管影或呈"湖样"充盈，其供血动脉增粗；②动脉拉直和移位，动脉边缘不规则且僵硬，系肿瘤包绕所致；③毛细血管期可见肿瘤染色，呈高密度的结节影；④肝实质期显示为充盈缺损区；⑤有时可形成动静脉瘘，使相邻的门静脉分支早期显影。DSA是诊断肝癌的有效方法，它能查出直径小至2cm的肝癌，并确定其范围与数目，供血是否丰富，还可了解有无肝硬化和附近有无肿瘤转移。

4. 超声检查　肝癌高危人群应每 6 个月接受 1 次腹部超声检查，但超声检查重复性差，受检查者的手法、技巧及超声本身检查原理等干扰因素影响大。因此，使用超声检查肝癌作用如下：①确定肝内有无占位性病变，可用超声与 AFP 联合普查，作为肝癌的初筛诊断手段，有助于早期发现肝癌；②能够提示占位性病变的性质，鉴别占位是液性还是实质性；③有助于了解肝癌与肝内重要血管的关系，以利于指导手术的进行；④了解肝癌在肝内及邻近组织器官的播散与浸润，显示肝内门静脉及其组织是否存在癌栓；⑤在超声引导下可对患者进行经皮肝穿刺活检或进行瘤内无水乙醇注射。

四、临床诊断

1. AFP ≥ 400ng/mL，能排除妊娠、生殖系胚胎源性肿瘤、活动性肝病及转移性肝癌，能触及明显肿块，或影像学检查发现有肝癌特征的占位性病变。

2. AFP < 400ng/mL，能排除妊娠、生殖系胚胎源性肿瘤、活动性肝病及转移性肝癌，并有 2 种影像学检查发现有肝癌特征的占位性病变，或有 2 种肝癌标志物阳性及 1 种影像学检查发现有肝癌特征的占位性病变，或有肝癌的临床表现及确定的肝外转移病灶（包括肉眼可见的血性腹水或在其中发现癌细胞），并能排除继发性肝癌。

诊断路线图见图 2-1-1。

五、鉴别诊断

1. 慢性肝炎、肝硬化　病情发展缓慢，肝可不肿大或略肿大，质硬，表面较平或可有小结，边缘锐利、整齐，AFP 正常，肝炎活动期可出现 AFP 升高。少数肝硬化患者 AFP 升高至 100ng/mL 以上，伴有较大的肝硬化结节，易被误诊为肝癌，但常见 AFP 与 ALT 变化一致，随着肝功能好转，AFP 逐渐降低，不能确诊时可考虑经皮肝穿刺活检以明确诊断，放射性核素检查及超声均能进行鉴别。

2. 肝脓肿　肝脓肿患者临床表现有发热、肝区疼痛、肝部压痛明显、白细胞和中性粒细胞升高，超声检查可以发现脓肿的液性暗区。阿米巴肝脓肿的临床表现颇难与原发性肝癌鉴别，但通过反复多次超声检查可见有液平反射，血清 AFP 正常，必要时可做诊断性肝穿刺以明确诊断。

3.肝硬化结节 增强 CT 或 MRI 若见病灶动脉期强化，呈快进快出表现，则诊断为肝癌，若没有强化则考虑为肝硬化结节。

4.病毒性肝炎活动期 病毒性肝炎活动期血清 AFP 往往呈短期低浓度升高，应当定期多次随访测定血清 AFP 和 ALT。

5.胆管细胞癌 CT 平扫可见边界不清的低密度肿块，有时可见钙化增强，早期肿瘤多表现不均匀强化；动脉期强化不明显，平衡期及延迟期逐渐强化。肿瘤若靠近肝门，周围可见扩张胆管或包埋胆管，肿瘤附近肝叶、肝段常见萎缩。MRI 影像与肝细胞癌相似，但肿瘤边界不清，肿瘤中央或周围实质常发现不同程度扩张的胆管，T2WI 显示更清楚。

6.其他肝脏肿瘤或病变 当影像学检查难以鉴别 HCC 与其他肝脏良性肿瘤时，应当随访进行肝脏超声检查、增强 CT 或 MRI，必要时在超声引导下进行经皮肝穿刺活检。

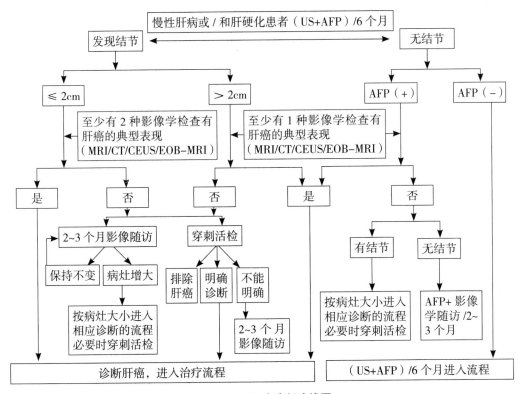

图 2-1-1 肝癌诊断路线图

注：US，超声检查；CEUS，超声造影；EOB-MRI，Gd-EOB-DTPA 增强磁共振扫描。

第二节　肝癌的临床分期

肝癌的分期对于合理治疗方案的选择、预后评估至关重要。国外有多种分期方案，如巴塞罗那临床肝癌分期（Barcelona clinic liver cancer，BCLC）、TNM 分期等。结合中国的具体国情及实践积累，依据患者一般情况、肝脏肿瘤情况及肝功能情况，建立中国肝癌分期（China liver cancer staging，CNLC），包括 Ⅰa 期、Ⅰb 期、Ⅱa 期、Ⅱb 期、Ⅲa 期、Ⅲb 期、Ⅳ期。

1. CNLC Ⅰa 期　体力活动状态（performance status，PS）评分 0~2 分（评分标准见表 2-2-1），肝功能 Child-Pugh 分级（Child-Pugh classification）A/B 级（分级标准见表 2-2-2），单个肿瘤，直径 ≤ 5cm，无血管侵犯和肝外转移。

2. CNLC Ⅰb 期　PS 0~2 分，肝功能 Child-Pugh A/B 级，单个肿瘤，直径 > 5cm，或 2~3 个肿瘤，最大直径 ≤ 3cm，无血管侵犯和肝外转移。

3. CNLC Ⅱa 期　PS 0~2 分，肝功能 Child-Pugh A/B 级，2~3 个肿瘤，最大直径 > 3cm，无血管侵犯和肝外转移。

4. CNLC Ⅱb 期　PS 0~2 分，肝功能 Child-Pugh A/B 级，肿瘤数目 ≥ 4 个，肿瘤直径不论，无血管侵犯和肝外转移。

5. CNLC Ⅲa 期　PS 0~2 分，肝功能 Child-Pugh A/B 级，肿瘤情况不论，有血管侵犯，而无肝外转移。

6. CNLC Ⅲb 期　PS 0~2 分，肝功能 Child-Pugh A/B 级，肿瘤情况不论，血管侵犯情况不论，有肝外转移。

7. CNLC Ⅳ期　PS 3~4 分，或肝功能 Child-Pugh C 级，肿瘤情况不论，血管侵犯情况不论，肝外转移情况不论。

表 2-2-1　PS 评分标准

评分	体力状态
0 分	活动能力完全正常，与起病前活动能力无任何差异
1 分	能自由走动及从事轻体力活动，包括一般家务或办公室工作，但不能从事较重的体力活动
2 分	能自由走动及生活自理，但已丧失工作能力，日间起床活动时间不少于一半

评分	体力状态
3 分	生活仅能部分自理，日间卧床或坐轮椅时间一半以上
4 分	卧床不起，生活不能自理
5 分	死亡

表 2-2-2 肝功能 Child-Pugh 分级

临床生化指标	分数		
	1	2	3
肝性脑病（级）	无	1~2	3~4
腹水	无	轻度	中、重度
总胆红素（μmol/L）	< 34	34~51	> 51
白蛋白（g/L）	> 35	28~35	< 28
凝血酶原时间延长（s）	< 4	4~6	> 6

注：Child-Pugh 分级，A 级 5~6 分，B 级 7~9 分，C 级 ≥ 10 分。

第三章 | 肝癌的中西医结合治疗现状

第一节 肝癌的西医治疗

一、原发性肝癌的 MDT 模式

目前，肿瘤诊疗领域的特点是多个学科和多种方法共存，肝癌的诊疗亦是如此，也必须强调多学科诊疗团队（multidisciplinary team，MDT）模式。以下是《中国临床肿瘤学会原发性肝癌诊疗指南（2020）》对于肝癌 MDT 模式的推荐，见表 3-1-1。

表 3-1-1　原发性肝癌的 MDT 模式

内容	Ⅰ级专家推荐	Ⅱ级专家推荐	Ⅲ级专家推荐
MDT 学科构成	肝胆外科（普外科） 肿瘤内科 介入治疗科 影像科 放疗科 感染科（肝病科）	超声科（特诊科） 消化内科 病理科 中西医结合科 中医科	其他相关学科（营养科、心理科、内分泌科）
MDT 成员要求	高年资主治医师及以上	副主任医师及以上	
MDT 讨论内容	弥漫性／多发性 HCC 潜在可切除的Ⅱb 及Ⅲa 期 早期肝癌或小肝癌（≤5cm） 不宜手术切除或 RFA* 者 有必要行术前外放射、TACE# 使肿瘤降期 拟行肝移植的 HCC	内放射治疗等特殊治疗 HCC 免疫治疗后出现严重免疫相关不良反应的处理	主诊医师认为需要 MDT 者（如诊治有困难或争议）推荐进入临床研究者
MDT 日常活动	固定学科／固定专家，固定时间（建议每 1~2 周 1 次） 固定场所 固定设备（投影仪、信息系统）	根据具体情况设置	

注：*，RFA，射频消融术（radiofrequency ablation）；#，TACE，经肝动脉化疗栓塞术（transcatheter arterial chemoembolization）。

肝癌 MDT 诊疗模式需要肝胆外科、介入治疗科、肿瘤内科、放射治疗（简称放疗）科、消化内科、影像科及病理科等多学科的通力协作，避免单科诊疗的局限性，可以为患者提供一站式全套医疗服务，促进学科间交流，积极建立和完善在多学科专家共识基础上的诊疗原则和临床实践指南。对于合理治疗方法和药物的选择，要求遵循高级别的循证医学证据，同时也需要考虑患者个体差异及地区卫生经济学因素。通过有效的 MDT 模式，肝癌患者可以从以规范化为基础的个体化和以临床证据为基础的临床治疗决策中更好地受益。

（一）肝癌的全身性治疗

目前，HCC 患者首选且最有效的治疗方法仍是手术切除，但大多数患者发现时已发展为晚期 HCC，此时，只有系统治疗才能有效地延缓疾病。近年来，靶向治疗与免疫治疗成为肿瘤治疗的研究热点，具有高靶向性、高特异性、不易耐药、疗效显著且副作用小等优点。目前，用于 HCC 治疗的分子靶向药物主要分为一线药物（如索拉非尼、仑伐替尼）与二线药物（如瑞戈非尼、卡博替尼、雷莫芦单抗及免疫检查点靶向抑制药物）。本文参照《中国临床肿瘤学会原发性肝癌诊疗指南（2020）》就 HCC 的一线、二线临床治疗用药研究进展进行综述。

1. 一线治疗　晚期 HCC 一线治疗策略选择见表 3-1-2。

表 3-1-2　晚期 HCC 一线治疗策略选择

分层	Ⅰ级专家推荐	Ⅱ级专家推荐	Ⅲ级专家推荐
肝功能 Child-Pugh A 级或较好的 B 级（≤7分）	索拉非尼（1A 类证据）；奥沙利铂为主的系统化疗（1A 类证据）；仑伐替尼（1A 类证据）；多纳非尼（1A 类证据）；阿替利珠单抗联合贝伐珠单抗（1A 类证据）	亚砷酸注射液（2A 类证据）；索拉非尼联合奥沙利铂为主的系统化疗（2A 类证据）	仑伐替尼联合帕博利珠单抗或纳武利尤单抗（2B 类证据）；奥沙利铂为主的系统化疗联合卡瑞利珠单抗（2B 类证据）；阿帕替尼联合卡瑞利珠单抗（2B 类证据）
肝功能 Child-Pugh B 级（＞7分）和 C 级	具有肝癌适应证的现代中药制剂；传统中医辨证论治；最佳支持治疗（BSC）；姑息治疗（2A 类证据）		

（1）肝功能 Child-Pugh A 级或较好的 B 级（≤ 7 分）的晚期 HCC 的治疗推荐

① I 级专家推荐

a. 索拉菲尼（1A 类证据）：2 项大型随机对照的国际多中心临床试验 SHARP 研究和 ORIENTAL 研究的结果均表明，索拉菲尼（sorafenib）能够延缓晚期 HCC 肿瘤进展，延长患者的生存期。SHARP 研究入组了 602 例未接受过系统治疗的晚期 HCC 患者，随机接受索拉菲尼或安慰剂治疗，索拉菲尼用量为每日 2 次，每次 400mg，结果显示，中位总生存期（median overall survival，mOS）在索拉菲尼组和安慰剂组分别为 10.7 个月和 7.9 个月（$P < 0.001$），中位疾病进展时间（median time to progress，mTTP）分别为 5.5 个月和 2.8 个月（$P < 0.001$）。ORIENTAL 研究入组 226 例未接受过系统治疗的晚期 HCC 患者，2 : 1 随机接受索拉菲尼或安慰剂治疗，mOS 分别为 6.5 个月和 4.2 个月（$P < 0.001$），mTTP 分别为 2.8 个月和 1.4 个月（$P < 0.001$）。在 2 项研究中，索拉菲尼组患者高血压、腹泻、消瘦、手足皮肤反应及低磷酸盐血症等发生率均高于安慰剂组，但患者的耐受性尚好。因此，2007 年以来，索拉菲尼已经获得包括我国在内的全球 180 多个国家 / 地区的药品监督部门批准，被用于一线治疗无法手术或远处转移的 HCC，并且被列入多国的肝癌临床诊疗指南和专家共识。

b. 奥沙利铂为主的系统化疗（1A 类证据）：EACH 研究共纳入 371 例不适于手术或局部治疗的晚期 HCC 患者，其中，中国患者占 75%。结果表明，与单药多柔比星相比，FOLFOX4 方案治疗显著提高了患者的中位无进展生存期（progression-free survival，PFS）（1.77 个月与 2.93 个月，$P < 0.001$）、客观缓解率（objective response rate，ORR）（2.67% 与 8.15%，$P = 0.02$）和疾病控制率（disease control rate，DCR）（31.55% 与 52.17%，$P < 0.0001$）；进一步随访 7 个月后的分析显示，FOLFOX4 组的 OS 持续获益（6.47 个月与 4.90 个月，$P = 0.04$）。在中国患者群中，FOLFOX4 组的 mOS 显著延长（5.9 个月与 4.3 个月，$P = 0.0281$），同时，mPFS、ORR 和 DCR 也继续显示出明显的优势。在毒性方面，FOLFOX4 组的中性粒细胞减少和神经毒性发生率略高于对照组，但 2 组患者的 3~4 级不良事件（adverse event，AE）发生率并无明显差异。

c. 仑伐替尼（1A 类证据）：REFLECT 试验是一项仑伐替尼（lenvatinib）与索拉菲尼头对头比较的随机对照、全球多中心、非劣效Ⅲ期临床研究，全球入组 954 例晚期 HCC

患者。结果表明，在主要终点方面，仑伐替尼组 mOS 较索拉非尼组达到非劣效，并且有延长趋势（13.6 个月与 12.3 个月，$P > 0.001$）；在次要终点方面，仑伐替尼组较索拉非尼组的 mPFS（7.4 个月与 3.7 个月）、mTTP（8.9 个月与 3.7 个月）和 ORR（24% 与 9%）均显著改善。在安全性方面，仑伐替尼与索拉非尼无明显差异，2 组治疗相关不良事件（treatment-related adverse events，TRAE）发生率相似，分别有 13% 和 9% 的患者因此而停药。该研究入组了 288 例中国患者，仑伐替尼组相比索拉非尼组在 mOS（15.0 个月与 10.2 个月）、mPFS（9.2 个月与 3.6 个月）及 mTTP（11.0 个月与 3.7 个月）上均获得优势（$P < 0.05$），且较全球的数据更佳；同时，对于 HBV 相关 HCC，仑伐替尼具有生存获益优势。

d. 多纳非尼（1A 类证据）：多纳非尼（donafenib）是一种多靶点、多激酶抑制剂，是将索拉非尼分子上的 1 个甲基取代为三氘代甲基而形成的全新的专利药物，与索拉非尼相比，明显具有更优异的药代动力学和药效学性能。1 项开放标签、随机、平行对照的 Ⅱ / Ⅲ 期注册临床试验（ZGDH3 研究，NCT02645981），在中国的 37 家中心招募 Child–Pugh 肝功能评分 ≤ 7 分且既往未接受过系统治疗的不可手术或转移性 HCC 患者，按照 1∶1 的比例随机分组，分别口服多纳非尼（200mg）或索拉非尼（400mg），每日 2 次，直至发生不可耐受的毒性事件或疾病进展，主要研究终点为 OS。研究共纳入 668 例患者，其中 659 例（多纳非尼组 328 例，索拉非尼组 331 例）纳入全分析集（full analysis set，FAS）。结果表明，多纳非尼组与索拉非尼组的 mOS 分别为 12.1 个月和 10.3 个月（HR[①]=0.831，95%CI[②]0.699~0.988，P=0.0363），两组的 mPFS（3.7 个月与 3.6 个月，P=0.2824）、确认后的 ORR（4.6% 与 2.7%，P=0.2448）和 DCR（30.8% 与 28.7%，P=0.5532）均无显著差异。两组分别有 191 例（57.4%）和 224 例（67.5%）发生 3 级以上 AE（P=0.0082），有 287 例（86.2%）和 309 例（93.1%，P=0.0049）发生特别关注的 AE（adverse event of special interest，AESI），各有 101 例（30.3%）和 141 例（42.5%，P=0.0013）因 AE 致暂停用药，多纳非尼组均显著低于索拉非尼组。多纳非尼组最常发生的 AE 为手足皮肤反应（50.5%）、谷草转氨酶升高（40.5%）、总胆红素升高

注：① HR（hazard ration），风险比，主要用于生存分析。

② 95%CI（95% confidence interval），表示患者血清的变异度或准确度。

（39.0%）、血小板降低（37.8%）及腹泻（36.6%）。因此，与索拉非尼相比，多纳非尼能够显著延长晚期 HCC 患者的 OS，并且具有更好的安全性和耐受性，是一线治疗的可选药物。

e. 阿替利珠单抗联合贝伐珠单抗（1A 类证据）：IMbrave 150 研究是一项开放标签、随机、平行对照的国际多中心Ⅲ期临床研究，共纳入 501 例既往未接受过系统性治疗的不可切除的 HCC 患者，按照 2∶1 的比例随机接受细胞程序性死亡 – 配体 1（programmed cell death ligand 1，PD-L1）抑制剂阿替利珠单抗（atezolizumab）联合贝伐珠单抗，或索拉非尼单药治疗。该研究的共同主要终点为独立审查机构（institution review board，IRF）根据实体瘤疗效评价标准（response evaluation criteria in solid tumors，RECIST）1.1 版评估的 PFS 和 OS，次要终点包括 ORR、TTP、缓解持续时间（duration of overall response，DOR）、患者报告结局（patient reported outcome，PRO）和安全性。2019 年，该研究在欧洲肿瘤内科学会亚洲年会（ESMO ASIA）上报告了第一次中期分析数据，OS 和 PFS 均达到预设的统计学界值。联合治疗组的 mOS 尚未达到，索拉非尼组 mOS 为 13.2 个月，联合治疗组可使 OS 风险降低 42%（HR=0.58，P=0.0006）；联合治疗组的 mPFS 为 6.8 个月，索拉非尼组为 4.3 个月，疾病进展风险降低 41%（HR=0.59，$P < 0.0001$）。IRF 根据改良的 RECIST（mRECIST）评估的联合治疗组 ORR 达到 27.3%，明显高于索拉非尼组的 11.9%。在安全性方面，联合治疗组有 36% 发生 3~4 级 TRAE，其中，17% 是治疗相关性严重不良事件（serious adverse event，SAE）；索拉非尼组有 46% 发生 3~4 级 TRAE，其中，15% 是治疗相关性 SAE。联合治疗组普遍耐受性良好，且毒性可管理，除了阿替利珠单抗和贝伐珠单抗的已知的单药安全性事件外，没有新的安全性问题。

②Ⅱ级专家推荐

a. 亚砷酸注射液（2A 类证据）：亚砷酸是中药砒霜的主要成分。1 项单臂、国内多中心临床研究表明，采用亚砷酸注射液一线治疗中晚期原发性肝癌具有一定的姑息治疗作用，可以改善患者生活质量，减轻癌痛，延长生存期。

b. 索拉非尼联合奥沙利铂为主的系统化疗（2A 类证据）：索拉非尼联合奥沙利铂为主的系统化疗一线治疗晚期 HCC 已有多项Ⅱ期临床研究报告，包括法国的 GOTEXT 研究和中国香港－新加坡肝癌协助组的多中心 II 期研究等，可使 ORR 有所提高，且 TTP、PFS 和 OS 都得到延长，安全性良好。因此，研究提示奥沙利铂为主的系统化疗与索拉非尼具有协同作用。对于肝功能和体力状态良好的患者，可以考虑联合治疗，但尚需随机对照试验（randomized controlled trial，RCT）研究提供高级别证据。

③III 级专家推荐

a. 仑伐替尼联合帕博利珠单抗或纳武利尤单抗（2B 类证据）：目前多项以免疫治疗为主的联合治疗研究正在进行。在仑伐替尼联合帕博利珠单抗的 Ib 期研究（KEYNOTE-524）中，治疗方法为口服仑伐替尼（体重 ≥ 60kg，12mg/d；体重 < 60kg，8mg/d），联合帕博利珠单抗 200mg 静脉注射，每 3 周 1 次。研究在 2019 年 ESMO 大会上报告，在可评估的 67 例患者中，按照 mRECIST 标准评价，ORR 达到了 46.3%，mTTR 为 2.4 个月，mPFS 为 9.7 个月，mOS 高达 20.4 个月。2020 年，ASCO-GI 会议报告仑伐替尼联合纳武利尤单抗一线治疗不可切除的 HCC 患者的 Ib 期研究（117 研究），治疗方法为口服仑伐替尼（体重 ≥ 60kg，12mg/d；体重 < 60kg，8mg/d），联合纳武利尤单抗 240mg，每 2 周 1 次。研究分为 2 部分：第 1 部分，剂量限制性毒性（dose limiting toxicity，DLT）评估；第 2 部分，入组没有接受过系统治疗的 HCC 患者。结果显示，截至 2019 年 6 月 28 日，共 30 例患者接受了仑伐替尼联合纳武利尤单抗治疗（第 1 部分，n=6；第 2 部分，n=24），患者 BCLC 分期为 B（n=17）和 C（n=13），Child-Pugh 评分为 5 分（n=23）和 6 分（n=7）。在安全性方面，第 1 部分中没有患者报告 DLT。2 例（6.7%）患者因出现治疗突发性不良事件（treatment emergent adverse event，TEAE）导致仑伐替尼停药，4 例（13.3%）患者出现 TEAE 导致纳武利尤单抗停药。30 例患者均发生了 TEAE，最常见的是手足感觉异常（60.0%）和发声困难（53.3%），但 AE 总体可控。在有效性方面，研究者依据 mRECIST 标准评估，总 ORR 为 76.7%，DCR 为 96.7%，临床获益率（clinical benefit rate，CBR，CR+PR+SD[①] 持续时间超过 23 周）为 83.3%；而独立评审委员会（independent review committee，IRC）依据 RECIST1.1 标准评估，总 ORR 为 54.2%，DCR 为 91.7%，CBR 为 62.5%。

注：① CR，complete response，肿瘤完全缓解；PR，partial response，部分缓解；SD，stable disease，疾病稳定。

b. 奥沙利铂为主的系统化疗联合卡瑞利珠单抗（2B 类证据）：1 项关于卡瑞利珠单抗联合 FOLFOX4 或 GEMOX 方案化疗一线治疗晚期 HCC 或胆道癌（biliary tract cancer，BTC）的全国多中心 Ⅱ 期研究，在其 HCC 队列中的 34 例可评估的患者中，获得经确认的 ORR 为 26.5%，mTTP 和 mPFS 均为 5.5 个月，mDOR 和 mOS 都尚未达到，目前仅有 3 例患者出现了疾病进展。在安全性方面，85.3% 的 HCC 患者发生 3~4 级治疗相关的不良事件，仅 5.9% 的患者发生 3~4 级免疫相关不良事件（脂肪酶增加）。现有的数据表明，卡瑞利珠单抗联合 FOLFOX4 方案系统化疗治疗晚期 HCC，展现出了良好的前景，患者的耐受性和依从性尚可，可成为一个新的有效的治疗选择。

c. 阿帕替尼联合卡瑞利珠单抗（2B 类证据）：RESCUE 是 1 项在中国 25 个中心开展的非随机、开放的 Ⅱ 期临床研究，研究纳入初治或一线靶向治疗难治的 HCC 患者。所有患者均接受卡瑞利珠单抗治疗［静脉注射，200mg（适用于体重 ≥ 50 kg）或 3 mg/kg（适用于体重 < 50 kg），每 2 周 1 次］+ 阿帕替尼（250 mg/ 天，4 周为 1 个周期）。主要终点为 ORR，次要终点包括研究者评估的 ORR，IRC 评估的 ORR、DCR、DOR、PFS、OS，以及 9 个月、12 个月、18 个月 OS 率。2018 年 3 月 13 日至 2019 年 1 月 3 日，共 190 例符合条件患者被纳入研究并接受卡瑞利珠单抗 + 阿帕替尼联合治疗，其中，分别有 70 例、120 例患者纳入一线治疗和二线治疗队列。在二线治疗队列中，既往靶向治疗的中位治疗时间为 6.3 个月。2020 年 1 月 10 日，数据截止时，一线治疗队列和二线治疗队列的中位随访时间分别为 16.7 个月和 14 个月，两队列中分别有 20% 和 26.7% 的患者仍在接受治疗。两队列治疗停止的主要原因是疾病进展。在一线治疗队列和二线治疗队列中，卡瑞利珠单抗的中位治疗持续时间分别为 8.2 个月和 7.4 个月，阿帕替尼的中位治疗持续时间分别为 6.9 个月和 6.5 个月，在研究治疗方案停止后，两队列中分别有 44.3% 和 50% 的患者接受了其他后续治疗。

数据截止时，在一线治疗和二线治疗队列中，IRC 评估的 ORR 分别为 34.3%（24/70）和 22.5%（27/120），IRC 评估的 DCR 分别为 77.1% 和 75.8%。在两队列达到客观缓解的 24 例和 27 例患者中，中位治疗起效时间（time to response，TTR）均为 1.9 个月，两队列的中位 DOR 分别为 14.8 个月和未达到。数据截止时，两队列分别有 41.7%

和 74.1% 的患者仍在缓解，两队列的中位 PFS 分别为 5.7 个月和 5.5 个月，两队列的 9 个月 OS 率分别为 86.7% 和 79.1%，12 个月 OS 率分别为 74.7% 和 68.2%，18 个月 OS 率分别为 58.1% 和 56.5%。

在安全性方面，一线和二线治疗队列的安全性类似，最常见的治疗相关不良事件为高血压（72.6%）、谷草转氨酶升高（63.2%）、蛋白尿（61.6%）、高胆红素血症（61.6%）。77.4% 的患者出现 3 级及以上 TRAE，最常见的为高血压（34.2%）、γ - 谷氨酰转移酶升高（11.6%）、中性粒细胞减少（11.1%）。27.9% 的患者发生了免疫治疗相关不良事件，最常见的为甲状腺功能减退（8.4%）、皮疹（3.7%）和高血糖（3.2%）。

RESCUE 研究在一线治疗和二线治疗队列中均达到了主要终点。卡瑞利珠单抗 + 阿帕替尼在晚期 HCC 患者一线治疗和二线治疗队列中均显示出较好的抗肿瘤活性和可控的安全性。基于上述结果，该联合方案将会成为 Child-Pugh 评分 ≤ 7 分的晚期 HCC 患者治疗的新选择。

（2）肝功能 Child-Pugh B 级（> 7 分）和 C 级的晚期 HCC 的治疗推荐——Ⅰ级专家推荐

①具有肝癌适应证的现代中药制剂：我国国家药品监督管理局已经批准若干种现代中药制剂用于治疗原发性肝癌，包括榄香烯、康莱特、华蟾素、消癌平的注射液及其口服剂型，槐耳颗粒，肝复乐，金龙胶囊和艾迪注射液等。多年来，这些药物在临床上被广泛应用，已经积累了许多实践经验，具有一定的疗效和各自的特点，可以改善患者生活质量，减轻癌痛，并可能延长生存期，同时，患者的依从性、安全性和耐受性均较好；但是，尚缺乏设计严格、高质量、随机对照的多中心临床试验资料的支持，需要进一步研究。

②传统中医辨证论治：详见中医治疗。

③最佳支持治疗（BSC）、姑息治疗（2A 类证据）：最佳支持治疗（best support care，BSC）和姑息治疗（palliative care）包括对晚期肝癌患者积极进行镇痛、纠正贫血、纠正低蛋白血症、加强营养支持等治疗，控制合并糖尿病患者的血糖，防治腹水、黄疸、肝性脑病、消化道出血及肝肾综合征等并发症。对于 HBV 感染或 HCV 感染相关 HCC，应该积极进行抗病毒治疗。

2. 二线治疗　晚期 HCC 二线治疗策略选择详见表 3-1-3。

表 3-1-3　晚期 HCC 二线治疗策略选择

分层	Ⅰ级专家推荐	Ⅱ级专家推荐	Ⅲ级专家推荐
肝功能 Child-Pugh A 级或较好的 B 级（≤ 7 分）	瑞戈非尼（1A 类证据）；PD-1 单抗（纳武利尤单抗、帕博利珠单抗和卡瑞利珠单抗）（1A 或 2A 类证据）；阿帕替尼（1A 类证据）	雷莫芦单抗（限于 AFP ≥ 400ng/mL 的 HCC）（1A 类证据）；卡博替尼（1A 类证据）；既往使用过索拉非尼者，可考虑卡瑞利珠单抗联合 FOLFOX4 方案（2A 类证据）；既往使用过奥沙利铂为主的方案者，可考虑卡瑞利珠单抗联合阿帕替尼（2B 类证据）；索拉非尼（既往未使用过）（2B 类证据）；奥沙利铂为主的系统化疗（既往未使用过）（2B 类证据）	纳武利尤单抗联合伊匹木单抗（2A 类证据）；索拉非尼联合奥沙利铂为主的系统化疗（既往未使用过）（2B 类证据）
肝功能 Child-Pugh B 级（> 7 分）和 C 级	具有肝癌适应证的现代中药制剂；传统中医辨证论治；最佳支持治疗（BSC）；姑息治疗（2A 类证据）		

（1）肝功能 Child-Pugh A 级或较好的 B 级（≤ 7 分）的晚期 HCC 的治疗推荐

①Ⅰ级专家推荐

a. 瑞戈非尼（1A 类证据）：RESORCE 研究是瑞戈非尼作为二线用药治疗晚期 HCC 的随机、双盲、安慰剂对照、全球多中心的Ⅲ期临床研究。该研究共入组 573 例 HCC 患者，均为索拉非尼一线治疗失败，肝功能 Child-Pugh A 级的患者，按照 2∶1 的比例随机进入瑞戈非尼组与安慰剂组。结果显示，瑞戈非尼组较安慰剂组的 mOS（10.6 个月与 7.8 个月）、mPFS（3.1 个月与 1.5 个月）均显著延长（$P < 0.05$），且预设的各个亚组均有一致的获益；同时，瑞戈非尼提高了 mTTP（3.2 个月与 1.5 个月）、ORR（11%与 4%）和 DCR（65% 与 36%）。瑞戈非尼组的不良事件与索拉非尼组相似，TRAE 包括高血压、手足皮肤反应、疲劳及腹泻等。因此，瑞戈非尼作为晚期 HCC 患者的二线治疗，依然能带来明显的生存获益，可以作为晚期 HCC 患者二线治疗的重要选择。

b. PD-1 单抗（纳武利尤单抗、帕博利珠单抗和卡瑞利珠单抗）（1A 或 2A 类证据）：CheckMate 040 研究是一项多中心、开放标签、剂量递增及扩展的研究，其中，纳武利尤单抗的单药研究队列共纳入 262 例伴或未伴 HCV 或 HBV 感染的晚期 HCC 患者，剂量递增阶段接受纳武利尤单抗 0.1~10.0mg/kg 治疗，每 2 周 1 次（Q2W）[剂量递增组（dose escalation，ESC），n=48]，主要终点为安全性和耐受性；扩展阶段接受纳武利尤单抗 3mg/kg 治疗，Q2W[剂量扩展组（dose expansion，EXP），n=214]，主要终点是相对危险度（relative risk，RR）（根据 RECIST1.1 标准评估）。该项研究的 ORR 为 15%~20%，DCR 达 58%~64%，且疗效持续时间久。进一步随访表明，未接受过索拉非尼治疗的晚期 HCC 患者，采用纳武利尤单抗单药治疗，其 mOS 长达 28.6 个月；而接受过索拉非尼治疗的患者，二线治疗的 mOS 也达到 15.6 个月。基于此项研究的结果，2017 年 9 月 22 日，纳武利尤单抗被美国食品药品监督管理局（food and drug administration，FDA）有条件地批准用于 HCC 二线治疗的适应证。

KEYNOTE-224 研究是一项帕博利珠单抗二线治疗晚期 HCC 的单臂、开放标签的国际多中心 Ⅱ 期临床研究，入组 104 例索拉非尼治疗进展或毒性无法耐受、ECOG 评分 0~1 分、脏器功能正常、Child-Pugh A 级的晚期 HCC 患者，结果获得了 17% 的 ORR，其中有 1 例完全缓解（complete remission，CR），17 例部分缓解（partial remission，PR），46 例患者病情稳定（stable disease，SD）；mPFS 为 4.9 个月，mOS 为 12.9 个月，6 个月的 PFS 率和 OS 率分别为 43.1% 和 77.9%，1 年的 PFS 率和 OS 率分别为 28% 和 54%。基于该研究结果，2018 年 11 月 9 日，美国 FDA 有条件地批准了帕博利珠单抗可用于晚期 HCC 的二线治疗。

2020 年 2 月 26 日，1 项卡瑞利珠单抗二线治疗中国晚期 HCC 患者的前瞻性、随机、平行对照、全国多中心的 Ⅱ 期临床研究发表于《柳叶刀·肿瘤学》（The Lancet Oncology）。该研究在全国 13 家中心共入组 220 例患者，按照 1:1 的比例，随机给予卡瑞利珠单抗 3mg/kg，静脉注射，Q2W 或每 3 周 1 次（Q3W）治疗。结果显示，对于既往系统性治疗失败或不耐受的晚期 HCC 患者，并且在入组患者基线状态更差的情况下（合并 HBV 感染、BCLC C 期和进行三线甚至四线治疗的患者比例较高），采用卡瑞利珠单抗进行二线及以上治疗仍然取得了与其他 PD-1 单抗相似的疗效，ORR 为 14.7%（Q2W 组 11.9%，Q3W 组 17.6%），DCR 为 44.2%，6 个月的生存率为 74.4%，mOS 达到了 13.8 个月。在安全性方面，所有级别最常见的 TRAE 是反应性皮肤毛细血管增生症（reactive cutaneous capillary endothelial proliferation，RCCEP，145 例，67%）、谷草转氨酶升高（55 例，25%）、谷丙转氨酶升高（51 例，24%）和蛋白尿（50 例，23%）；有 47 例（22%）发生了 3 级或 4 级 TRAE，常见的是谷草转氨酶升高（10 例，5%）和中性粒细胞计数降低（7 例，3%）。卡瑞利珠单抗于 2020 年 3 月 4 日被我国国家药品监督管理局药品审评中心（center for drug evaluation，CDE）评审通过，被批准用于 HCC 二线治疗。

c. 阿帕替尼（1A 类证据）：2019 年 9 月的 CSCO 年会和 2020 年 5 月 ASCO 年会陆续公布了甲磺酸阿帕替尼片二线治疗晚期 HCC 患者的随机双盲、平行对照、多中心 Ⅲ期临床研究的结果。入选标准为既往接受至少一线系统性治疗后失败或不可耐受的晚期 HCC 患者，按 2∶1 的比例随机分配至阿帕替尼组（750mg，每天 1 次）或安慰剂组（750mg，每天 1 次），连续给药，28 天为 1 个治疗周期。研究实际筛选合格并纳入 FAS 393 例（阿帕替尼组 261 例，安慰剂组 132 例）。阿帕替尼组和安慰剂组的 mOS 分别为 8.7 个月（95%CI 7.5~9.8）和 6.8 个月（95%CI 5.7~9.1），与安慰剂相比，阿帕替尼显著延长 mOS（HR=0.785，P=0.0476），mPFS 分别为 4.5 个月和 1.9 个月，显著延长 mPFS（HR=0.471，$P < 0.0001$）。阿帕替尼组 ORR 为 10.7%（28/261，95%CI 7.2~15.1），DCR 为 61.3%（160/261，95%CI 55.1~67.2）；安慰剂组的 ORR 为 1.5%（2/132，95%CI 0.2~5.4），DCR 为 28.8%（38/132，95%CI 21.2~37.3）。阿帕替尼组 ORR 和 DCR 均显著高于安慰剂组（$P < 0.0001$）。同时，阿帕替尼在晚期 HCC 患者中的耐受性良好，安全可控，是 HCC 二线治疗的可选方案。

② Ⅱ级专家推荐

a. 雷莫芦单抗（限于 AFP ≥ 400ng/mL 的 HCC）（1A 类证据）：REACH-2 研究是 1 项雷莫芦单抗对比安慰剂二线治疗索拉非尼一线治疗失败后 AFP 升高的晚期 HCC 患者的随机、双盲、安慰剂对照、全球Ⅲ期临床研究，纳入索拉非尼治疗失败和基线 AFP ≥ 400ng/mL 的 HCC 患者 292 例，按照 2∶1 的比例随机接受雷莫芦单抗（8mg/kg）或安慰剂治疗。结果表明，与安慰剂比较，雷莫芦单抗显著改善了患者的 mOS（8.5 个月与 7.3 个月，P=0.0199）和 mPFS（2.8 个月与 1.6 个月，$P < 0.0001$），可使死亡风险降低 29%；而 ORR 分别为 4.6% 和 1.1%（P=0.1156）。患者治疗耐受性良好，3 级及以上不良事件主要是高血压（12.2%）和低钠血症（5.6%）。REACH-2 研究是肝癌领域第

1个基于生物标记物选择患者人群的阳性临床研究，为基线 AFP ≥ 400ng/mL 的 HCC 患者带来显著的 OS 获益，并且安全性良好。2019 年 5 月，美国 FDA 批准雷莫芦单抗用于二线治疗高水平 AFP（≥ 400ng/mL）的晚期 HCC。

b. 卡博替尼（1A 类证据）：CELESTIAL 研究纳入既往接受过索拉非尼治疗，在至少一线系统治疗后病情进展符合条件的 HCC 患者。707 例患者以 2∶1 的比例随机分配接受卡博替尼（60mg，每天 1 次）或安慰剂治疗。主要终点是 OS，次要终点是 PFS 和 ORR。结果显示，卡博替尼组的 OS 明显延长（10.2 个月与 8.0 个月，$P=0.005$），mPFS 分别为 5.2 个月与 1.9 个月（$P < 0.001$），ORR 分别为 4% 和 < 1%（$P=0.009$）。对于仅接受卡博替尼治疗的患者，OS（11.3 个月与 7.2 个月）和 PFS（5.5 个月与 1.9 个月）的获益更为明显。卡博替尼组 68% 的患者发生 3 级或 4 级不良事件，而安慰剂组为 36%。常见的高级别事件是掌跖红肿（17% 与 0%）、高血压（16% 与 2%）、AST 水平升高（12% 与 7%）、疲劳（10% 与 4%）和腹泻（10% 与 2%）。

c. 既往使用过索拉非尼者，可考虑卡瑞利珠单抗联合 FOLFOX4 方案（2A 类证据）：详见"晚期 HCC 一线治疗策略选择——奥沙利铂为主的系统化疗联合卡瑞利珠单抗"。

d. 既往使用过奥沙利铂为主的方案者，可考虑卡瑞利珠单抗联合阿帕替尼（2B 类证据）：详见"晚期 HCC 一线治疗策略选择——阿帕替尼联合卡瑞利珠单抗"。

e. 索拉非尼（既往未使用过）（2B 类证据）：一线治疗未使用过，可在二线治疗使用。

f. 奥沙利铂为主的系统化疗（既往未使用过）（2B 类证据）：一线治疗未使用过，可在二线治疗使用。

③Ⅲ级专家推荐

a. 纳武利尤单抗联合伊匹木单抗（2A 类证据）：2019 年 ASCO 年会报告了 CheckMate 040 研究的双重免疫联合治疗队列 4（纳武利尤单抗 + 伊匹木单抗）二线治疗晚期 HCC 的 Ⅱ 期研究结果，入组患者为索拉非尼治疗不耐受或进展的晚期 HCC，按 1∶1∶1 分为 3 组，A 组为纳武利尤单抗 1mg/kg+ 伊匹木单抗 3mg/kg，Q3W（4 次）；B 组为纳武利尤单抗 3mg/kg+ 伊匹木单抗 1mg/kg，Q3W（4 次）；C 组为纳武利尤单抗 3mg/kg（Q2W）+ 伊匹木单抗 1mg/kg［每 6 周 1 次（Q6W）］；A、B 两组随后进入纳武利尤单抗 240mg，静脉注射，Q2W 固定剂量，所有患者均治疗至疾病进展或毒性不可耐受。结果显示，经过至少 28 个月的随访，有 33%（16/49，95%CI 20~48）的患者对免疫联合治疗有反应；盲态独立中心审查委员会（blinded independent central review，BICR）根据 RECIST v1.1 标准评估，8%（4/49）达到 CR，24%（12/49）PR；DOR 为 4.6 个月至 30.5 个月，其中，88% 持续至少 6 个月，56% 至少持续 12 个月，31% 至少持续 24 个月。BICR 使用 mRECIST 评估的 ORR 为 35%（17/49，95%CI 22~50），12%（6/49）报告 CR，22%（11/49）报告 PR。对于接受索拉非尼治疗半年以上的患者，纳武利尤单抗治疗的总体 OS 相对较好。在安全性方面，采用纳武利尤单抗 1mg/kg 联合伊匹木单抗 3mg/kg 治疗，59% 的患者出现了 SAE；29% 的患者中断治疗，65% 的患者因 AE 延迟治疗。超过 4% 的患者报告的 SAE 为发热、腹泻、贫血、AST 升高、肾上腺功能不全、腹水、食管静脉曲张破裂出血、低钠血症、血胆红素升高及非感染性肺炎。最常见的 AE（超过 20% 患者报告）为皮疹（53%）、瘙痒（53%）、肌肉及骨骼疼痛（41%）。目前，美国 FDA 已批准纳武利尤单抗 1mg/kg+ 伊匹木单抗 3mg/kg（静脉注射，Q3W）用于治疗既往接受过索拉非尼治疗的晚期 HCC 患者。

b. 索拉非尼联合奥沙利铂为主的系统化疗（既往未使用过）（2B 类证据）：一线治疗未使用过，可在二线治疗使用。

（2）肝功能 Child–Pugh B 级（＞7 分）和 C 级的晚期肝癌的治疗推荐——Ⅰ级专家推荐：具有肝癌适应证的现代中药制剂、传统中医辨证论治、最佳支持治疗（BSC）、姑息治疗（2A 类证据）详见"肝功能 Child–Pugh B 级（＞7 分）和 C 级的晚期 HCC 一线治疗——Ⅰ级专家推荐"。

（二）肝癌的局部治疗

肝癌的局部治疗是肝癌治疗的重要手段，包括手术治疗、介入治疗、放射治疗等方式。本文参照《中国临床肿瘤学会原发性肝癌诊疗指南（2020）》就肝癌的局部治疗进行简介。

1. 肝切除术及术后辅助治疗策略

（1）必要条件：通常采用美国东部肿瘤协作组（eastern cooperative oncology group，ECOG）功能状态评分、PS 评分来初步评估患者的全身情况；采用 Child–Pugh 评分、吲哚氰绿（indocyanine green，ICG）清除试验及测定肝脏硬度的瞬时弹性成像，评价肝功能储备情况。指南认为，Child–Pugh A 级、ICG R–15 < 20%~30% 是实施手术切除的必要条件；余肝体积需占标准肝体积的 40% 以上（肝硬化患者），或 30% 以上（无肝硬化患者），也是实施手术切除的必要条件。

（2）禁忌证：①全身情况，包括年龄过大、体质过度虚弱、严重心肺功能障碍或有代谢性疾病无法耐受手术者；②肝情况，严重肝硬化、肝萎缩、肝功能失代偿（Child–Pugh C 级）；③肿瘤情况，肿瘤多发或肿瘤巨大、边界不清，伴有门静脉主干癌栓或胆管癌栓者，为肝切除术的相对禁忌证，单个或局限性肺转移，有时可以一并切除，并非肝切除术的绝对禁忌证。

（3）适应证：①肝脏储备功能良好的 Ⅰa 期、Ⅰb 期和 Ⅱa 期肝癌是手术切除的首选适应证；②对于 Ⅱb 期肝癌患者，如果肿瘤局限在同一段或同侧半肝，或可同时行术中射频消融处理切除范围外的病灶，即使肿瘤数目 > 3 枚，手术切除也有可能获得比其他治疗方式更好的效果，但需更谨慎的术前评估。

（4）Ⅲa/ Ⅲb 期可能手术切除的情况：①肿瘤数目 > 3 枚，但是局限在同一段或同侧半肝者，或可同时行术中射频消融处理切除范围外的病灶；②合并门静脉主干或分支癌栓者，若肿瘤局限于半肝且预期术中癌栓可被完整地切除或取净，可以考虑手术切除肿瘤并经门静脉取栓，术后再结合 TACE、门静脉化疗或其他全身治疗措施；③合并门静脉主干或分支癌栓者，可先辅助三维适形放疗，后再行手术治疗；④合并胆管癌栓且伴有梗阻性黄疸者，肝内病灶亦可切除；⑤伴肝门部淋巴结转移者，切除肿瘤的同时行淋巴结清扫或术后放疗；⑥肝脏周围脏器已受侵犯，但可以一并进行切除。

（5）降期后二次手术切除的情况：对于不可切除肝癌，通过肝动脉结扎插管、TACE 及外放射治疗等手段可能导致肿瘤缩小降期，从而使部分患者获得手术切除的机会，降期后切除的肝癌患者也可能获得较好的长期生存效果。经门静脉栓塞术（portal vein embolization，PVE）或门静脉结扎（portal vein ligation，PVL）治疗主瘤所在的半肝，使余肝代偿性增大后再切除。临床报告其并发症不太多，但是需要 4~6 周等待对侧肝组织体积增大。为了降低等待期间肿瘤进展的风险，临床可考虑联合 TACE 治疗。肝切除治疗专家推荐详见表 3–1–4。

表 3-1-4　肝切除治疗专家推荐

分期	分层	Ⅰ级专家推荐	Ⅱ级专家推荐	Ⅲ级专家推荐
Ⅰ期	Ⅰa	手术切除（1A 类证据）		
	Ⅰb			
Ⅱ期	Ⅱa	可能从手术切除获益（1A 类证据）		
	Ⅱb			某些情况下可以考虑进行术前辅助治疗（诱导或转化治疗），致肿瘤缩小降期后再行切除术（3 类证据）
Ⅲ期	Ⅲa		某些情况下，也可考虑手术切除（2A 类证据）	
	Ⅲb			
Ⅳ期				

（6）肝切除术后辅助治疗策略：肝癌外科治疗是肝癌患者获得长期生存的重要手段，但仅有少数患者确诊时具有肝切除或肝移植的机会。对于不可切除的肝癌，术前可行 TACE、外放疗等获得降期后再行切除。由于肝癌患者肝切除术后 5 年复发率高达50%~70%，降低术后复发率是提高肝癌整体疗效的关键。肝癌术后复发往往与术前已经存在的微小播散灶及肝癌多中心发生有关，故术后需要密切观察和随访。通常将术后复发的模式分为早期复发和晚期复发。术后 2 年之内的复发属于早期复发，其高危因素有微血管侵犯、非解剖性肝切除、肿瘤较大（直径＞5cm）、残余微小病灶及血清 AFP＞32ng/mL 等；术后 2 年之后的复发为晚期复发，其高危因素有慢性病毒性肝炎活动、肝硬化进展及多发性瘤灶等。现阶段尚无全球公认的肝癌术后辅助治疗方案。对于具有复发高危因素的患者，临床上医生应给予高度重视，往往积极采取干预措施，可能阻止或推迟复发，包括抗病毒药物、肝动脉介入治疗、含奥沙利铂的系统化疗、分子靶向治疗药物及中医药治疗等，可能有一定的疗效，但是，除了抗病毒药物治疗之外，其他治疗尚缺乏强有力的循证医学证据充分支持。因此，临床仍然提倡多学科合作和个体化的综合治疗，而基于遗传信息的肿瘤精准治疗是未来的发展方向。对于有早期复发风险的肝癌患者，包括残余病灶、多发性肿瘤或卫星病灶、肿瘤直径＞5cm 及合并血管侵犯，在肝切除术后，在规范化抗病毒、保肝治疗的基础上进行肝动脉介入治疗作为辅助治疗，可以降低术后复发率，提高 PFS 和 OS，且耐受性良好，具有生存获益，具体专家推荐详见表 3-1-5。

表 3-1-5　肝切除术后辅助治疗策略专家推荐

内容	Ⅰ级专家推荐	Ⅱ级专家推荐	Ⅲ级专家推荐
介入治疗	TACE（2A 类证据）		
免疫治疗		α‑干扰素（2A 类证据） CIK 细胞（2A 类证据）	胸腺肽 α1（3 类证据）
化疗和靶向治疗			单药或联合化疗（3 类证据） 索拉非尼（2B 类证据）
现代中药制剂		槐耳颗粒（1B 类证据）	

2. 局部消融治疗　RFA 是一种肿瘤局部透热治疗，以影像引导或直接将电极针导入肿瘤组织，通过射频在电极针周围产生极性分子震荡导致发热，使治疗区域温度达 50℃以上，中央区域可达 100℃以上，使局部细胞坏死。目前，射频消融治疗系统的一次凝固坏死区直径可达 3~5cm。肝癌的射频消融治疗可通过开腹术中、腹腔镜和经皮穿刺 3 种途径，目前应用最多的是经皮穿刺局部射频消融治疗。

（1）RFA 的适应证：①单个肿瘤病灶大小＜ 5cm，尤其是＜ 3cm，或肝内病灶少于 3 个，每个病灶不超过 3cm，无手术指征，或有手术指征但因肿瘤部位限制使手术切除困难；②复发性小肝癌且手术困难；③合并肝硬化，肝功能为 Child‑Pugh A 级或 B 级，且无大量腹水；④无手术指征的大肝癌或多发肝癌 TACE 后。

（2）RFA 的禁忌证：①黄疸较重，腹水较多，一般情况较差者；②已有远处转移或门静脉癌栓已形成者；③严重心、肺、肾功能损害者；④糖尿病、高血压控制不佳者；⑤肝内或膈下有急性炎症或浮肿者。

（3）RFA 的基本要求：对于单发病灶直径 ≤ 5cm 的患者和 2~3 个病灶且最大病灶直径 ≤ 3cm 的患者，若无血管、胆管和邻近器官侵犯及远处转移，肝功能为 Child‑Pugh A 级或 B 级，选择局部消融（射频消融）治疗与手术切除效果无明显差异，可以获得根治性效果。对于多个病灶或更大的肿瘤（病灶直径＞ 5cm），应根据患者的肝功能状况，采取 TACE 联合消融治疗，效果优于单纯的消融治疗。

（4）RFA 的主要并发症：①出血，主要原因是肝穿刺、肝硬化及肿瘤消融不完全；②邻近组织脏器损伤，主要包括邻近的消化道、肾、胸膜及血管、胆管系统等，最常见的为胃肠穿孔；③电极板皮肤烫伤，因射频治疗输出能量较高，治疗时间较长，或使用电极板面积较小，发生皮肤烫伤的可能性较高，尤其是在开腹全麻的情况下更不易被发现；④感染，主要包括肝脓肿和腹膜炎，胸腔感染较少见，常见的致病菌为大肠埃希菌、粪链球菌等；⑤迷走神经反射，射频产生的高温刺激肝包膜及肝内迷走神经，产生迷走神经反射，可引起心率减慢、心律失常、血压下降，严重者可导致死亡；⑥针道种植性转移；⑦术后发热、疼痛；⑧肾功能损害；⑨凝血功能障碍。

3. 微波消融　微波消融（microwave ablation，MWA）是我国常用的热消融方法，与RFA 相比，在局部疗效、并发症发生率及远期生存方面都无明显差异（1A 类证据）。MWA 的特点是消融效率高，可以避免 RFA 存在的"热沉效应"。目前，MWA 技术已有显著进步，能够一次性灭活肿瘤；对于血供丰富的肿瘤，可先凝固阻断肿瘤的主要滋养血管，再灭活肿瘤，可以提高疗效。实时温度监控系统可以调控有效热场的范围，保证凝固效果。对于 MWA 和 RFA，临床可以根据肿瘤的位置、大小及操作医师的技术，选择适宜的消融方式。与 MWA 和 RFA 相比，高强度聚焦超声（high intensity focused ultrasound，HIFU）和激光消融术（laser ablation，LSA）的完全消融率欠佳，详见表 3-1-6。

表 3-1-6　微波消融治疗专家推荐

内容		Ⅰ级专家推荐	Ⅱ级专家推荐	Ⅲ级专家推荐
消融治疗手段		射频消融（RFA）、微波消融（MWA）（1A 类证据）	冷冻治疗（CRA）、无水乙醇注射治疗（PEI）（1A 类证据）	高强度聚焦超声（HIFU）、激光消融（LSA）（3 类证据）
临床分期	分层			
Ⅰ期	Ⅰa	单个肿瘤直径≤5cm；或肿瘤结节≤3个、最大肿瘤直径≤3cm；无血管、胆管和邻近器官侵犯及远处转移；肝功能分级为 Child-Pugh A 级或 B 级（1A 类证据）	直径 3~5cm 的单发肿瘤或多发肿瘤，应采用多点覆盖或联合 TACE（2A 类证据）	
	Ⅰb			

注：冷冻治疗，cryoablation，CRA；无水乙醇注射治疗，percutaneous ethanol injection，PEI。

4. 肝动脉介入治疗　根据肝动脉插管化疗、栓塞操作和材料的不同，通常将肝动脉介入治疗分为：①肝动脉灌注化疗（hepatic arterial infusion chemo-therapy，HAIC），经肿瘤供血动脉灌注化疗药物，常用化疗药物有铂类、抗代谢药等；②肝动脉栓塞

（transcatheter arterial embolization，TAE），单纯采用栓塞剂堵塞肝肿瘤的供血动脉；③经肝动脉化疗栓塞术（TACE），把化疗药物与栓塞剂混合在一起或使用药物洗脱微球（drug-eluting beads，DEB），经肿瘤的供血动脉支注入。以上几种方法均是公认的肝癌非手术治疗中最常用的方法。

（1）肝动脉介入治疗的常见不良反应：TACE术后以栓塞后综合征最为常见，主要表现为发热、肝区疼痛、恶心和呕吐等。此外，还可能有穿刺部位出血、白细胞下降、一过性肝功能异常、肾功能损害及排尿困难等。HAIC术后常见化疗相关不良反应，如骨髓抑制、凝血功能异常、肝功能异常及消化道反应等。介入治疗术后的不良反应通常持续5~7天，经对症支持治疗后，大多数患者可以完全恢复。

（2）介入治疗的指征及相关专家推荐详见表3-1-7。

表3-1-7 肝动脉介入治疗专家推荐

临床分期	分层	Ⅰ级专家推荐	Ⅱ级专家推荐	Ⅲ级专家推荐
Ⅰ期	Ⅰa		TACE 不适合/拒绝外科切除、肝移植与消融治疗（2A类证据）	HAIC 单个肿瘤最大径＞7cm且拒绝/不适合外科切除（2B类证据）
	Ⅰb			
Ⅱ期	Ⅱa			
	Ⅱb	TACE （1A类证据）	TACE联合索拉非尼（2A类证据）	
Ⅲ期	Ⅲa		TACE 门静脉主干不全性阻塞，或虽然完全阻塞，但是肝动脉和门静脉间代偿性侧支血管形成（2A类证据）；HAIC+系统治疗（2A类证据）	HAIC 用于拒绝索拉非尼等分子靶向治疗/系统化疗，或分子靶向治疗/系统化疗无效患者（2B证据）； 对于部分已有肝外转移的肝癌患者，可以酌情使用HAIC治疗（2B类证据）
	Ⅲb		TACE+系统治疗（2A类证据）	
Ⅳ期	Ⅳ		TACE/HAIC 无法/拒绝行肝移植治疗（2A类证据）	TACE 用于肝肿瘤破裂出血或肝动脉-门静脉分流造成门静脉高压出血；控制局部疼痛、出血及栓堵动静脉瘘；DSA造影早期发现残癌或复发灶，并给予介入治疗（3类证据）
其他			TACE 肝癌手术或移植术前减瘤/桥梁治疗（2A类证据）	

5. 放射治疗　原发性肝癌对放射治疗（简称放疗）敏感，不能行根治性治疗的原发性肝癌需要包括放疗在内的多模式综合治疗，对于局限于肝内的肝癌患者，三维适形放疗（three dimensional conformal RT，3D-CRT）和调强适形放疗（intensity modulated radiation therapy，IMRT）结合介入治疗的 3 年生存率可达 25%~30%。

（1）指征：①肿瘤局限，或肿瘤位于重要解剖结构，在技术上无法切除，或拒绝手术；②要求一般情况好，Karnofsky 评分（KPS）≥ 70 分；③手术后有残留癌灶者；④需处理肝局部肿瘤，否则会产生一些并发症，如胆管梗阻，门静脉、肝静脉及下腔静脉癌栓，对胆管梗阻的患者可先进行引流，缓解黄疸，再进行放疗；⑤远处转移灶的治疗，放疗可缩小转移灶，减轻患者的症状，改善生活质量。

（2）禁忌证：肝功能 Child-Pugh C 级的患者不宜接受放疗。只要不是禁忌证，对于不能行根治性治疗的肝癌患者，临床都应考虑包括放疗在内的综合治疗。放射治疗专家推荐详见表 3-1-8。

表 3-1-8　放射治疗专家推荐

适应证	Ⅰ级专家推荐	Ⅱ级专家推荐	Ⅲ级专家推荐
小肝癌不宜手术或不愿手术者		SBRT* 的生存获益可与手术切除或消融治疗类似（1B 类证据）	
联合 TACE 治疗		TACE 术后碘油沉积不佳，肝脏肿块 > 5cm，可以联合局部放疗，以提高局部控制率，延长生存期（2A 类证据）	
肝移植前桥接治疗		用于延缓疾病进展，以争取移植机会（2B 类证据）	
中央型肝癌手术后窄切及切缘阳性患者			中央型肝癌手术切缘距肿瘤 ≤ 1cm 的窄切缘患者，术后可以辅助放疗（3 类证据）
降期后手术或可切除的伴门静脉癌栓 HCC 术前新辅助		放疗后肿瘤缩小或降期，或作为新辅助放疗，部分患者可能因此获得手术机会；延长生存期（1B 类证据）	
门静脉 / 下腔静脉癌栓者		多属于姑息性放疗，可能延长患者生存期，部分患者肿瘤缩小或降期，甚至可能获得手术机会（1B 类证据）	放射性粒子植入（3 类证据）

续表

适应证	Ⅰ级专家推荐	Ⅱ级专家推荐	Ⅲ级专家推荐
肝外转移的患者		对于骨转移和脑转移等，放疗可缓解转移灶浸润、压迫症状；部分寡转移病灶可行SBRT放疗，以延长生存期（2B类证据）	对于淋巴结转移、肾上腺转移、肺转移、腹膜和胸膜转移等浸润、压迫导致的相应症状（如疼痛、黄疸、出血等），可选用放疗缓解症状，延缓肿瘤发展，从而延长生存期（3类证据）

注：*，SBRT，stereotactic body radiation therapy，立体定向体部放射治疗。

6. 放射性核素免疫治疗　^{131}I–美妥昔单抗注射液（利卡汀）是以单克隆抗体为载体的放射性同位素免疫药物，特异性结合肝癌细胞表面HAb18G/CD147抗原，封闭抗原引发的信号转导途径，发挥抑制HCC复发、转移的作用，是具有自主知识产权的全球首个^{131}I–单抗靶向药物。TACE联合灌注^{131}I–美妥昔单克隆抗体有助于放射性同位素靶向性聚集于瘤内，使肿瘤内呈高浓度，而血浆中呈低浓度，实现了正常组织的辐射安全，延长了同位素在瘤内滞留时间，保证了射线吸收剂量的最大化，且化疗药物兼有放射增敏作用，提高了内放射疗效，从而实现了免疫治疗、放射治疗及介入治疗的三结合。专家推荐详见表3-1-9。

表3-1-9　放射性核素免疫治疗专家推荐

适应证	Ⅰ级专家推荐	Ⅱ级专家推荐	Ⅲ级专家推荐
联合TACE治疗		Ⅰ～Ⅱ期，且不适合/拒绝外科切除、肝移植与消融治疗的HCC（1B类证据）	
RFA治疗			Ⅰ～Ⅱ期，且不适合/拒绝外科切除、肝移植治疗的HCC（2B类证据）
肝移植术后			移植术后抗复发治疗（2B类证据）

7. 肝移植术　国内外的肝移植适应证标准对于无大血管侵犯、淋巴结转移及肝外转移的要求基本一致，但是对于肿瘤大小和数目的要求却不尽相同。国内标准（包括上海复旦标准、杭州标准、华西标准和三亚共识等）均不同程度地扩大了肝癌的肝移植适用范围，可能使更多的肝癌患者因肝移植手术受益，且并未明显降低术后总体生存率和无瘤生存率，但是需要获得高级别循证医学证据的充分支持。专家推荐详见表3-1-10。

肝癌肝移植术后肿瘤复发明显降低了移植后生存率，其危险因素包括肿瘤分期、血管侵犯、血清 AFP 水平及免疫抑制剂累积用药剂量等。减少移植后早期钙调磷酸酶抑制药的用量，可能降低肿瘤复发率（2A 类证据）。肝癌肝移植采用哺乳动物雷帕霉素靶蛋白（mammalian target of rapamycin，mTOR）抑制剂的免疫抑制方案亦可能预防肿瘤复发，提高生存率（2A 类证据），但是需要随机对照、多中心的临床研究进行确证。在等待肝移植期间，患者的肿瘤可能发生进展，导致失去手术机会，或使术后预后变差。因此，在恰当的时间进行局部桥接治疗有助于降低肿瘤分期，提高预后。常用的局部桥接治疗有 RFA 和 TACE 等。

表 3-1-10　肝移植术专家推荐

内容	Ⅰ级专家推荐	Ⅱ级专家推荐	Ⅲ级专家推荐
移植标准	米兰标准（1A 类证据）	UCSF* 标准（1A 类证据）	国内标准（3 类证据）
等待供肝期间的桥接治疗		SBRT 或射频消融（2B 类证据）	肝动脉栓塞化疗（2B 类证据）

注：*，UCSF，University of California San Francisco，加利福尼亚大学旧金山分校。

第二节　肝癌的中医治疗

一、病因病机

中医古籍没有关于原发性肝癌的病名记载，但本病可归属于中医学的"肝积""癥瘕""积聚""鼓胀""黄疸"等范畴。早在《难经》中就有记载类似肝癌的临床表现，其曰："肝之积名曰肥气，在左胁下，如覆杯。"《黄帝内经》对肝癌中晚期的并发症也有类似记载，如"黄疸""腹水"。对于肝癌病因，《景岳全书》曰："积聚之病，凡饮食、血气、风寒之属，皆能致之。"肝脏居于右侧腹腔内，右胁肋之内，主疏泄、升发，参与协调气血升降有序。机体正气亏虚是肝癌的发病基础，外邪、内毒乘隙入侵，则致肝脏生理功能失调，易损及脾胃，体内气化运动受阻，易形成病理产物，脾虚生痰，肝脾失调，气机不畅，气滞则血停，血运不畅，久滞则瘀，瘀结成毒，瘀毒胶结，久则成癥瘕、积聚。正如《医宗必读》云："积之成者，正气不足，而后邪气踞之。"除此之外，外感六淫疫疠（如感染肝炎病毒、寄生虫）、感受湿热邪毒、长期饮食不节（黄曲霉毒素、不洁饮水、饮酒）、劳作过度、情志内伤亦可引起本病的发生。后来的医家在此基础上结合自身的临床经验，纷纷总结出了自己的见解，李佩文教授认为原发性肝癌（primary hepatic carcinoma，PHC）的主要病损脏腑是肝、脾、肾，肝木乘脾，肝失条达，脾土不旺，热毒、湿浊、气滞、瘀血相互结聚，形成肝积。谢晶日教授提出"肝脾论"，强调 PHC 的病机是肝郁气滞，脾胃虚弱，病性是本虚标实。周仲瑛教授认为原发性肝癌之所以发展迅速，主要原因是癌毒易扩散走注在肝脏内外之间，在肝内聚集不散，甚至积久蚀肝，肝失疏泄，体内气机升降失常，影响其他脏腑；肝病日久损脾，气血生化亏虚，可见"大实有羸状""至虚有盛候"等证候；从正邪角度看，癌毒不断侵蚀，正气不断亏损，则有虚劳难复。孟祥林等扩展了本虚标实的具体病变部位，当中的本虚（正气不足）包含肾精亏损、脾气不足，标实（邪毒内盛）包括气滞、血瘀、痰湿、癌毒等病理因素。总之，肝癌病性总属本虚标实，正气亏虚、脏腑阴阳失调是肝癌发病的根本原因，痰、瘀、毒是肝癌的主要病理产物，情志是肝癌发病的重要因素。

二、中医内治法

1.病因治疗　根据病因病机特点，各医家总结出自己的治疗侧重点，可重点归纳为健脾化痰软坚法、补肾健脾法、养阴柔肝法、益气清毒法，现分述如下。

（1）健脾化痰软坚法：根据中医诊断学治疗原则，辨证为主，辨病为辅。在中医历代发展中，具有代表性的治痰医家朱丹溪认为，"凡人身上中下有块者，多是痰"，指出人体上下形成的肿物，本质多半是痰，痰饮积聚成肿块。针对痰的致病特点，朱丹溪认为，"痰之为物，随气升降，无处不到"，因此，痰既促进肝癌形成，痰的流动及重浊黏滞等特点又易招致肝癌复发及转移。脾为生痰之源，脾健则痰无所生，临床上常可补脾益气，从源治痰，减慢癌症的进展。杨金坤以脾虚痰聚为原发性肝癌的主要病机，以健脾益气为基础治法，辅以辨证化痰，分证选用理气化痰、祛湿化痰、温阳化痰、软坚化痰等治法，临床疗效佳。

（2）补肾健脾法：肝癌在临床上常表现为腹胀腹痛、口中乏味、食欲减退、恶心厌油、肠鸣腹泻等。早期肝癌患者无明显特异性症状，往往表现出脾胃虚损症状。脾胃运化失司，气血生化无源，气虚血瘀，滞而成积，损及肝脏，形成肝癌。肾为人体先天阴阳之本，生命之源。五脏之伤，穷必及肾。根据"养正积自除"，肝癌终末期的患者，使用此法效佳。张景岳曰："凡脾肾不足及虚弱失调之人，多有积聚之病，盖脾虚则中焦不运，肾虚则下焦不化，正气不行，则邪滞得以居之。"《卫生宝鉴》认为，"凡人脾胃虚弱，或饮食过常，或生冷过度，不能克化，致成积聚结块"，此即指出，培补脾肾是补虚的根本，后天之本充盈，脾胃运化有常，则气血得以有序化生。

（3）养阴柔肝法：肝为刚脏，体阴而用阳，属木，喜调达，根据原发性肝癌发生的基本病机，脏腑失和，气血失调，瘀毒内阻，郁久化热，耗气伤阴，而原发性肝癌患者在经受射波刀等再次创伤后，气阴耗伤进一步加重。朱丹溪倡导，"阳常有余，阴常不足"。根据肝的生理特点，病变初期，湿热毒邪瘀积于肝胆，肝火偏盛，煎灼肝阴，肝阴亏损；肾为先天之本，肾阴乃诸阴之本，"五脏之气，非此不能滋"，肝肾乃精血同源，肝阴亏虚，久病及肾，而部分患者平素肾阴匮乏，则肝阴亏虚，无以滋生，由此可见，养阴柔肝是治疗肝癌的重要治法之一。因肝喜润恶燥，所以治肝多采用柔肝和肝之法，即"养其肝体，则其用自柔"。所谓润药柔肝之法，润则肝阴柔和，肝火、肝气宁静，可避免燥烈之象。但过多使用柔润肝木之药，与脾喜燥恶湿的特性相反，妨碍脾胃运化，因此柔润类药品应根据病情适可而止。

（4）益气清毒法：《素问·刺法论》曰："正气存内，邪不可干。"《素问·评热病论》曰："邪之所凑，其气必虚。"疾病产生的前提是正气亏虚，外邪侵袭人体是发病诱因、条件，正气不足居主导地位。原发性肝癌亦是本虚标实，脏腑气虚日渐加深，病邪久居，病势缠绵，需益气与清毒并用，益气强调健脾、补肾、调肝，清毒包括清六淫外邪与内生毒邪、清化癌毒、消积抑癌、导邪外出、酌情活血化瘀等步骤，斟酌病情，遣方用药。在早期肝癌治疗上，瘤邪方炽，正气尚存，治疗重在清毒逐邪，兼顾益气扶正；中期或中晚期，癌毒已盛，而机体正虚日重，应清益并行，攻补兼施；中晚期或晚期患者在遭受手术、放疗、化疗等多重打击后，机体无力抗邪，以致瘤邪肆意滋生流窜，宜以益气扶正为主，兼以清毒抗癌，清毒应少用以毒攻毒之品，而宜选用清解平和之药，使清毒攻瘤而不伤正。

近几年来，随着对中医药发展的重视，更多的研究表明，化痰类中药具有抑制癌细胞的作用，如天南星、半夏、贝母、黄药子、胆南星等化痰散结类中药在小鼠肝癌的实验中显示出明显的抑癌作用。补肾健脾类中药可通过抑制肝癌模型小鼠血管内皮生长因子的表达，延缓甚至抑制癌细胞的生长，加快肝癌模型小鼠肿瘤细胞的凋亡速度，达到杀灭癌细胞、控制肿瘤的目的。黄芪、白术等益气类中药具有增强机体抗肿瘤能力的免疫功能，尚有部分益气药，如人参，亦有抑制癌细胞增殖、调整人体免疫功能等作用。麦冬、生地黄等养阴类中药可增强巨噬细胞吞噬功能，激发和增强 T 细胞活性，提高机体免疫功能。

2. 分证论治（本部分参考《肿瘤中医诊疗指南（2008 版）》）

（1）肝气郁结证：

治法：舒肝解郁，理气和胃。

主方：柴胡疏肝散加减。

常用药：柴胡、白芍、枳壳、香附、陈皮、川芎、郁金、石见穿、土茯苓、鸡内金、甘草等。

（2）气滞血瘀证：

治法：活血化瘀，软坚散结。

主方：血府逐瘀汤合鳖甲煎丸加减。

常用药：桃仁、红花、赤芍、枳壳、柴胡、生地黄、川芎、牛膝、当归、半枝莲、七叶一枝花、白花蛇舌草、蜈蚣、延胡索、三七等。

（3）肝郁脾虚证：

治法：疏肝健脾，理气消癥。

主方：逍遥散加减。

常用药：当归、白芍、赤芍、党参、白术、柴胡、茯苓、薏苡仁、半枝莲、蜈蚣、厚朴、甘草等。

（4）肝肾阴亏证：

治法：滋养肝肾，化瘀消癥。

主方：一贯煎加减。

常用药：生地黄、沙参、枸杞子、五味子、当归、佛手、女贞子、山茱萸、西洋参、麦冬、半枝莲、鳖甲、龟甲、甘草等。

（5）湿热毒蕴证：

治法：清热利湿，解毒消癥。

主方：茵陈蒿汤合五苓散加减。

常用药：茵陈、栀子、大黄、猪苓、泽泻、茯苓、白术、虎杖、白花蛇舌草、半枝莲、白芍、赤芍、人工牛黄等。

3.中成药治疗

（1）复方斑蝥胶囊：每次3粒，每日3次，餐后内服。适用于原发性肝癌。

（2）金龙胶囊：每次3粒，每日3次，50天为1疗程。适用于中晚期肝癌或术后放化疗的辅助治疗。

（3）艾迪注射液：每次50或100mL，用10%葡萄糖注射液或0.9%氯化钠注射液400~450mL稀释后静脉滴注，每日1次，30日为1疗程。适用于肝癌的各期治疗。

（4）康艾注射液：每日40或60mL，每日1次或2次，用5%葡萄糖注射液或0.9%氯化钠注射液250mL或500mL稀释后缓慢静推或滴注，30天为1疗程，或遵医嘱。

（5）鳖甲煎丸：每次1丸，每日3次。适用于血瘀证。

（6）华蟾素胶囊：每次0.5g，每日2次。适用于中晚期原发性肝癌。

三、中医外治法

1.肝区中药敷贴　将薄贴、药膏、药物直接贴敷于肝区皮肤处，经皮吸收透达深部肌层组织，在局部组织产生较高药物浓度，随血液循环到达全身。李秀丽、何健敏等人在临床常规治疗基础上分别采用肝区外敷化瘀止痛膏（乳香、没药、儿茶、血竭、蟾酥、红花等）、加味双柏散（大黄、侧柏叶、黄柏、薄荷等）治疗肝癌癌性疼痛，控制效果佳。赵冰、何宁一分别采用芒硝、戟黛方外敷脐部治疗肝癌腹水，临床观察显示，经治患者腹水情况、腹围、体质均明显改善。还有中药离子导入法，通过直接作用于肿瘤部位，使中药有效成分扩散到血液、淋巴液，既可缓解疼痛，又抑制肿瘤增殖和生长。

2. 中药熏蒸疗法 朱均权等采用自制中药熏蒸方对神阙穴进行局部熏蒸，意在起到疏通气机、通调水道、温肾壮阳等作用，使中药与熏蒸疗法结合作用于机体。熏蒸方由炙黄芪、桂枝、附子、桃仁、莪术、川椒目、牵牛子、生薏苡仁、大戟等组成，浸泡后放置于专用治疗仪内以熏蒸神阙穴，连续治疗6天，2周为1疗程。临床观察显示，患者治疗后的KPS评分、腹围、体重均明显改善。

3. 耳穴治疗 《灵枢·口问》认为"耳者，宗脉之所聚也"，由于十二经脉皆上达于耳，故可经耳穴的刺激增强五脏六腑的生理调节功能。隆晓江采用王不留行籽耳穴贴敷，治疗肝癌患者介入术后出现的顽固性呃逆，取交感、神门、肝、耳中、食道、贲门、脾等耳穴，按压2~3次/天，持续3天，总有效率满意。杨联胜等将耳穴贴压与催吐法联合，降逆止呃，达到调节膈肌神经功能、缓解膈肌痉挛的临床效果。

4. 热熨治疗 热熨法在我国古代中医外治法中便有记载，《圣济总录》云："血气得温则宣流，得寒则凝泣。肝藏血，上注于目。若肝经虚寒，则目多昏暗泪出之候。古方用温熨之法，盖欲发散血气，使之宣流尔。"古有《理瀹骈文》以呃逆热熨方温中降逆止寒呃，药用羌活15g、附子15g、茴香10g、木香10g、干姜10g、食盐250g。至现代，鲍彦荣采用吴茱萸热熨肝癌术后患者脐周，观察到腹胀腹痛情况、肠鸣音恢复时间、肛门排气排便时间较单纯基础治疗改善，并探讨了吴茱萸热熨可通过纠正"肠-肝轴"紊乱促进肝脏及胃肠功能的恢复。

5. 穴位按压 李文娟等采用选定穴位按压法，具体手法为拇指张开，其他四指并拢，双手固定于患者头部，拇指按压翳风，指力先重后轻，缓慢旋转按揉，持续5~8分钟，后依次选取内关、足三里，手法同前，临床总有效率达85.7%。穴位按压具有调节患者情绪、调理三焦气机、缓解膈肌痉挛的作用，值得临床推广。

6. 针灸疗法 肝癌多选期门、肝俞、章门、内关、公孙等穴，早期和中期以针刺为主，晚期以艾灸为主。伴疼痛者，加外关、支沟、足三里、阳陵泉；伴呃逆者，加膈俞、内关；伴腹水者，加水道、气海、三阴交、阴陵泉；伴上消化道出血者，加合谷、尺泽、列缺、曲泽；出现肝昏迷者，取人中、涌泉、十宣。针刺采用平补平泻，得气后运用提插捻转，一般留针15~20分钟，疼痛甚者可留针达20~30分钟，每5~10分钟可行针1次。每日1次，10~15天为1疗程，休息3~5天继续下个疗程。

第三节　肝癌的中西医结合绿色综合治疗

肿瘤绿色综合治疗，重点强调中西医互相结合如何贯穿肿瘤治疗的全程管理，提倡绿色综合治疗，集中医、西医、自然疗法各家之长，融会贯通，在临床实践中取得良好的疗效。

那什么是肿瘤的绿色治疗呢？我们需要从科学的层面理清肿瘤治疗路径的需求是控制还是根治。从绿色治疗角度来看，对于年老体弱、不耐外科手术或多数的中晚期肿瘤患者而言，遵从绿色治疗路径的更好选择是控制。而对于初发、体健且肿瘤局限患者，则可以选择以手术为核心的治疗，遵从美国国立综合癌症网络（national comprehensive cancer network，NCCN）指南，做到根治肿瘤。

由于单纯的西医治疗或中医治疗都很难有效控制肿瘤的发展，因此，联合治疗成为更有效的方案。而绿色治疗是运用现代技术、重视局部治疗、低损伤、微创化、不破坏"护场"、结合全身治疗（中医药、免疫治疗、生物治疗等）的无害化或低害化的治疗模式，以维护患者生活质量为首要目标，要求医生在保障患者基本生活质量的前提下追求生命的延长，使生命更有尊严。

肿瘤绿色综合治疗的对象包括以下 3 种：晚期肿瘤患者，高龄、体弱的肿瘤患者，传统治疗失败的患者。肿瘤绿色综合治疗的特点是治疗具有可持续性，把癌症当作慢性病，带瘤生存。

一、未病先防——肝癌的绿色预防

肝癌是我国最常见的恶性肿瘤之一，其病因主要包括 HBV 感染、HCV 感染和黄曲霉毒素，微囊藻毒素和多种可干预的个体行为方式在肝癌及目标人群的发生发展中也具有重要作用。以下我们用图表归纳肝癌的干预措施，如表 3-3-1 和图 3-3-1 所示。

在肝癌的预防方面，中医强调避邪入侵，饮食有节，调节生活习惯，使癌毒不聚，情志调和，补养正气，和调脏腑，提高机体免疫力。

表 3-3-1 肝癌的预防及干预措施

预防级别	干预措施
一级预防	接种肝炎疫苗 肝炎病毒血清学检查及肝炎治疗 粮食防霉去毒 改水（去除水中微囊藻毒素） 化学预防（食用硒化盐、饮用水中加入亚硒酸钠等）
二级预防	高危人群的筛查 治疗癌前病变
三级预防	干预个体行为方式（吸烟、饮酒、膳食结构、情志） 中药治疗

肝细胞癌的三级预防及目标人群

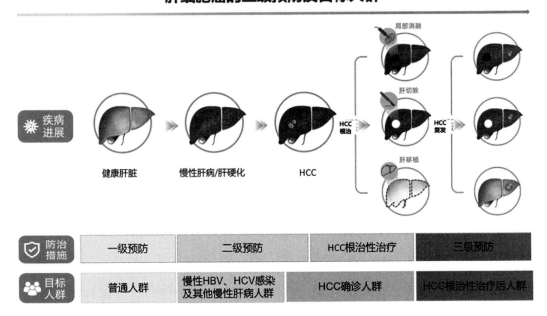

图 3-3-1 肝细胞癌的三级预防流程图

注：引自《原发性肝癌三级预防共识（2022年版）》。

二、既病防变——中西医联合治疗肝癌

肿瘤既成，中医就会在治疗全过程中强调"护场"，《医宗金鉴·外科心法要诀·疗疮》认为，"四围赤肿而不散漫者，名曰护场"。但是，我们需要明确肿瘤绿色治疗思路有控制与根治肿瘤的区别。举个简单的例子，将肿瘤比喻成变异的种子，将变异的种子

完全清除，让机体恢复到原来的状态是不可能的，但我们可以将这些变异的种子冰冻住，或者将它们关在真空瓶子内，让它缺氧，缺少生存生长的环境、条件，将其扼杀于萌芽状态。

1. 中医联合手术治疗肝癌

（1）肝癌患者术前治疗：张院辉等发现原发性肝癌患者术后血瘀证和气虚证变化最大，血瘀证较术前减少 6.3%，气虚证较术前增加 5.3%，气滞证、水湿证、血虚证较术前分别增加 1.5%、2.3%、1.8%。大多数研究表明，中医治疗在一定程度上能改善患者围手术期的身心压力，减轻术后并发症，如香砂六君子汤、十全大补汤、参苓白术散、柴胡疏肝散和桃红四物汤等；还可减轻患者焦虑，徐蕾等研究发现耳穴压豆能够显著改善肝癌患者围手术期的焦虑及疼痛，增加患者的舒适度，提高患者生活质量。

（2）肝癌患者术后康复：术后长期服用中药可减少复发与转移的可能，延长生存时间。组方以益气、活血、解毒中药为主，详见表 3-3-2。

表 3-3-2　肝癌患者康复期中药组方归纳

治法	药物
益气：提高免疫功能，从而达到对肝癌细胞的监控	黄芪、党参、山药、陈皮、麦冬、百合等
活血：改变血黏度，减少癌细胞的黏附	当归、丹参、赤芍、川芎、莪术等
解毒：杀伤残存的肿瘤细胞	半枝莲、苦参、白花蛇舌草等

①胃肠功能紊乱者，症见纳差、腹胀、便秘，治以健脾和胃，方选四君子汤及其加味方、参苓白术散、补中益气汤。

②气血双亏者，症见神疲乏力、少气懒言、气短汗出、面色无华等，治以补益气血，方选当归补血汤、参芪扶正注射液。

③手术失血过多伤及阴液者，症见口咽干燥、舌红少津、脉细数等，治以养阴生津，方选沙参麦冬汤、五汁饮。

（3）中药联合手术增效减毒：手术治疗是肝癌的治疗方法之一，通过完整地清除肿瘤组织，力求达到治愈的目的。肝癌的转移方式主要有 3 种。第 1 种是血行转移，这也是肝癌最常见的转移方式，其中，肝内转移最常见，肿瘤容易侵犯门静脉系统，形成门静脉瘤栓，瘤栓脱落以后会进入肝脏细胞，导致肝癌细胞播散。第 2 种是淋巴转移，淋巴转移以肝内胆管细胞癌最为常见。第 3 种转移的途径就是种植转移，比如肝脏的肿瘤比较大，肝脏被膜破裂以后，癌细胞进入了腹腔内进行播散，往往患者会有血性腹水，女性患者可能会有转移性卵巢癌的发生。于倩等研究发现运用理气化痰法与和胃利胆法能够显著降低肝癌动脉栓塞术后不良反应，减少其对肝功能和细胞免疫功能的损害，有利于延长生存期。王安锢在探讨八珍汤加减对原发性肝癌介入术后不良反应影响的临床观察中发现，八珍汤加减改善原发性肝癌介入术后疼痛、恶心呕吐、肝功能异常、发热等不良反应的疗效确切，而且提高了患者的生活质量，具有良好的临床应用价值。与此同时，王瑛等在探讨自拟清热利胆方对原发性肝癌行 TACE 联合 MWA 后炎症递质及免疫细胞水平的影响中也发现，原发性肝癌患者行 TACE 联合 MWA 术后在常规治疗基础上加用清热利胆方可以调节炎性递质的释放，改善自身免疫功能，减少术后并发症。

2. 中医联合放化疗治疗肝癌　肝癌的放疗对肝的损害较大及肝组织对射线的耐受量较低，使放疗在肝癌的应用上受到了一定程度的限制。但随着技术的发展，刘永志等研究发现经三维适形放疗的原发性肝癌患者的治疗后总有效率为 66.13%，病情进展率为 8.06%，中位生存期为 30 个月，1 年和 3 年生存率分别为 74.19% 和 41.94%，不良反应发生率为 20.97%，对症处理后可恢复。三维适形放疗对于原发性肝癌的疗效较传统的放疗效果突出，且治疗后患者远期生存率较高，但其不良反应率仍然较高。与此同时，李杏英等研究发现黄芪四君子汤治疗原发性肝癌放疗患者，可有效提高免疫功能，调节肝功能指标，且放射增敏效果明显。

肝癌的化疗可以采用单药物化疗和联合化疗 2 种方式，目前大多采用联合化疗，以发挥不同化疗药物协同抗癌作用，提高治疗效果。联合化疗一般选择对肝癌有效的单药，如氟尿嘧啶、顺铂、阿霉素、丝裂霉素、依托泊苷等，二联或三联使用。但是，放化疗引起的免疫力下降、消化障碍、骨髓抑制、心脏毒性、肝脏毒性及损害、肾脏毒性、肺纤维化等都是不可忽视的，如何运用中医调理放化疗前后的患者体质，让其有"底"进行下一步治疗也是其中一个难题。

（1）化疗期间消化道反应：症见恶心、呕吐、腹胀、食欲减退。治以益气健脾和胃。中药包括党参、白术、山药、黄芪、竹茹、焦山楂、焦神曲、焦麦芽、木香、砂仁、法半夏、陈皮等，中成药及方剂包括香砂养胃丸、香砂六君子汤等。

（2）化疗期间骨髓抑制：对于骨髓抑制引起的白细胞下降、血小板下降和红细胞减少，中医认为多是伤及脾胃，日久伤及气血所致，重则伤肾，治以健脾益肾，补气养血。中药包括山药、白术、黄芪、人参、枸杞、鸡血藤、当归、生地黄、阿胶、菟丝子、女贞子、补骨脂等，常用中成药及方剂有健脾益肾冲剂、贞芪扶正胶囊、十全大补汤、当归补血汤等。

（3）其他副反应：静脉炎用生肌玉红膏外敷；化疗药外渗用黄连、黄柏、虎杖煎汤冷敷；奥沙利铂、长春新碱等可以引起周围神经炎、肠麻痹等，常以通经活络法调治，如鸡血藤、五加皮、木瓜、威灵仙、葛根、黄芪、当归等。

刘利娜等纳入 126 例肝癌患者作为研究对象，按照随机数字表法将其分为观察组和对照组，各 63 例，对照组患者术后接受常规放化疗治疗，观察组在此基础上加服西黄胶囊治疗，疗程均为 6 个周期，比较 2 组近期疗效，观察西黄胶囊对胃肠道反应、谷丙转氨酶升高、骨髓抑制及血液系统不良反应等的影响，研究发现，与对照组比较，观察组胃肠道反应持续时间较短，血液系统不良反应较少。在大样本分析的前提下，苏瑞等在《复方苦参注射液辅助放化疗治疗肿瘤的疗效与安全性的系统评价》一文中提出复方苦参注射液具有一定的减毒作用，其辅助放化疗治疗肿瘤可以显著提高患者的总体反应率、临床受益、生存质量评分、1 年期生存率、2 年期生存率，显著降低患者的放化疗毒副作用，提高患者耐受性。石相如等在探究益气活血类中药对肝癌放疗后肝脏微循环及肝纤维化指标的影响中发现，益气活血类中药联合放疗可明显改善肝癌患者肝脏微循环，降低肝纤维化程度，提高病灶稳定率，患者的腹胀、纳差、恶心呕吐、乏力、胁痛、黄疸等症状显著改善，减轻患者病痛。

3. 中医联合靶向疗法治疗肝癌　随着对肝癌分子信号通路和肿瘤微环境研究的不断深入，靶向疗法在晚期肝癌的治疗方面也是不可或缺的。中医药在治疗肝癌靶向药物所致的皮肤黏膜不良反应、腹泻、疲乏、手足反应等方面有优势。林丽珠教授认为，患者服用分子靶向药物出现皮疹为药疹，属中医学"中药毒""药毒疹"等范畴，以肺胃热盛、血热风燥为主要病机，以荆防四物汤加减治疗，并配合自拟皮肤外洗方，常获良效。而对于肝癌患者服用分子靶向药物容易出现的腹泻、纳呆、痞满等消化道反应，林丽珠教授则强调病变往往以脾胃为中心，脾胃为后天之本，治肝求效，当先实脾。肿瘤治疗越来越重视个体化，靶向疗法临床应用也越加广泛，而针对肝癌靶向药物所致的不良反应，中医方面也当辨证施治。

4.中医联合微创技术治疗肝癌 肝癌的微创治疗技术包括冷冻消融、动脉中药介入治疗、激光光动力治疗、热灌注治疗、射频热疗等。

潘波等通过观察射波刀治疗肝细胞癌患者预后的影响因素发现，肝外转移、门静脉癌栓及高中性粒细胞 – 淋巴细胞比值（neutrophil–lymphocyte ratio，NLR）均为肝细胞癌患者预后的影响因素，而临床可根据患者的 NLR 水平、是否发生肝外转移及门静脉癌栓实施针对性射波刀治疗。邹颖等运用仙方活命饮加减改善肝癌射频消融术后出现的发热、右上腹隐痛、稍感乏力、胃纳不佳等不良反应，他认为射频消融术的热毒之性极其猛烈，易损伤患者的正气，导致患者低热，故在原方中必加用大剂量黄芪益气固表除热，并能敛疮生肌，托毒排脓；患者复诊时，其转氨酶下降明显，肝癌射频消融术后的不良反应得到明显改善。石芳毓等采用 Meta 分析评价不同中药注射剂联合 TACE 治疗肝癌的有效性和安全性，发现 7 种中药注射剂联合 TACE 对比单独 TACE 治疗方案在提高肝癌治疗的有效率、患者的生活质量与降低恶心呕吐、肝功能异常和白细胞减少发生率方面均显示出其优越性；在治疗肝癌的有效性方面，康艾注射液 +TACE、复方苦参注射液 +TACE、艾迪注射液 +TACE、康莱特注射液 +TACE、华蟾素注射液 +TACE 和鸦胆子油乳注射液 +TACE 的疗效优于黄芪多糖注射液 +TACE，而前几种注射液 +TACE 之间的差异无统计学意义；在提高生活质量方面，复方苦参注射液 +TACE 比艾迪注射液 +TACE 更具优势。

5.中医联合免疫疗法治疗肝癌 近年来，免疫疗法在肿瘤治疗领域取得重大突破，其在肝癌中的应用越来越受到关注，但目前仍面临着疗效不确定、客观缓解率低、不良反应多及患者获益之后仍可出现耐药抵抗等问题。因此，如何通过改善肿瘤免疫微环境、调节机体免疫反应、基于分子分型指导肝癌免疫治疗方案的选择及联合治疗等来有效提高免疫治疗疗效，是肝癌精准治疗亟待解决的问题和未来的发展方向。

郑集美等基于机体免疫调节机制阐述抗肿瘤中药对肿瘤微环境的调控，提出增强机体免疫屏障三大原则：从源头遏制肿瘤生长，逆转利于肿瘤生存的微环境；引导肿瘤血管正常化，降低肿瘤浸润、转移及复发的概率；减轻治疗药物引起的不良反应，提高患者的生活质量。原则强调中医扶正抗癌理念的核心在于调控肿瘤微环境的免疫机制，发挥中医和西医的所长，深入探索抗肿瘤中药免疫治疗，赋予肿瘤治疗新生机。邹添添等人也提出基于调变炎症免疫微环境来对肝癌患者进行免疫治疗。许文涛等人认为应当将中医药扶正祛邪理念与肝癌免疫认知相结合，提出中药确实能提高肝癌患者免疫系统的能力，但由于中药有效成分复杂，作用靶点多，且关于中药在分子水平上对免疫系统影响的研究还较匮乏，故中药在肝癌免疫治疗方面仍有巨大的潜力。

三、瘥后防复——针对肝癌的中医针灸康复治疗

肿瘤绿色综合治疗在于强调肝癌患者要改变生活方式（思维方式、行为方式）及内环境，使经过中医调理后的机体不利于癌细胞生长，防止复发。李飞指出，对于身体状况较好的肿瘤早期患者，会建议患者尽快手术，术后配合中医药治疗；对于术后需要放化疗的患者，会建议患者正常治疗，结合中医扶正固本治疗；对于中晚期失去手术机会的患者，根据患者的病情及身体状况，选择合适的放化疗及其他治疗，通过西医祛邪治疗与中医扶正固本治疗的结合，尽可能维持患者机体的平衡状态，缓解症状，延长生存期；对于终末期的患者，则不建议西医治疗，以中医保守治疗为主，延长生存期。

多项研究表明，针刺可减轻肝癌疼痛，提高患者的生活质量，以及改善止痛药物引起的不良反应。张炜华等研究发现，在肝癌患者 TACE 后使用中医定向透药疗法联合穴位贴敷，临床效果显著，可缓解患者的疼痛程度，提高生活质量，改善肝功能情况，值得临床推广运用。苏雅发现针刺补虚组穴治疗癌因性疲乏的临床效果较口服八珍汤更佳，且在升高淋巴细胞、血红蛋白方面也较中药八珍汤治疗更有优势。王文雯等研究发现，超声药物导入培元抗癌方能减轻癌因性疲乏患者的症状，减少化疗对免疫功能的破坏，提高患者的细胞免疫功能。

总之，在现代肿瘤治疗时代背景下，中医药抗肿瘤的应用要在评估现代医学治疗肝癌的各种方法适宜的情况下，坚持以中医药整体、动态的治疗特色为核心，以减毒增效、改善生活质量为原则，以中医药作用于肝癌患者的药物反应和治疗效果作为评判手段，融合中药现代药理研究的内容，保证中药方剂的系统性、客观性，各取所长，尽可能延长肝癌患者生存期，充分体现中西医结合治疗肝癌的优势。

第四章 | 肝癌中西医结合临床研究

根据症状、体征及病因病机，肝癌可归属于中医病名"积聚""黄疸""鼓胀""胁痛"等范畴。肝癌属于本虚标实，主要病机是机体正气不足，脏腑功能失调，气滞、痰凝、血瘀、毒聚而成肿块。故临床上常见治法为扶正固本、清热解毒、活血化瘀、化痰祛湿、软坚散结，常配合使用。

第一节 扶正固本法治疗肝癌现状

扶正固本法是中医治疗的特色，是中医治疗肝癌的重要方法之一。扶正固本，也称为扶正培元，即扶助正气，培植本元。它不是单纯应用补益强壮的药，而是调节人体阴阳平衡，维持气血脏腑的稳定，增强机体免疫力，使机体达到新的动态平衡。

一、扶正固本法治疗肝癌的理论基础

《素问·刺法论》曰："正气存内，邪不可干。"意思是只要人体正气存在，病邪就不会侵犯到机体，强调了正气虚为引起疾病发作之本。《医宗必读》有云："积之成者，正气不足，而后邪气踞之。"肿瘤因正气虚损而产生。《卫生宝鉴》认为，"凡人脾胃虚弱，或饮食过常，或生冷过度，不能克化，致成积聚结块"，提示肝癌是脾虚的结果。中医学认为肝癌是由机体正气不足，脏腑功能失调，气滞、血瘀、痰凝、毒聚而成，主要病机是虚损生积，毒瘀内聚，基本治疗原则是扶正为主，祛邪适度。扶正固本法贯穿肝癌治疗的始终。

现代大量免疫学研究发现，扶正固本与免疫息息相关。众所周知，机体的免疫功能，包括非特异性免疫功能［即白细胞、巨噬细胞的吞噬功能和自然杀伤细胞（又称 NK 细胞）的自然杀伤功能等］和特异性免疫功能（即 T 细胞及其亚群的细胞免疫功能和由 B 细胞转化的免疫球蛋白的体液免疫功能，如 IgA、IgG、IgM）。研究表明，健脾能够调节机体的非特异性免疫功能，补肾能够调节机体的特异性免疫功能，以达到抗肿瘤的作用。

同时，大量的药理学研究表明，许多扶正固本类中药具有抗肿瘤的作用，在临床上

被广泛运用。例如，灵芝孢子中的多糖类、三萜类、蛋白质类成分和锗元素具有抗肿瘤作用；女贞子具有调节免疫、抗衰老、保肝、抗肿瘤等作用，可用于肝癌和其他多种肿瘤放化疗后的辅助治疗；人参中的人参皂苷能显著增强机体免疫功能，有效抑制肿瘤生长；白术的水提取物可显著抑制肿瘤的生长，有抗突变的作用；黄芪多糖、黄芪总苷、黄芪皂苷对多种肿瘤有抑制作用，是抗肿瘤的有效活性成分。

二、扶正固本法治疗肝癌的临床运用

1. 手术前的中医扶正　癌为火热邪毒，势猛且发展迅速，日久痰瘀搏结而成实瘤，邪毒益盛而正气益虚，药力未及而邪毒已散，危及生命。西医综合治疗以攻为主，如手术、化疗、放疗、介入治疗、微波消融和靶向治疗，攻毒之效猛烈，以其非常之手段，消除有形之瘤体。故对发现肝癌实体瘤，具备手术指征者，建议以手术为主，使癌毒势微，药力可及。但肝癌患者多免疫力低下，抗癌能力差，且手术势猛易伤正气，患者术中易出血，术后并发症多，恢复慢，如果术前辨证论治，适当配以益气健脾、调理气血的扶正调理，对改善患者的一般营养状况，增加手术的切除率，促进手术的顺利进行，减少术后并发症，具有重要的临床意义。

2. 手术后的中医扶正　术后患者往往身体功能和器官受损，气血脏腑失调，免疫力下降，中医辨证以正虚邪衰多见。有研究表明，肝癌术后血瘀证减少，而气虚证和阴虚证增加。故术后扶正固本法多以益气健脾、养血滋阴柔肝为主，如杜建教授拟定的扶正清解方，可用于气阴两虚证，由黄芪 30g、女贞子 15g、灵芝 30g、淮山药 15g、夏枯草 15g 和白花蛇舌草 30g 组成。该方以黄芪为君药，以女贞子为臣药，佐以灵芝和淮山药，此四药合用，扶正益气养阴，再辅以夏枯草和白花蛇舌草清热解毒，以达到攻补兼施的效果。根据临床辨证，伴有纳呆、恶心呕吐、乏力等脾胃气虚症状者，可用四君子汤健脾益气；伴有头晕目眩、少气懒言、心悸怔忡、食少纳呆等气血阴虚症状者，可以用生脉散或八珍汤益气补血养阴；必要时辅以清热解毒消癥的中药，如三棱、莪术、全蝎、重楼、山慈菇、苦参等，可破血逐瘀，解毒消癥，帮助杀灭残余癌细胞。

3. 化疗后的中医扶正　目前，化疗仍然是肝癌的重要治疗方法之一，但化疗毒副反应大，骨髓抑制明显，胃肠道不适症状明显，某些患者因恶心、呕吐剧烈而无法继续化疗，不仅不利于治疗，还会严重影响生活质量。在中医辨证方面，患者化疗后，肿瘤得到控制，邪气衰退，正气耗伤明显，临床多见阴虚证和气虚证。阴虚证多表现为头晕目眩、耳鸣、夜寐不安、口干舌燥、大便干结、小便短赤、舌红少苔、脉细数等，治疗多以滋补肝肾、养阴生津为主，如用扶正清解方合六味地黄丸加减，或以增液汤养阴润燥。气虚证多表现为精神倦怠、全身乏力、声低懒言、纳呆食少、自汗等，治疗多以益气健脾为主，如用四君子汤、补中益气汤或参苓白术散加减。纳呆可加山楂、神曲、麦芽、谷芽等健脾消食，脘腹胀满可加苍术、厚朴、莱菔子、陈皮、木香行气导滞。总之，运用中医辅助治疗，不但能有效减轻化疗毒副作用，缓解患者临床症状，帮助化疗顺利进行，还能帮助杀灭肿瘤细胞，提高患者生活质量。

4.介入栓塞术后的中医扶正　肝癌的介入栓塞治疗，是将化疗药物注入并栓塞肿瘤供血动脉，使肿瘤供血减少的手术方法，肿瘤组织发生缺血、坏死，从而达到抗肿瘤的治疗效果。但是，患者术后多出现腹痛、发热或仅为低热、纳差、乏力、恶心、呕吐、黄疸、肝功能异常等不适，可统称为介入栓塞综合征，严重影响患者的生活质量，降低患者的耐受程度，影响治疗效果。从中医辨证角度，肝脏血管栓塞，药毒聚于肝，疏泄失司，肝郁气滞血瘀进一步加重，气机不畅，而脾失健运，胃失和降，故见腹痛、发热或仅为低热、纳差、乏力、恶心、呕吐，治疗应以疏肝和胃、健脾益气为主，辅以解毒消癥，可用四逆散或丹栀逍遥散，合扶正清解方加减。如夜寐不安，可辨证辅以酸枣仁、柏子仁、合欢皮、珍珠母、龙骨、牡蛎、石决明等平肝潜阳、养心或养阴安神之品。

5.微波消融治疗的中医扶正　微波消融治疗目前是国际公认有效的治疗中晚期肝癌的方法之一，微波消融治疗早期肝癌患者的 5 年生存率可与根治性切除术的患者相媲美，然而术后带来的不良反应，如肝功能异常、胃肠道反应等，严重影响着患者的生活质量。临床研究表明，扶正抑瘤方（黄芪、女贞子、灵芝、淮山药）协同微波消融治疗肝癌，可提高疗效，增强机体免疫力，改善肝功能和肝纤维化程度。

6.放疗的中医扶正　肝癌患者在放疗后常出现肝损害及全身反应，放射性肝损害主要表现为转氨酶和胆红素升高，全身反应主要有乏力、头晕、厌食、体重下降等。有研究总结，患者放疗前以脾虚和肝郁气滞两证最为多见，放疗后以脾虚和湿热蕴结两证为主。因此，放疗后的中医治疗，对脾虚证多以健脾益气、疏肝和胃为主，可用扶正清解方合六君子汤、四逆散或左金丸加减；对湿热蕴结证可酌加茵陈、白茅根、白英、田基黄等以清热利湿。

7. 靶向治疗的中医扶正　随着越来越多靶向药物的推出，针对无法手术、介入的部分晚期肝癌患者，靶向治疗作为新型治疗方法，逐渐受到重视及应用，如抗血管生成剂瑞戈非尼、阿帕替尼，肝细胞生长抑制剂卡博替尼、克唑替尼，免疫调节剂阿尼鲁单抗、曲美木单抗等。但靶向治疗的患者多伴有皮疹、皮肤瘙痒和大便异常等不适症状，临床治疗多以扶正清解方合犀角地黄汤加减，可加地肤子、白鲜皮、芋环干、土茯苓等以祛湿止痒；如有腹水或下肢水肿，可加猪苓、茯苓、泽泻、大腹皮、桂枝、白术等以行气利水消肿。

三、病案

患者张某，女，44岁，2017年10月11日就诊。

[主诉] 肝癌（左叶）术后1年，肝癌（右叶）术后2月余。

[现病史] 患者1年前因左叶肝癌行手术切除，2月前发现右肝复发，再行右肝肿瘤切除术。术后病理示：①肝细胞癌，团片型Ⅲ级；②慢性肝炎，G1S1，癌周有多个小癌性生长伴微血管侵犯。术后再行经肝动脉化疗栓塞术，现靶向治疗中。现症见：易疲乏，右胁胀，皮肤瘙痒感，乳房痛，纳可，寐欠安，难入睡，二便尚调。末次月经（LMP）9月24日，量少，色如"巧克力"。面少华，舌淡红，苔薄微黄，脉细弦。

[辅助检查] 血红蛋白91g/L，γ-谷氨酰转移酶72u/L，CEA、AFP未见异常。MRI提示：①肝右叶团块，考虑术后改变；②脾脏稍大。

[西医诊断] ①肝癌（左叶、右叶）术后（经肝动脉化疗栓塞术后靶向治疗中）；②慢性乙型肝炎；③脾大。

[中医诊断] 积聚（气阴亏虚，癌毒未尽）。

[治法] 益气养阴，补益肝肾，散瘀消癥。

[处方] 黄芪30g，女贞子15g，灵芝30g，淮山药15g，夏枯草15g，白花蛇舌草30g，三棱10g，莪术10g，全蝎6g，重楼15g，龙葵15g，枸杞子10g，山茱萸15g，甘草3g。日一剂，水煎服。

2017年10月17日二诊，药后寐尚安，无皮肤瘙痒，右胁胀，口涩，术后疤痕处时痛，纳可，二便调，舌暗红，苔薄白，脉细弦。

［辅助检查］血红蛋白 100g/L，γ-谷氨酰转移酶 55u/L，CEA 未见异常。全腹超声提示：①左肝切除，余肝实质回声较密集；②右肝囊性包块；③胆囊壁粗糙，胆囊息肉样变。

［治法］益气养阴，补益肝肾，破血逐瘀。

［处方］黄芪 30g，女贞子 15g，灵芝 30g，淮山药 15g，夏枯草 15g，白花蛇舌草 30g，三棱 10g，莪术 10g，全蝎 6g，重楼 15g，何首乌 15g，枸杞子 10g，龙葵 15g，山茱萸 15g，茯苓 15g，泽泻 10g，丹皮 6g，生地黄 15g，甘草 3g。日一剂，水煎服。

2017 年 11 月 28 日三诊，本次月经提前，LMP 2017 年 11 月 6 日，前一次月经为 2017 年 10 月 22 日，仍有乳房及右胁胀，术口疤痕处痛，纳可，寐欠安，难入睡，肠鸣，大便欠畅，日一行，小便调。舌淡红，苔薄白，脉细弦。

［辅助检查］血红蛋白 98g/L，CA19-9 42.5U/mL，CEA、AFP、γ-谷氨酰转移酶未见异常。腹部 MRI 示：①肝癌术后改变；②肝右叶囊样信号影，考虑术后改变；③肝右叶包膜下楔形异常信号影，介入术后改变？④脾脏稍大。

［治法］益气养阴，散瘀消癥，凉血柔肝。

［处方］黄芪 30g，女贞子 15g，灵芝 30g，淮山药 15g，夏枯草 15g，白花蛇舌草 30g，三棱 10g，莪术 10g，全蝎 6g，重楼 15g，龙葵 15g，当归 10g，白芍 10g，生地黄 15g，金蝉花 15g，甘草 3g。日一剂，水煎服。

2018 年 1 月 2 日四诊，药后右胁痛缓解，月经尚调，LMP 12 月 7 日，疲乏，咽干，右背部隐痛，纳可，寐欠安，多思虑而难入睡，二便调，舌淡红，苔薄黄，脉细弦。

［辅助检查］血红蛋白 91g/L，CEA 16.6ng/mL，AFP 6.1ng/mL，CA19-9 84.6U/mL。

［治法］益气养阴，健脾理气，散瘀消癥。

［处方］黄芪 30g，女贞子 15g，灵芝 30g，淮山药 15g，夏枯草 15g，白花蛇舌草 30g，三棱 10g，莪术 10g，苦参 10g，重楼 15g，生晒参 15g，白术 15g，茯苓 15g，木香 6g（后入），台乌药 15g，甘草 3g。日一剂，水煎服。

2018 年 1 月 30 日五诊，药后平顺，近日咽干，鼻流涕，色白黄相间，夹血丝，口中或淡或甜，时恶心感，胃脘及右腹部胀，矢气则舒，纳可，寐欠安，难入睡，大便成形，一日一行，小便调。LMP 1 月 4 日，量不多，色偏暗，夹少许血块。舌淡红，苔薄黄，脉细弦。

［辅助检查］血红蛋白 93g/L，CA19-9 38.5U/mL，CEA、AFP 和肝功能未见异常。

［治法］扶正清解，健脾消食，养心安神。

［处方］黄芪 30g，女贞子 15g，灵芝 30g，淮山药 15g，夏枯草 15g，白花蛇舌草 15g，生晒参 15g，白术 10g，茯苓 10g，三棱 10g，莪术 10g，苦参 10g，重楼 15g，山楂 15g，酸枣仁 15g，柏子仁 15g，甘草 3g。日一剂，水煎服。

2018 年 2 月 13 日六诊，现无流涕，月经推后未至，LMP 1 月 4 日，咽干、口淡，有甜感，乳房及少腹部稍胀，纳可，寐安，大便干结如羊屎状，日一行，小便调。舌稍红，苔厚微黄，脉细数。

［治法］益气养阴，疏肝养血，散瘀消癥。

［处方］黄芪 30g，女贞子 15g，灵芝 30g，淮山药 15g，夏枯草 15g，白花蛇舌草 30g，三棱 10g，莪术 10g，重楼 15g，苦参 10g，当归 10g，炒白芍 10g，熟地黄 15g，川芎 6g，怀牛膝 15g，柴胡 10g，枳壳 10g，甘草 3g。日一剂，水煎服。

2018 年 3 月 20 日七诊，LMP 3 月 16 日，月经来潮，量适中，色稍淡，伴头晕乏力，乳房时有刺痛，腹胀痛，纳可，寐欠安，难入睡，大便偏溏，日一行，小便调。面色淡白，舌暗红，苔白厚，脉细弦。

［辅助检查］腹部 MRI：①肝癌术后改变；②肝右叶囊样信号影，考虑术后改变；③肝右叶包膜下楔形异常信号影，介入术后改变？④脾脏稍大；⑤第二、三腰椎（L2/L3）椎间盘突出（右后型）；⑥L4/L5、L5/S1 椎间盘膨出；⑦腰椎退行性改变。

［治法］益气养阴，疏肝解郁，散瘀消癥。

［处方］黄芪 30g，女贞子 15g，灵芝 30g，淮山药 15g，夏枯草 15g，白花蛇舌草 30g，郁金 10g，柴胡 10g，白芍 10g，枳壳 10g，三棱 10g，莪术 10g，枸杞子 15g，龙葵 15g，重楼 15g，金蝉花 10g，何首乌 15g，甘草 3g。日一剂，水煎服。

2018 年 4 月 24 日八诊，药后平顺，现稍疲乏，术口疤痕处刺痛感，右胁及腹胀减，余无明显不适，纳可，寐安，二便调。LMP 4 月 15 日，量适中，色暗，无血块。面色淡黄，舌淡红，苔薄微黄，脉沉细。

［辅助检查］血红蛋白 92g/L，生化、CA19-9、CEA、AFP 未见异常。

［治法］扶正清解，健脾益肾，散瘀消癥。

［处方］黄芪 30g，女贞子 15g，灵芝 30g，淮山药 15g，夏枯草 15g，白花蛇舌草 30g，郁金 10g，三棱 10g，莪术 10g，金蝉花 10g，重楼 15g，生晒参 15g，白术 15g，茯苓 15g，枸杞子 10g，制何首乌 15g，枳壳 10g，山楂 15g，甘草 3g。日一剂，水煎服。

2018 年 5 月至 2019 年 6 月，患者继续在门诊随诊，以扶正清解方合四逆散、参苓白术散、四君子汤、四物汤或六味地黄丸等随症辨证加减治疗，复查 CEA、AFP、CA19-9、生化等未见明显异常。

按语：《临证指南医案》认为，"故肝为风木之脏，因有相火内寄，体阴用阳，其性刚，主动主升，全赖肾水以涵之，血液以濡之"。而本医案患者，经两次手术、化疗、栓塞治疗及靶向治疗，可见脾胃气血亏虚、肝肾阴虚的症状，应清热存阴，养阴补血柔肝，故以扶正清解方（黄芪、女贞子、灵芝、淮山药、夏枯草、白花蛇舌草）为基础方。扶正方面，倦怠乏力、胃脘不适则加生晒参、白术、茯苓等益气健脾；月经延迟、大便干结则加当归、白芍、川芎、熟地黄等养血滋阴，合山茱萸、枸杞滋补肝肾；夜难入寐则加酸枣仁、柏子仁养心安神。祛邪方面，则加三棱、莪术、全蝎、重楼、苦参、龙葵等清热解毒，消癥散结，如有出血风险则不用全蝎。扶正与祛邪并行，使机体达到新的动态平衡。

总而言之，以扶正为主，辅以祛邪，是中医治疗肝癌的重要治疗原则，扶正固本贯穿肝癌的整个治疗过程。同时也要注意，手术、放化疗、介入栓塞、微波消融、靶向治疗等各类治疗手段有其症候规律，参考其规律的同时可以使用中医扶正固本法以辅助治疗，但不能被现代医学局限，要发挥中医辨证论治的最大特色，随症加减。

第二节　清热解毒法治疗肝癌现状

《素问》有言，"治热以寒""热者寒之"，指出采用清热解毒法，用性味寒凉的清热药治疗热毒证，以清热解毒散结，可消除或降解体内毒素，控制炎症。运用清热解毒法治疗原发性肝癌热毒证，在改善患者症状、预防术后复发、提高生活质量、延长生存期方面，有较确切的疗效。

一、清热解毒法治疗肝癌的理论基础

肝癌属本虚标实之证，本虚即脾气不足，正气亏损；标实即热毒内蕴，气滞血瘀，痰湿蕴结。发病初期多为肝郁脾虚，气滞血瘀，日久则气郁化火，湿热内生，瘀毒互结，后期由于邪毒耗气伤阴，正气大损，致肝肾阴虚，气虚不摄，血动窍闭。古代医家亦认为恶性肿瘤多为阴精（血）亏损或热（火）毒蕴结所致，如《灵枢·痈疽》云："大热不止，热胜则肉腐，肉腐则为脓，……故命曰痈。"《医宗金鉴·外科心法要诀·痈疽总论歌》认为"痈疽原是火毒生，经络阻隔气血凝"，指出疮、痒、痛均与火毒有关。《仁斋直指方论》指出，"癌者……颗颗累垂……毒根深藏"，故热毒蕴结形成的病机是邪毒久积留于体内，郁久化热，血遇热形成瘀血，津液遇热则炼成痰，热与痰、瘀三者相结合，蕴结成热毒，热毒停留阻塞于脏腑、经络、组织之间，进而形成癌症。它常常是大实大热之证，如不及时处理，很快损伤正气或伤阴，甚者伤及气血，阴损及阳，造成严重的后果。热毒炽盛往往是肝癌某关键阶段的主要病机，因此，可运用以清热解毒类中药为主的组方来治疗。

二、清热解毒法治疗肝癌的临床运用

清热凉血、解毒消癥是治疗肝癌的重要治法之一，临床常用于治疗肝癌的清热解毒药有苦参、白英、白花蛇舌草、夏枯草、半枝莲、半边莲、重楼、马鞭草、龙葵、土茯苓、天花粉、菝葜、田基黄、茵陈、白茅根、醋鳖甲等。

白花蛇舌草、夏枯草、山慈菇、苦参组成的解毒消癥饮是全国名中医杜建教授的经验方，不仅能有效抑制肿瘤的生长，而且具有消炎止痛等功效，对恶性肿瘤引起的感染、疼痛有一定的疗效。方中白花蛇舌草为君，清热解毒，消痈散结，利水消肿；夏枯草为臣，清肝消瘿；山慈菇、苦参同为佐使，助君药清热解毒，消肿散结。诸药合用，清而不伐，标本兼治，共奏清热解毒、软坚散结之功。本方在临床上主要用于肝癌早期手术治疗前的患者，或中晚期无手术、放化疗的患者，或化疗效果不佳，常伴有灼热疼痛、肿块增大、口干咽燥、大便秘结、舌红、苔黄腻、脉滑数等邪毒郁结证者。若不及时清热解毒泻火，则邪毒肆虐，津液耗伤，肝癌恶化，导致正气虚损。但对脾胃素虚，气血不足，阴液亏虚者当慎用，可酌情与补气、养血、滋阴、健脾等药物配合使用。

《医宗必读·积聚》云："初者，病邪初起，正气尚强，邪气尚浅，则任受攻；中者，受病渐久，邪气较深，正气较弱，任受且攻且补；末者，病魔经久，邪气侵凌，正气消残，则任受补。"因为肝癌存在异质性，不同个体表现的生物学行为不一样，而且发病过程复杂，不同的发展阶段呈现不同的临床特点和病理特点，加之患者的自身情况差异，因此，中医强调应注重个体化治疗原则，需根据患者情况随症加减用药。

1.有热毒兼气虚明显者　肝癌患者多因耗伤气血而正气耗竭，因此，当患者出现面色萎黄、语声低微、气短乏力、食少便溏、恶心呕吐、舌淡、苔白、脉虚弱等症状时，在清热解毒之余，应配以补气药物，解毒而不伤正，补气而不助热，相得益彰，如解毒消癥饮合四君子汤加减。

2.有热毒兼阴虚明显者　热为火邪，常伤及人体阴液，临床尤以热毒伤阴证、肝肾阴虚证、气阴两虚证较多，即患者出现面色苍白、食欲不振、眼睛干涩、腹胀、口苦、咽干、失眠、多梦、心悸、汗出等症状。治以清热解毒，养肺胃之阴或滋肝肾之阴，如加麦冬、天花粉、玄参、玉竹、生地黄、女贞子等。

3.有热毒兼血瘀明显者　肝癌患者出现面色晦暗、身热谵语、便血、尿血、斑疹色紫、口咽糜烂等症状，为热毒炽热，灼伤血络，迫血妄行，瘀热互结，可配以凉血活血祛瘀药物，如合犀角地黄汤，或加桃仁、红花、三棱、莪术等。

4.有热毒兼湿热明显者　晚期肝癌患者常表现为湿热交织证，可以酌加清热化湿之药，即若患者出现痔疮、肛门灼热感、热痢腹痛、里急后重、大便脓血、渴欲饮水等症状，以白头翁汤化裁或加薏苡仁、黄连、黄芩、茵陈、白英等。

临床上，也需考虑患者术后、放化疗后的情况。术后患者机体受损，正气虚弱，余邪隐伏，此时以扶正为主，施以益损补虚之剂，可用八珍汤加减，使机体尽快恢复，能够耐受后期治疗。放疗是一种"火热毒邪"，作用于人体，导致热毒过盛，伤津耗气，热毒阻塞于经脉，导致气滞血瘀，临床常表现为口干、咽干等阴虚内热之象，可以益气养阴、清热解毒兼活血化瘀为法。化疗药物作用于人体，引起胃肠道反应、骨髓抑制等常见副作用，导致机体不耐受，影响化疗剂量和疗程，此时常见脾气亏虚、胃失和降、肾精受损、脾虚乏源等证，治以健脾益肾，和胃理气，能有效改善化疗后患者的生活质量。

三、病案

林某，男，34岁，2019年1月8日就诊。

[主诉]原发性肝癌术后2个月。

[现病史]2个月前行原发性肝癌手术后，未行化疗。现症见：右胁下闷，疲乏，纳可，寐欠佳，多梦，二便自调，舌淡红，苔白厚，脉弦。

[既往史]乙型肝炎，胆囊切除术。

[辅助检查]AFP 9.4ng/mL。

[西医诊断]原发性肝癌术后。

[中医诊断]积聚（气阴两虚，肝肾不足）。

[治法]补肝益肾，扶正清解。

[处方]黄芪30g，女贞子15g，灵芝30g，淮山药15g，夏枯草15g，白花蛇舌草30g，三棱10g，莪术10g，金蝉花15g，山茱萸15g，茯苓15g，泽泻15g，牡丹皮6g，生地黄15g，甘草3g。日一剂，水煎服。

2019年4月16日二诊，右胁下闷，纳可，寐尚安，无疲乏，无口干口苦，稍畏寒，二便自调。舌淡红，苔黄，脉缓。

[辅助检查]AFP 8.1ng/mL，总胆汁酸 9.6μmol/L。腹部超声：残余肝未见异常。

[证型]肝肾不足，兼有热毒。

[治法]补肝益肾，清热解毒。

[处方]黄芪30g，女贞子15g，灵芝30g，淮山药15g，夏枯草15g，白花蛇舌草30g，三棱10g，莪术10g，全蝎6g，重楼15g，龙葵15g，山茱萸15g，茯苓15g，泽泻15g，牡丹皮6g，生地黄15g，生晒参15g，醋鳖甲（先煎）15g，神曲15g，甘草3g。日一剂，水煎服。

2019年5月21日三诊，右胁闷，大便后出血，便血量不多，诊断为"肛裂"，小便黄，腹无不适，纳差，无畏寒，口干、口苦，1个月内体重减轻2~2.5kg，舌淡红，边有齿痕，苔黄，脉细弦。

[辅助检查]AFP 7.9ng/mL，生化未见明显异常。腹部超声：残余肝未见明显占位。

［治法］补肝益肾，凉血止血。

［处方］黄芪 30g，女贞子 15g，灵芝 30g，淮山药 15g，夏枯草 15g，白花蛇舌草 30g，金蝉花 10g，白及 10g，三棱 10g，莪术 10g，全蝎 6g，重楼 15g，山茱萸 15g，茯苓 15g，泽泻 15g，牡丹皮 6g，生地黄 15g，甘草 3g。日一剂，水煎服。

2019 年 6 月 25 日四诊，右胁闷，易疲乏，近纳尚可，无口干口苦，二便尚调，舌淡红，苔白稍厚，脉细弦。

［辅助检查］CEA 15ng/mL，CA19-9 51.3U/mL。

［治法］补肝益肾，清热解毒。

［处方］黄芪 30g，女贞子 15g，灵芝 30g，淮山药 15g，夏枯草 15g，白花蛇舌草 30g，全蝎 6g，重楼 15g，苦参 10g，山慈菇 10g，山茱萸 15g，茯苓 15g，泽泻 15g，牡丹皮 6g，生地黄 15g，甘草 3g，三棱 10g，莪术 10g。日一剂，水煎服。

2019 年 7 月 19 日五诊，右胁闷，无胀痛，胃脘胀，无反酸，纳可，二便尚调，寐易醒，多梦，疲乏，口干，无口苦，无畏寒，舌淡红，苔白稍厚，脉细弦。

［治法］补肝益肾，清热解毒。

［处方］黄芪 30g，女贞子 15g，灵芝 30g，淮山药 15g，夏枯草 15g，白花蛇舌草 30g，全蝎 6g，重楼 15g，三棱 10g，莪术 10g，苦参 10g，山慈菇 10g，何首乌 15g，山茱萸 15g，茯苓 15g，泽泻 15g，牡丹皮 6g，生地黄 15g，甘草 3g。日一剂，水煎服。

2019 年 12 月 24 日六诊，右胁时闷痛，双目视物模糊，纳可，口干，无口苦，疲乏，寐尚安，近来痔疮出血，小便调，舌尖红，苔薄白，脉弦。

［治法］补肝益肾，清热解毒，凉血止血。

［处方］黄芪 30g，女贞子 15g，灵芝 30g，淮山药 15g，夏枯草 15g，白花蛇舌草 30g，槐花 10g，地榆 10g，全蝎 6g，重楼 15g，龙葵 15g，菝葜 18g，醋鳖甲（先煎）18g，山茱萸 15g，茯苓 15g，泽泻 15g，牡丹皮 6g，生地黄 15g，甘草 3g。日一剂，水煎服。

2020 年 1 月 7 日七诊，右胁时闷痛，背部疼痛，无口干口苦，疲乏，纳尚可，寐安，二便自调，痔疮出血已止，舌淡红，苔白稍黄，脉细弦，偏沉。

［治法］补肝益肾，清热解毒。

［处方］黄芪 30g，女贞子 15g，灵芝 30g，淮山药 15g，夏枯草 15g，白花蛇舌草 30g，龙葵 15g，菝葜 18g，山茱萸 15g，茯苓 15g，泽泻 15g，牡丹皮 6g，生地黄 15g，墨旱莲 15g，枸杞子 10g，白英 30g，甘草 3g。日一剂，水煎服。

2020 年 4 月 3 日八诊，畏寒，疲乏，右胁时闷痛，纳可，寐欠安，早醒，小便自调，痔疮时出血，舌红，苔白稍厚，脉弦。

［辅助检查］AFP 11ng/mL，CEA 1.6ng/mL，CA19-9 11.6U/mL，肝功能未见异常。

［治法］补肝益肾，清热解毒。

［处方］黄芪 30g，女贞子 15g，灵芝 30g，淮山药 15g，夏枯草 15g，白花蛇舌草 30g，龙葵 15g，菝葜 18g，山茱萸 15g，茯苓 15g，泽泻 15g，牡丹皮 6g，生地黄 15g，墨旱莲 15g，枸杞子 10g，白英 30g，甘草 3g。日一剂，水煎服。

2020 年 5 月 26 日九诊，腹无不适，右胁连及腋下不适，背酸，无发热，纳可，寐易醒，便稠，疲乏，无口干口苦，舌稍红暗，苔白，脉细弦。

［治法］补肝益肾，清热解毒。

［处方］黄芪 30g，女贞子 15g，灵芝 30g，淮山药 15g，夏枯草 15g，白花蛇舌草 30g，龙葵 15g，菝葜 15g，三棱 10g，莪术 10g，柴胡 10g，白芍 10g，枳壳 10g，乌药 15g，枸杞子 10g，山茱萸 15g，醋鳖甲（先煎）15g，甘草 3g。日一剂，水煎服。

按语：患者年轻男性，2 个月前发现原发性肝癌，行手术治疗后，表现出右胁下闷，疲乏，寐欠佳，多梦等症状，结合其他情况，考虑肝肾不足，热毒蕴结。治以清热解毒，补益肝肾，益气养阴为主，结合患者的症状变化随症加减，杜建教授方用解毒消癥饮合扶正清解方、六味地黄丸加减，主要用白花蛇舌草、苦参、山慈菇、龙葵、菝葜、全蝎、重楼、白英等以清热解毒，山茱萸、茯苓、泽泻、牡丹皮、生地黄、淮山药等以补益肝肾，黄芪、女贞子、灵芝、淮山药以益气养阴，后患者出现痔疮便血，杜建教授加白及、槐花、地榆以凉血止血。复查发现 AFP、CEA 升高，续以清热解毒，抑瘤排毒为主，仍以解毒消癥饮为主方，辅以扶正清解方合六味地黄丸加减，后 CEA 已降至正常，AFP 仍有反复，患者需长期治疗。清热解毒，补益肝肾，益气养阴是贯穿全程的主要治法，目的是抑制肿瘤复发，增强患者的免疫力，改善症状，提高生活质量。

第三节　活血化瘀法治疗肝癌现状

活血化瘀法属于"消法"范畴，是近年发展较快的中医治疗方法之一。所谓"活血"就是使血行旺盛，"化瘀"就是消散瘀滞，是通过方药的作用，针对血液瘀结所致的各种临床瘀血证而设的一种使血流通畅、瘀滞消散的治法。《中医临床诊疗术语国家标准（治法部分）》中对活血化瘀法的定义为：泛指具有活血化瘀作用，适用于血瘀证的治疗方法，归属于理血法范畴，亦名为活血祛瘀、活血散瘀。

一、活血化瘀法治疗肝癌的理论基础

肝癌为现代医学病名，古代文献对其的记载可以追溯至《黄帝内经》，根据其症状、体征及病因病机，可归属于"积聚""癥瘕""黄疸""鼓胀""胁痛"等范畴，认为由于寒邪、湿热等侵袭人体，加之饮食不节，损伤脾胃，或情志郁结，气滞血瘀而结成积。

《素问·举痛论》曰："血气稽留不得行，故宿昔而成积矣。"宋代《圣济总录》云："瘤之为义，留滞而不去也，气血流行不失其常，则形体和平，无或余赘，及郁结壅塞，则乘虚投隙，瘤所以生。"唐容川的《血证论》中载："瘀血在经络脏腑之间则结为癥瘕。"王清任在《医林改错》中指出："肚腹结块，必有形之血也，血受寒则凝结成块，血受热则煎熬成块。"可见血瘀是肝癌的重要病理基础及临床表现。

现代许多研究也表明，肝癌的病理特征与气滞、血瘀密切相关。如史话跃、吴承玉等应用临床流行病学研究方法，收集 927 例原发性肝癌临床病例，采用 SPSS 13.0 统计软件进行病例聚类和主成分分析，探析肝癌病位、病性证素特征，发现肝癌病性以气滞、血瘀及湿热为主，临床证型主要为气滞血瘀证、湿热蕴结证及湿瘀搏结证。现代医学还认为，任何部位的恶性肿瘤发展到一定阶段，均可出现外周微循环障碍，这与癌组织释放某些活性产物及癌细胞脱落进入血液循环有关，主要表现为高黏血症，即血液处于黏稠状态。且已有大量临床观察表明，高黏血症的存在对肿瘤转移的形成有着重要的影响。中晚期肝癌患者普遍存在着血液黏稠度高的现象，表现为血细胞比容、全血比黏度、血浆比黏度、红细胞电泳时间、纤维蛋白含量、红细胞沉降率等 6 项血液流变指标的异常。其次，肝癌患者的另一个临床特点就是血液凝固性异常，表现为凝血机制被激

活，血小板活化，抗凝功能减弱，使血液处于高凝状态，易于血栓形成。

基于以上研究，肝癌的形成与血瘀有着密切的关系，血瘀既是肝癌的病理产物又是继发性致病因素，是贯穿肝癌的发病始终的重要病机，故活血化瘀法应为肝癌治疗的基本方法之一。

二、活血化瘀法治疗肝癌的临床运用

瘀血的病理变化始终存在于肝癌的发生、发展中。其在临床上多表现为脘腹胀闷或疼痛，胁腹痛如锥刺，痛牵腰背，固定不移，入夜痛剧，胁下痞硬，腹露青筋，腹部膨隆硬满，肌肤甲错，肝掌，蜘蛛痣，丝状血缕，呕血，嗳气，喜叹息，急躁易怒，咽部异物感，恶心呕吐，大便黑如柏油，面色晦暗或黧黑，舌紫黯或暗红，或舌有瘀斑瘀点，舌下络脉曲张，脉细涩或结代等症状。古代文献对运用活血化瘀法治疗肝癌的记载不在少数，如《圣济总录》中所言："使血气流通，则病可愈。"清代唐容川在《血证论》中记有："癥者，常聚不散，血多气少，气不胜血故不散。或纯是血质，或血中裹水，或血积既久，亦能化为痰水，……须破血行气，……即虚人久积，不便攻治者，亦宜攻补兼施，以求克敌，攻血质宜抵当汤、下瘀血汤、代抵当丸，攻痰水宜十枣汤。"

临床在运用活血化瘀法治疗肿瘤时，应结合患者的整体情况和肿瘤的分期灵活应用。如早期肝癌多以邪实为主，可以重用活血化瘀、行气化瘀、清热祛湿化瘀等方法，尽可能达到早期遏制肿瘤生长、消除肿块的效果。中晚期则多邪盛正虚，病情错综复杂，患者常表现为阴阳失调、脏气亏损、气血不足，运用活血化瘀法的同时应结合患者情况配合益气、温阳、养血等方法，调节气血阴阳，扶助正气，同时需顾护脾胃之气。此外，活血化瘀法针对肝癌以下情况有其优势。

1.活血化瘀法治疗放化疗毒副反应　放化疗是目前常用的对于不能进行手术切除的原发性肝癌较为有效的治疗手段。但其特异性差，对肿瘤细胞及正常细胞均有杀伤作用。有研究显示，化疗会使患者原有的血瘀证加重，并导致凝血功能增强，抗凝血功能减弱，使血液处于高凝状态，增加血栓形成可能，并引起胃肠道功能障碍、骨髓抑制、肝肾功能损伤等一系列毒副反应。

中医认为放射线多为热邪，易耗气伤津，气津两伤，血液瘀滞，气伤则虚，致气虚血瘀。化疗药物多为辛热之品，在特定条件下可导致局部热毒炽盛，易耗伤阴血津液，阴血津液遇热煎熬，则易产生瘀血痰浊，从而使气血受阻。此时，应使用通利血脉、促进血行、消散瘀血的药物，改善末梢循环，增加局部血流量，增加血液流速，解除血管痉挛，减轻血细胞聚集，进而调整由组织缺血所致的营养失调和代谢障碍。因而，临床常用大黄、黄柏、黄芩、黄连、栀子、菊花、蒲公英、败酱草、金银花、知母、生石膏等清热解毒药清除热毒，并用红花、当归、赤芍、大黄等活血化瘀药增加局部血流量，加快血液流速，改善局部组织血液循环。

骨髓抑制是因肿瘤放化疗患者久病正气亏虚，肾精亏损，生血乏源，血府空虚，气血运行不畅，使血瘀、痰凝等有形实邪形成，阻滞气血运行，形成乏力、纳差等虚劳证候。因此，运用益气扶正法和活血化瘀法可有效改善放化疗骨髓抑制副反应。

2.活血祛瘀法治疗肝癌疼痛　疼痛是肝癌中晚期患者的主要临床表现之一，TACE术后亦常见疼痛。中医认为疼痛乃气机不畅，气血不通所致，肝癌患者平素多合并肝气郁结，久郁不解，气机不畅，气不行则血停为瘀，中医辨证属气滞血瘀。TACE术后耗气伤津，气虚运血无力，则血行瘀滞；津液耗伤，则络干而涩，血行郁滞不畅，可兼气虚血瘀及津亏血瘀。王清任在《医林改错》中特别强调积聚之成及其疼痛无不与瘀血有关，他认为："无论何处，皆有气血，……气无形不能结块，结块者必有形之血也。""凡肚腹疼痛，总不移，是血瘀。"因此，瘀血既是肝癌发生的重要病理基础，亦是肝癌病变过程中的病理产物，瘀血内阻，不通则痛。

清代陈修园《医学三字经·心腹痛胸痹》云："痛不通，气血壅；通不痛，调和奉。"据此，临床常用当归、川芎、赤芍、桃仁、红花、蒲黄、三棱、莪术、香附、五灵脂、延胡索、郁金等活血化瘀、行气散结止痛之品。当代许多医家常用膈下逐瘀汤作为治疗肝癌疼痛的基本方，以达活血化瘀、消积止痛之功，从而使"不通则痛"变成"通则不痛"。现代研究表明，活血化瘀法亦可达到抑瘤、缩瘤、控制肿瘤发展的目的。

活血化瘀法已成为治疗肝癌疼痛的主要方法，不仅可以缓解肝癌疼痛，改善患者临床症状，提高生活质量，还可以抑制肝癌的发展，显示了活血化瘀类中药在抗癌止痛方面的独到之处。

3.活血化瘀法治疗肝癌腹水　病至晚期，邪毒耗气伤血，瘀毒内生，则见肝肾阴虚，生风动血，或见阴阳两虚之证。中晚期肝癌患者常有的并发症为腹水，腹水突出表现为腹胀、胁痛、纳差、小便不利等，治疗以活血化瘀、利水渗湿、健脾理气、清热养阴为主要原则，其中，活血化瘀为根本。使用频率居于前15位的药物分别为：丹参、郁金、桃仁、穿山甲、红花、党参、黄芪、甘草、薏苡仁、茯苓、白花蛇舌草、半枝莲、柴胡、当归、鳖甲。在针对病机治疗病变的同时，改善临床症状体征，提高患者的生活质量也是中医临床治疗的关键。

4. 活血化瘀法治疗肝癌的现代医学研究　现代研究证明，在肝癌治疗时合理应用活血化瘀法，具有一定的抗肿瘤作用，其作用机制如下：肝癌患者普遍存在凝血机制障碍，部分患者表现为血液高凝状态、血栓形成等，高凝状态与肿瘤的进展、复发及转移存在着密切的关系。因此，改善患者血液的高凝状态有望改善肝癌患者的症状及预后，减少肿瘤相关性血栓事件的发生。

而活血化瘀类中药可改善血液高凝状态，使血液黏稠度降低，血小板聚集减少，瘤栓形成减少，从而抑制转移和复发；可以改善血液循环和微循环，增加瘤体的血液灌注，提高组织和细胞供氧，改善组织缺氧状态，有利于化疗药等经血管治疗的药物发挥作用；抑制肿瘤血管形成；诱导癌细胞分化、凋亡，抑制原癌基因表达；调节机体免疫功能，有利于免疫系统对癌细胞的清除；对放化疗有增效作用，对机体有抗炎、镇痛作用。这也是活血化瘀法在肝癌血瘀证患者中疗效良好的现代医学依据。

5. 活血化瘀外治法治疗肝癌　运用子午流注纳子法按时循经取穴治疗，辰时取足三里穴，申时取肝俞、胆俞穴，戌时取内关穴，子时取阳陵泉穴，分别贴敷金黄膏，同时将温经活络方煎剂通过喷雾仪外喷肝区，能有效缓解肝癌气滞血瘀证的重度癌痛，缩短镇痛药物起效时间，减少镇痛药物维持剂量，提高患者生活质量，且不良反应少。

三、病案

杜某，男，52岁，2020年4月28日就诊。

[主诉] 肝癌术后半年余。

[现病史] 患者于2019年6月体检发现"肝脏肿物"，遂入院进一步诊治，确诊为原发性肝癌，即行手术、介入术治疗。现拟通过中医治疗改善术后不适及提高抗肿瘤作用。现症见：时腹胀，矢气频，偶夜间口苦，夜寐易醒，梦多，纳尚可，二便尚调。舌淡红，稍暗，苔微黄，脉弦。

[辅助检查] 2020年4月27日复查磁共振示：①原发性肝癌术后改变；②肝硬化，脾大，少量腹水；③肝内小囊肿；④慢性胆囊炎；⑤双肾小囊肿。

[西医诊断] ①原发性肝癌术后、介入术后；②肝硬化；③脾大；④肝囊肿；⑤慢性胆囊炎；⑥双肾囊肿。

[中医诊断] 积聚（气滞血瘀）。

[治法] 活血化瘀，养阴益气。

[处方] 黄芪30g，女贞子15g，灵芝30g，山药15g，三棱10g，夏枯草15g，莪术10g，白花蛇舌草30g，全蝎6g，醋鳖甲（先煎）15g，柴胡10g，白芍10g，枳壳15g，白英18g，龙葵15g，炒酸枣仁15g，重楼15g，柏子仁15g，甘草3g。日一剂，水煎服。

2020年5月19日二诊，腹胀、矢气缓解，夜寐稍改善，近晨起咽中少许黏痰，纳可，二便调。舌淡红稍暗，苔微黄薄，脉弦缓。

[治法] 活血化瘀，益气化痰。

[处方] 黄芪30g，女贞子15g，灵芝30g，山药15g，三棱10g，金蝉花10g，莪术10g，白花蛇舌草30g，全蝎6g，醋鳖甲（先煎）15g，浙贝母10g，山楂10g，生晒参15g，白英18g，龙葵15g，炒酸枣仁15g，重楼15g，三七粉（分冲）3g，甘草3g。日一剂，水煎服。

2020年5月29日三诊，腹胀已明显缓解，唯见夜寐梦多，易醒，晨起咽中痰。纳可，二便调。舌淡红，苔微黄，脉细弦。

[治法] 行气消癥，益气化痰。

[处方] 黄芪30g，女贞子15g，灵芝30g，山药15g，三棱10g，金蝉花10g，莪术10g，白花蛇舌草30g，全蝎6g，醋鳖甲（先煎）15g，浙贝母10g，柏子仁15g，生晒参15g，白术10g，龙葵15g，炒酸枣仁15g，重楼15g，三七粉（分冲）6g，甘草3g。日一剂，水煎服。

此后，该患者随诊至今，腹胀、矢气等症未作。

按语：肿瘤放化疗、介入术后的中医治疗具有增效减毒的作用，可有效减少放化疗、介入术的副作用。患者原发性肝癌手术、介入术后，症见腹胀、矢气频，加之舌色暗红，脉弦，符合中医气滞血瘀证，治法以活血化瘀，养阴益气为主。方中黄芪、女贞子、灵芝、山药、夏枯草、白花蛇舌草乃杜建教授治疗肿瘤的经验方扶正清解方，具有益气养阴、扶正固本之功。配合三棱、莪术行气活血化瘀，柴胡、白芍、枳壳疏肝理气，醋鳖甲软坚散结，活血消癥，全蝎攻毒散结，白花蛇舌草、白英、重楼清热解毒，抗肿瘤，酸枣仁、柏子仁宁心安神。二、三诊又先后予山楂行气散瘀，健胃消食，三七粉活血化瘀，金蝉花抗肿瘤。治疗过程体现了肝癌行气活血化瘀的治法，辨治得当，故疗效确切。

第四节　化痰祛湿法治疗肝癌现状

《难经》记载："肝之积，名曰肥气，在左胁下，如覆杯。"《济生方》认为，"肥气之状，在左胁下，腹大如杯，肥大而似有头足，是为肝积"，指出肝积即是肥气。在肝癌的中医病机及辨证方面，其关键多为"痰湿内阻"，近现代医家也多从"痰湿"论述。

一、化痰祛湿法治疗肝癌的理论基础

痰湿内生而致本病的主要病机是，患者因恣食肥甘厚味，使水谷精微难以布化，浸精于脉，酿成痰浊，积聚于肝，日久逆犯脾胃，脾胃气机失常，运化失司，湿聚中焦，化热成痰，痰湿互结，气机阻滞，血脉痹阻，湿瘀聚集，发于胁下，则为本病。在中医学的病因学说中，湿邪是外感六淫之邪，具有外感性、季节性、地区性、相兼性及转化性；痰邪为内生邪气，它作为中医学的特有概念，既可看作疾病过程中形成的病理产物，又可看作致病的病理因素。而肝癌的发病及临床表现与湿、痰之邪的性质和特点极为相似。

流行病学调查显示，肝癌的分布有明显的地域特征，高发地区气候均具有温暖、潮湿、多雨等特点。就世界范围而言，肝癌高发的国家和地区主要分布在东南亚和非洲东南部。在中国，高发地区主要集中在东南沿海地区，中国肝癌四大高发区为江苏启东、广西扶绥、浙江嵊泗和福建同安，具体而言则是，沿海高于内地，东南和东北部高于西北、华北和西南部，沿海岛屿和内河入海口又高于沿海其他地区，而云贵高原则属低发区。因此，肝癌发病与湿密切相关。明代吴又可在《温疫论》中云："南方卑湿之地，更遇久雨淋漓，时有感湿者。"清代南海名医何梦瑶在《医碥·卷六》中亦述："岭南地卑土薄，土薄则阳气易泄，人居其地，腠理汗出，气多上壅。地卑则潮湿特盛，晨夕昏雾，春夏淫雨，人多中湿。"

中医学有"百病皆由痰作祟"的说法，痰积日久，可腐血败肉，成癥瘕、积聚。《儒门事亲》曰："在阳不去者，久则化气；在阴不去者，久则成形。"《丹溪心法》曰："凡人身上中下有块者，多是痰。"高秉钧《疡科心得集》也指出："瘿瘤者，非阴阳正气所结肿，乃五脏瘀血浊气痰滞而成也。"而前贤也早有"诸证怪病不离乎痰"之说。临床上痰的表现变化多端，常见痰气交阻、痰毒内蕴、痰瘀互结的征象，而气滞、痰凝、血瘀、毒聚相互交织形成包块，居于胁下，形成肿瘤。因痰具有流动性和黏滞胶着的特点，如《杂病源流犀烛》有言，"痰之为物，流动不测，故其为害，上至巅顶，下至涌泉，随气升降，周身内外皆到，五脏六腑俱有"，故初始时癌毒产生于局部，随着病情的进展，正气渐亏，不能抗邪，痰液交结，癌毒播散周身，流窜经络，黏附在肺、骨、淋巴结等部位，从而形成新的转移癌灶，加重病情。所以，痰不仅可以看作是肝癌形成的基础，同时也是肝癌复发和转移的重要因素，其在发病及病机变化中具有重要作用。所以，近年来不少医家临证发现，肝癌从痰辨治疗效颇佳。

湿在体内日久，结聚为痰。外部湿邪可以直接影响人体正常的生理活动，并加重病理状态，湿邪太过，造成机体内环境的湿邪阻滞，则会引起身体不适，当湿邪停聚日久而不化或遇邪气伤中时，则湿聚为痰，久之痰坚硬成块，结聚附着于肝，而发为肝癌。

二、化痰祛湿法治疗肝癌的临床运用

湿阻痰聚是肝癌发病的基本病机之一，治疗时应依据辨证论治原则，治以健脾祛湿、利水渗湿、燥湿化痰、化痰软坚、温阳化痰、理气化痰等治疗方法。但中医药的临床辨证分型往往不是单一的出现，需四诊合参，详细辨别，最后确定治则治法。

1. 早期预防肝癌的发生　肝癌的发生多由慢性肝炎、肝硬化发展而来，其病因不外乎饮食不节、情志内伤、贪欲少劳、食药毒伤肝等，个人体质的差异也易导致此类疾病的发生、发展，如痰湿体质之人易发非酒精性肝病等。对于湿热郁结肝胆者，临床可选用龙胆泻肝汤清泻肝胆湿热；对于痰湿内阻者，选用二陈汤化痰祛湿；对于痰湿互结者，可选用导痰汤合平胃散燥湿化痰。对于痰湿体质者，应强制戒烟、戒酒，建议少食肥甘厚腻之品，饮食应以清淡为主，尽量少服用伤肝药物。

2.肝癌术后预防肿瘤的复发转移　肝癌的复发转移是肝癌患者预后差和生活质量低下的重要原因，患者常常出现进行性加重的疼痛、纳呆、腹胀等症状。而痰湿是肝癌术后复发转移的主要原因之一。痰既为病理产物，也为致病因素，具有流窜、黏滞的致病特点。肝属木，喜调达。肝气失于调达，则津液失于正常代谢，水液代谢失衡，痰湿内蕴。其临床表现为肝区疼痛，脘腹胀满，情志欠畅，纳食不馨，大便无力，舌质暗红，苔薄腻或厚腻，脉弦，故以疏肝理气、燥湿化痰为治则治法。常用方药为二陈汤加茯苓、白术、白芥子、莱菔子、瓜蒌、苍术、厚朴等。

3.栓塞术与放化疗后缓解毒副反应　患者在栓塞术与放化疗后常出现恶心、呕吐、腹痛、腹泻等脾胃虚弱、痰湿中阻的症状，多因肝病本身容易引起肝郁犯脾，引起脾胃相关的症状，加上栓塞术、放化疗这些针对肝的突然的外界刺激，更易引起肝气横逆犯脾胃，出现肝胃不和、肝脾不调或脾胃虚寒之证。临床根据辨证选用益气健脾、燥湿化痰的药物，如苍术、白术、陈皮、法半夏、木香、砂仁、厚朴、神曲等。

三、病案

患者余某，男，57岁，2019年5月24日就诊。

［主诉］肝癌（右叶）术后、胆囊切除术后50天。

［现病史］患者50天前因右叶肝癌行右肝癌及胆囊手术切除，术后病理示：肝结节型中低分化原发性肝细胞癌，未侵及肝被膜，慢性胆囊炎。拟行介入治疗。现症见：腹部麻木，无疼痛，口干，咳痰多，寐欠安，易醒多梦，纳可，大便溏，日2次，小便调。面色暗，唇暗，舌淡红，苔黄厚，脉沉细。

［既往史］乙肝后肝硬化，腹水，急性出血性发热，肝囊肿，右肾囊肿，手术后胸腔积液，慢性胆囊炎，慢性肺炎，乙型肝炎病毒携带，脂肪瘤切除术后。

［西医诊断］①肝癌（右叶）术后；②乙肝后肝硬化，腹水，急性出血性发热；③肝囊肿；④右肾囊肿；⑤胸腔积液；⑥慢性胆囊炎；⑦慢性肺炎；⑧乙型肝炎病毒携带。

［中医诊断］积聚（气阴两虚，痰湿内阻）。

［治法］益气养阴，健脾祛湿，化痰软坚。

［处方］黄芪 30g，女贞子 15g，灵芝 30g，淮山药 15g，夏枯草 15g，白花蛇舌草 30g，醋鳖甲 18g（先煎），龙葵 15g，山茱萸 15g，黄精 15g，枸杞子 10g，墨旱莲 15g，茵陈 10g，薏苡仁 15g，生晒参 15g，白术 15g，甘草 3g。日一剂，水煎服。

2019 年 6 月 3 日二诊，行介入治疗后第 4 天。腹部麻木，时有疼痛，仍时咳痰，夜间口干，寐差，纳可，大便日 5 次，量少质溏，小便调，舌淡红，苔稍厚微黄，脉沉弦。

［证型］气阴两虚，热毒炽盛，脾虚湿困。

［治法］益气养阴，清热解毒，健脾化湿。

［处方］黄芪 30g，女贞子 15g，灵芝 30g，淮山药 15g，夏枯草 15g，白花蛇舌草 30g，三棱 10g，莪术 10g，全蝎 6g，重楼 15g，石斛 15g，生晒参 15g，白术 15g，茯苓 15g，醋鳖甲（先煎）18g，墨旱莲 15g，甘草 3g。日一剂，水煎服。

2019 年 6 月 18 日三诊，患者在介入治疗中，患者家属代诉及视频看诊。仍诉腹部不适，呈游走性疼痛，右胁僵麻，按之硬，疲乏，牙痛，咳痰色白量少，纳可，大便量少，日 5~6 次，质溏，寐尚安，小便调。舌淡红，苔黄。

［证型］气阴两虚，痰湿内阻。

［治法］益气养阴，化痰祛湿。

［处方］黄芪 30g，女贞子 15g，灵芝 30g，淮山药 15g，夏枯草 15g，白花蛇舌草 30g，神曲 15g，生晒参 15g，白术 15g，茯苓 15g，木香（后入）6g，砂仁（后入）6g，陈皮 6g，法半夏 6g，重楼 15g，菝葜 15g，芡实 15g，甘草 3g。日一剂，水煎服。

2019 年 8 月 27 日四诊，患者家属代诉及视频看诊。疲乏，腹无不适，左侧面瘫，左眼睁眼困难，闭目不全，口角㖞斜，饮食侧漏，左鼻塞，爬楼时气喘，下肢酸楚，纳可，大便质溏，日 4~5 次，寐尚安，小便。舌淡红，苔薄微黄。

［证型］气阴两虚，风痰阻络。

［治法］益气养阴，祛风化痰。

［处方］黄芪 30g，女贞子 15g，灵芝 30g，淮山药 15g，夏枯草 15g，白花蛇舌草 30g，龙葵 15g，白附子 6g，僵蚕 10g，全蝎 6g，重楼 15g，生晒参 15g，白术 15g，茯苓 15g，吴茱萸 3g，黄连 6g，黄芩 10g，木香（后入）6g，甘草 3g。日一剂，水煎服。

嘱其配合针灸治疗。

2019年9月27日五诊，患者家属代诉及视频看诊。面瘫改善，腹部稍胀，腹部皮肤麻，大便日1~3次，质溏，纳可寐安，小便调，口稍黏。舌淡红，苔薄白。

［证型］气阴两虚，痰湿内阻。

［治法］益气养阴，健脾祛湿，化痰通络。

［处方］黄芪30g，女贞子15g，灵芝30g，淮山药15g，夏枯草15g，白花蛇舌草30g，生晒参15g，白术15g，茯苓15g，瓜蒌15g，神曲15g，醋鳖甲（先煎）18g，全蝎6g，重楼15g，乌药10g，大腹皮15g，甘草3g。日一剂，水煎服。

截止该病案整理时（2020年10月），该患者仍在门诊继续治疗中。

按语： 该患者素有肝胆疾病，肝癌为慢性肝炎发展而来，术后不久即用中药与西医治疗手段相配合治疗，以期降低介入治疗引起的毒副作用，提高介入治疗的疗效。根据该患者既往有肝囊肿、肾囊肿、脂肪瘤等病史，可判断该患者素体多痰湿，水液代谢长期处于紊乱状态；且术后出现胸腔积液、腹水等水饮内停的症状，也印证了该患者易发生水液代谢失常。首诊至其后的数诊中患者均出现腹部不适、大便溏、大便次数多的症状，结合患者舌象，考虑为湿热中阻，痰湿阻滞，治疗上用茵陈、薏苡仁、白术、茯苓、陈皮、法半夏、木香、砂仁等药物以清热燥湿，化痰祛湿。经中西医结合治疗后，患者出现风痰入络的周围性面瘫的症状，中药在原有化痰祛湿的基础上，选用祛风痰、通络的牵正散（白附子、僵蚕、全蝎），经1个月的中药调理并配合针灸治疗后，面瘫改善。目前该患者继续在门诊服中药，并配合靶向治疗，除大便仍有不成形之外，一般情况尚可，精神好。

第五节　软坚散结法治疗肝癌现状

1982年，我国肝癌病理协作组提出了大体分类法，把肝癌分为块状型、结节型、弥漫型和小癌型；临床上医生根据肝癌的不同类型、时期采用不同的治疗方法，目的都是抑制肿瘤生长，甚至消除肿瘤。软坚散结法是使肿瘤、结节消散的治法，是中医治疗肝癌的重要方法之一，可控制结节、肿瘤进一步进展，抑制甚至缩小结节、肿瘤。

临床上可根据患者病情单独使用，或配合现代医学的治疗方法使用，达到治疗肝癌的目的。

一、软坚散结法治疗肝癌的理论基础

《素问·至真要大论》有言，"坚者软之""坚者削之，结者散之"，确立了后世软坚散结法的理论依据和应用原则，该治法属于"八法"中消法的范畴。《简明中医辞典》："软坚散结是指治疗浊痰、瘀血等结聚而形成结块诸证的方法。"凡人体痰、血、水及肠中糟粕等有形实邪结聚而成坚硬的结块，用药使之变软和消散，就是软坚散结。东汉医圣张仲景所创制的治疗疟母（相当于肝脾肿大）的鳖甲煎丸，有活血化瘀、软坚散结的功效，是软坚散结的代表方剂之一，临床仍有使用，很多临床医生常在治疗肝癌的汤剂中加入鳖甲以软坚散结。

亚临床期或早期肝癌没有明显的症状和体征，通常是通过 AFP 和影像学检查发现；临床期肝癌多属于中晚期肝癌，常见的临床表现包含了上腹部肿块，即右叶肝癌查体可见肋下肝大但无肿块，右叶下段肝癌可于右肋下直接扪及肿块，左叶肝癌可见剑突下肿块或左肋下肿块，形态不规则，质地多较硬，表面欠光滑，早期可随呼吸上下移动，晚期与腹壁粘连后常难以推动，可伴有轻压痛，故肿块是肝癌的重要体征之一，通过肿块的大小、形态、质地可以判断肝癌所处的临床分期，并以此制订治疗方案。

相关影像学检查是中医望诊的延伸，使望诊不能看到的肿块、结节能被及时地发现，并明确大小与性质，对中医辨治肝癌有重要指导意义。望诊和切诊都属于中医四诊，通过望和切对肿块进行辨证和判断预后是很重要的。根据中医理论对肿块性质的判断，凡肿块推之不移，痛有定处者，为癥积，病属血分；肿块推之可移，或痛无定处，聚散不定者，为瘕聚，病属气分。肿块大者为病深，形状不规则、表面不光滑者为病重，坚硬如石者为恶候。对肝癌肿块进行望诊、切诊及相关影像学检查，结合患者症状及肝癌的中医病因病机对肝癌肿块病位病性进行诊断，从而确定软坚散结法的具体方药及加减或合方应用。

二、软坚散结法治疗肝癌的临床运用

软坚散结法常用于不能手术、术后复发或对放化疗等不敏感的肝癌患者，需要长期应用，可配合扶正固本法，以扶正祛邪，以期达到长期抑制肝癌肿块进展，甚至缩小肿块，减少压迫及疼痛症状的目的；并适用于介入、化疗、放疗、靶向治疗的全过程，可起到协同抑瘤以增效的作用。另外，对处于临床密切观察的可疑肝癌患者，也可辨证使用。

软坚散结法和理气化痰法、活血化瘀法、清热解毒法等治法在选方用药上常互有交叉，其主要突出消散瘤体、抑制瘤体增大的作用，从而治疗肿瘤。软坚散结法可以说是另外三种治法在肿块、癥瘕治疗上的具体应用，也可认为，理气化痰法、活血化瘀法、清热解毒法等治法在辨证论治思维指导下单独或联合应用以达软坚散结的目的，故在临床中要重视整体与局部的统一和辨证结合，才能更准确地应用软坚散结法。临床在发现肝癌瘤体的同时，要结合患者症状、体征辨证论治，根据肿块的性质、病机酌情选用清热散结、化瘀散结、消痰散结、理气散结、温化散结诸法或某些方法配合使用。

1.清热解毒以软坚散结　肝为刚脏，喜条达而恶抑郁，肝内寄相火，肝病常相火升动太过。故属于热毒蕴结成瘤体者，症见肿块增大迅速，或伴胁部灼热疼痛，口干咽燥，大便秘结，小便黄，舌红，苔黄腻，脉滑数，用全国名中医杜建教授经验方解毒消癥饮清热解毒，消肿散结。方由白花蛇舌草、夏枯草、苦参、山慈菇四味药组成，能有效抑制肿瘤的生长，而且有消炎止痛的功效，对肿瘤引起的继发感染、癌性疼痛有一定的疗效，且有降低相关肿瘤标志物的作用，适用于不能手术、术后复发或对放化疗等不敏感的肝癌患者。中药可选用夏枯草、白花蛇舌草、半边莲、半枝莲、苦参、重楼、菝葜、龙葵等清热散结。

2.活血化瘀以软坚散结　肝主藏血，肝的藏血功能出现异常，则血液不循常道，形成瘀血，血瘀日久，积于胁下，结而成块，因此，瘀血既是肝癌形成的病理因素之一，也是肝癌的主要病理产物。故属于瘀血聚而成瘤者，症见胁下、腹中肿块坚硬，推之不移，刺痛，痛有定处，夜间痛甚，皮下瘀斑、瘀点，面唇紫黯，舌暗红，或有紫斑、黑斑，脉涩或弦紧。用药对三棱、莪术破血化瘀消癥，可酌情加入虫类药入络破瘀，软坚散结；也可选用血府逐瘀汤等方活血化瘀。中药可选用三棱、莪术、桃仁、红花、三七、丹参等化瘀散结，虫类药可选择鳖甲、牡蛎、土鳖虫、僵蚕、地龙、壁虎等。

3.理气化痰以软坚散结　长期情志抑郁不能疏导，易使肝失疏泄，气机郁滞，气不行津，聚而成痰，日久成肿块结于胁下，遂成肝癌。症见胁下、腹中肿块柔韧，疼痛以胀痛、闷痛为主，痰多，或体胖，舌淡红，苔厚腻，白或黄，脉弦滑。方用四逆散合二陈汤加胆南星、山慈菇、黄药子等加减以理气化痰散结，必要时酌情合用温化法温通散结。中药可选用瓜蒌、海浮石、浙贝母、白芥子、半夏、天南星、皂角刺、山慈菇、黄药子、木鳖子等消痰散结，香附、八月札、乌药、青皮、丁香、沉香、降香、砂仁、枳壳等理气散结，必要时选用附子、干姜、吴茱萸、艾叶、肉苁蓉等温化散结。

4.软坚散结法与扶正固本法的配合　软坚散结法是消法在肝癌治疗上的具体应用，从中药理论上来说，"咸能软坚"，故鳖甲、牡蛎、海藻、昆布、瓦楞子、海浮石、山慈菇、土鳖虫、僵蚕、壁虎、地龙都能软坚，但这些中药与活血、化痰、理气、清热等类中药都偏于祛邪攻伐，而肝癌是一个本虚标实、虚实夹杂、病因病机较为复杂的疾病，故在使用软坚散结法的过程中要注意配合扶正固本法，以期达到扶正祛邪的目的，另外，可以提高患者对该治法的耐受，不至于攻伐太过而引起患者神疲乏力、纳差便溏等。而对一些久病、病机复杂的患者，可以在辨证论治和有所侧重的前提下合用或佐用清热散结、化瘀散结、消痰散结、理气散结等方法，以使邪去正安。

三、病案

薛某某，男，64 岁，2020 年 4 月 2 日就诊。

[主诉]原发性肝细胞癌术后 4 年复发，介入治疗后。

[现病史]4 年前患者因"原发性肝细胞癌"行手术治疗，后复发，已行 4 次介入治疗。现症见：右胁稍觉不适，口稍干，纳寐尚可，二便尚调。舌淡红，苔白稍厚，脉细弦。

[既往史]直肠癌术后，胃部分切除术后。

[辅助检查]异常凝血酶原 67mAU/mL。2020 年 2 月 24 日 MRI：原发性肝癌综合治疗后改变，肝内多发异常强化影，考虑肝内病灶仍有活性，右侧膈肌异常强化灶，转移灶？肝段Ⅷ持续强化结节，考虑血管瘤；脾稍大。

［西医诊断］原发性肝癌术后，介入治疗后。

［中医诊断］积聚（气阴两虚，热毒瘀结）。

［治法］益气养阴，清热化瘀，软坚散结。

［处方］黄芪 30g，女贞子 15g，灵芝 30g，淮山药 15g，夏枯草 15g，白花蛇舌草 30g，三棱 10g，莪术 10g，全蝎 6g，重楼 15g，生晒参 15g，白术 15g，茯苓 15g，菝葜 15g，龙葵 15g，甘草 3g，醋鳖甲（先煎）15g。14 剂，日一剂，水煎服，日 2 次。

2020 年 5 月 7 日二诊，口干口苦，余无明显不适，纳寐尚可，小便偏黄，大便日 2~3 行，时不成形。舌淡红，苔白，脉弦近革。

［证型］气阴两虚，热毒瘀结。

［治法］益气养阴，清热化瘀，软坚散结。

［处方］黄芪 30g，女贞子 15g，灵芝 30g，山药 15g，夏枯草 15g，白花蛇舌草 30g，三棱 10g，莪术 10g，全蝎 6g，重楼 15g，醋鳖甲（先煎）15g，生晒参 15g，白术 15g，茯苓 15g，菝葜 15g，龙葵 15g，石斛 15g，甘草 3g。14 剂，日一剂，水煎服，日 2 次。

2020 年 7 月 20 日三诊，2020 年 7 月 10 日行 TACE 术。现症见：口干，时口苦，腹无不适，纳可，寐尚安，二便调，无疲乏。舌淡红裂纹，苔黄，脉弦缓。

［辅助检查］2020 年 7 月 19 日生化全套：总蛋白 60g/L，白蛋白 38g/L，谷丙转氨酶 61g/L，谷草转氨酶 49g/L。2020 年 7 月 7 日 MRI：原发性肝癌综合治疗后改变，肝内多发活性病灶，较前减少，但肝段Ⅳ瘤灶为新增，原右侧膈肌异常强化灶未见明确显示，肝段Ⅷ持续强化结节，考虑血管瘤；脾肿大。

［证型］气阴两虚，热毒瘀结。

［治法］益气养阴，清热化瘀，软坚散结。

［处方］黄芪 30g，女贞子 15g，灵芝 30g，山药 15g，夏枯草 15g，白花蛇舌草 30g，三棱 10g，莪术 10g，金蝉花 10g，全蝎 6g，重楼 15g，菝葜 15g，龙葵 15g，生晒参 15g，白术 15g，茯苓 15g，甘草 3g。14 剂，日一剂，水煎服，日 2 次。

按语： 患者"原发性肝细胞癌"术后 4 年复发，行介入治疗后。患者除右胁稍觉不适，口稍干外，余无明显不适，MRI 示肝内多发异常强化影，考虑肝内病灶仍有活性，右侧膈肌异常强化灶，疑似转移灶。结合病史，"原发性肝癌"诊断明确，患者前来门诊治疗的目的是希望通过中药配合介入治疗以增效，使肝内肿瘤得到抑制，故治疗要以软坚散结、清热化瘀为法，同时配合益气养阴以扶正，共奏抑瘤之功。方用扶正清解方益气养阴，扶正固本，加用重楼、菝葜、龙葵配合夏枯草、白花蛇舌草清热解毒散结，并加用三棱、莪术化瘀散结，全蝎攻毒散结，醋鳖甲味咸软坚散结，生晒参、白术、茯苓、甘草为四君子汤健脾益气扶正，以防过度攻伐而伤正。以该方随证加减，或加石斛养阴润燥，或加金蝉花调节免疫力，经治疗后，虽肝段Ⅳ见新增瘤灶，但之前肝内多发活性病灶较前减少，且原右侧膈肌异常强化灶未见明确显示，说明软坚散结法配合益气养阴法可以有效抑制肝癌病灶的活性，缩小肿块。患者术后复发，预后欠佳，需长期服用软坚散结类中药以抑制肿瘤生长，也需配合扶正固本法以固护正气，以期达到带瘤生存、提高生活质量的目的。

第六节　中成药治疗肝癌现状

中成药是在中医药基础理论的指导下，以中药材为原料，按规定的处方和方法加工制成一定的剂型。中成药组方与疗效稳定，剂型多样，使用简便，易于携带，便于服用，具有较好的依从性。肝癌作为一个需要长期治疗的疾病，中成药的使用对患者维持长期治疗与调理具有明显优势，故临床常根据患者病情选择适合的中成药让其较长期服用，以辅助治疗。

一、中成药治疗肝癌的理论基础

中成药是按固定配方制成的中药制剂，和中药一样，必须在中医药基础理论指导下辨证使用。中成药应用具有悠久的历史，一些临床有效的制剂至今仍在使用，如《金匮要略》记载的治疗疟母的鳖甲煎丸具有活血化瘀、软坚散结消癥的作用，以之治疗肝癌气滞血瘀证，具有软坚散结的作用，可让患者单独服用或配合其他药物使用，在一定程度上起到抑制肝癌肿块增长的作用。临床上中成药的使用要遵循辨证论治的原则，根据疾病所处的分期与患者的症状、体征，选用适合患者的一种或几种中成药，并可根据病情选择某种中成药辨证治疗或对症处理，切忌盲目使用，以免疗效欠佳，甚至出现毒副作用。

二、中成药治疗肝癌的临床运用

1. 扶正祛邪类中成药的运用

①芪灵扶正清解颗粒是根据全国名中医杜建经验方"扶正清解方"加工制成的颗粒剂型中成药,现为福建中医药大学附属第二人民医院院内制剂,由黄芪、女贞子、淮山药、灵芝、夏枯草、白花蛇舌草组成,有益气养阴、清热解毒的功效,可用于肝癌患者的辅助治疗,对于手术后康复、放化疗的患者,可增强体质,增进食欲,减轻放化疗的副作用;对于拒绝手术和放化疗的患者及无法承受手术等治疗的晚期癌症患者,具有一定的改善症状、减轻痛苦的调理作用。本方适用于症见疲乏、纳差、胁部胀痛、胁部灼热感、口干口苦、口腔溃疡、大便干结、小便黄等的患者。每次 10~20g,开水冲服,每日 2~3 次。

②槐耳颗粒,成分为槐耳菌质,具有扶正固本、活血消癥的功效,适用于正气虚弱、瘀血阻滞的不宜手术和化疗的原发性肝癌患者,作为辅助治疗用药,有较好的改善肝区疼痛、腹胀、乏力等症状的作用;口服,每次 20g,每日 3 次。

扶正祛邪类中成药都有顾护正气的作用,但在祛邪方面有所侧重,临床根据患者体内病理产物为热毒或血瘀选择用药,若有瘀热夹杂,也可配合使用,共奏扶正清热、化瘀消癥之功。

2. 清热解毒类中成药的运用

①片仔癀是锭剂型中成药,处方和工艺是国家的绝密,已公开的成分有三七、麝香、牛黄、蛇胆等天然药材,具有清热解毒、活血化瘀之功。片仔癀对肿瘤引起的继发感染、癌性疼痛、黄疸、肝功能异常有一定的疗效,可用于肝癌术后保肝、退黄,减少放化疗副作用,适用于症见胁部灼热疼痛、口干咽燥、大便秘结、目黄、身黄、小便黄、疲乏、舌红、苔黄腻、脉滑数的患者。每次 1/5 粒,温水或凉开水(切记不能用热水)送服,每日 2~3 次。

②复方苦参注射液由苦参、白茯苓组成,有清热利湿、凉血解毒、散结止痛之效,用于肝癌癌性发热。肌肉注射,每日 2 次;或静脉滴注,每日 1 次。

③艾迪注射液由斑蝥、人参、黄芪、刺五加组成,清热解毒,消瘀散结,用于原发性肝癌、肺癌、直肠癌、恶性淋巴瘤、妇科恶性肿瘤等。静脉滴注,每日 1 次;与放化疗合用时,疗程与放化疗同步。

3. 活血化瘀类中成药的运用

①复方斑蝥胶囊由斑蝥、三棱、莪术、人参、黄芪、刺五加、山茱萸、女贞子、半枝莲、熊胆粉、甘草组成，有破血消癥、攻毒蚀疮之效，用于由瘀毒内阻兼气阴两虚所致的原发性肝癌，可应用于肝癌术前、术后复发，或配合肝癌介入、放化疗等的治疗，适用于症见胁部刺痛、夜间痛增、口干口苦、疲乏、纳差、小便黄、大便干结等的患者。每次口服 3 粒，每日 2 次。

②西黄丸由牛黄或体外培育牛黄、麝香或人工麝香、乳香（醋制）、没药（醋制）等组成，具有清热解毒、消肿散结的功效，主要用于肝癌的辅助治疗，改善中晚期患者的胁痛、肿块等临床症状，提高生活质量。口服，每次 1 瓶（3g），每日 2 次。

③大黄䗪虫丸由大黄、甘草、黄芩、桃仁、杏仁、水蛭、虻虫、蛴螬、芍药、干地黄、干漆、土鳖虫组成，具有祛瘀生新的作用，可治疗肝癌既有虚劳又有瘀血干结之证，即肝癌中晚期，或术后、放化疗后瘀血久积未去，影响新血生成，临床症见瘀积日久，形体消瘦，肌肤甲错，两目黯黑，舌质紫黯，脉沉涩。每服 1 丸，温开水送服。

4. 软坚散结类中成药的运用

①鳖甲煎丸由鳖甲胶、阿胶、蜂房（炒）、鼠妇、土鳖虫（炒）、蜣螂、硝石（精制）、柴胡、黄芩、半夏（制）、人参（党参）、干姜、厚朴（姜制）、桂枝、白芍（炒）、射干、桃仁、牡丹皮、大黄、凌霄花、葶苈子、石韦、瞿麦组成，具有活血化瘀、软坚散结的作用，口服，每次 3g，每日 2~3 次。

②小金丸由人工麝香、木鳖子（去壳去油）、制草乌、枫香脂、乳香（制）、没药（制）、五灵脂（醋炒）、当归（酒炒）、地龙、香墨等组成，具有散结消肿、化瘀止痛的功效，需打碎后口服，每次 1.2~3g，每日 2 次。

二者均可用于肝癌胁下可扪及坚硬肿块、推之不移、刺痛、痛有定处、夜间痛甚、皮下瘀斑、瘀点、面唇紫黯、舌暗红、或有紫斑、黑斑、脉涩或弦紧等症状，可用于肝癌术后复发不宜再手术者，或辅助介入、放化疗等治疗。

③华蟾素注射液为干蟾皮提取物，解毒，消肿，止痛，用于中晚期肝癌。肌内注射，每日 2 次；或静脉滴注，用药 7 天，休息 1~2 天，4 周为 1 疗程。

临床在使用清热解毒、活血化瘀、软坚散结类中成药时必须辨证论治，非实证患者不可使用，不可过用滥用，以免造成患者正气亏虚，如较长时间服用，可辅以扶正之药。

第五章 | 肝癌研究模型

第一节 肝癌细胞模型

新鲜分离的人原代肝细胞保持了原有的结构和大多数的体内功能，但丢失了特定的膜区域，如细胞间连接和胆管结构，而且细胞极性和功能会迅速消失，若悬浮培养仅能存活4~6小时。同时，由于人原代肝细胞存在价格昂贵、无法增殖、批次间差异大等诸多不足，临床通常采用高通量人源化肝细胞筛选模型进行研究。用于药物筛选及生物学机制研究的肝细胞模型应具备与体内肝细胞相近的结构与功能，如细胞的极化、关键代谢酶的水平和转运体的表达等，同时，也应有一定的功能稳定性和较长的使用寿命，以进行长时间的实验。目前使用较多的肝癌细胞系包括HepG2、Hep3B、Huh-7、Fa2N4和HepaRG等。

一、肝癌细胞系

1. HepG2细胞系　　HepG2细胞来源于人类肝母细胞瘤，其所含的生物转化代谢酶与人正常肝实质细胞具有同源性。虽然HepG2细胞是1种肿瘤细胞，但是它的分化程度较高，并且保留了较完整的生物转化代谢酶，因此，用HepG2细胞做遗传毒性实验不需加入外源性活化系统。人原代肝实质细胞经分离后，只能经历有限的几次分裂，其内在的代谢酶很快失去活性，而HepG2细胞作为分化好的细胞系，其内在的药物代谢酶活性稳定，不会随着传代次数的增多而降低。以上2点使得HepG2细胞较其他的外来化合物遗传毒性检测系统更具优势。

HepG2细胞内保留了多种细胞色素P450（cytochrome P450，CYP）同工酶，不同的同工酶负责激活不同的前致突变物，所以，HepG2细胞可广泛应用于各种可疑致突变物的快速筛检，其中，CYP 1A主要针对多环芳烃（polycyclic aromatic hydrocarbon，PAH）类及芳香胺类，CYP 3A对硝基芘类及黄曲霉毒素类具有较强特异性，CYP 2B可以激活多种结构互不相关的化合物。除了CYP同工酶，HepG2细胞内还保留了其他氧化还原酶，参与电子传递及活性氧的生成和清除。

需要特别指出的是，HepG2 细胞内的 CYP 1A2 和 CYP 2E1 的含量很少或检测不到。CYP 1A2 对活化芳香胺起着重要的作用，但是即使没有 CYP 1A2，芳香胺依然对 HepG2 细胞表现出明显的遗传毒性，这可能是因为 HepG2 细胞内 CYP 1A1 含量丰富，芳香胺可以被 CYP 1A1 活化。CYP 2E1 在活化亚硝胺的过程中起着至关重要的作用，大多数亚硝胺类物质对 HepG2 细胞仅表现出轻微或不具有遗传毒性，可能和 HepG2 细胞内 CYP 2E1 的缺失有关。

应用 HepG2 细胞遗传毒性检测外源性化合物的毒性，主要可检测霉菌毒素类，如黄曲霉毒素 B1、啮齿动物致癌物赭曲霉素 A 和伏马菌素 B1；亚硝胺类，如 1- 亚硝胺、吡咯烷亚硝胺；芳香胺类和杂环芳香胺类，如联苯胺、2- 氨基 -3- 甲基 - 咪唑并喹啉；某些具有生物活性的天然植物成分。还可应用 HepG2 细胞检测一些天然植物成分的抗突变效应，如十字花科蔬菜中硫甙的水解产物异硫氰酸酯及黄酮类化合物白杨素。

2. Huh-7 细胞系　Huh-7 细胞由 Nakabayshi 和 Sato 建系，来源于 1 位 57 岁日本男性高分化肝细胞癌患者，细胞中不包含乙型肝炎病毒（HBV）的 DNA，但能被 HBV 转染。Huh-7 细胞与 HepG2 细胞一样均为来源于人的肝癌细胞系，若 HBV 的 DNA 被转入 Huh-7 细胞系中，该细胞系可被检测到 HBsAg、HBeAg、HBcAg 蛋白。Huh-7 细胞与 HepG2 细胞的区别在于 Huh-7 细胞表面有 CD81 受体，因此，HCV 能感染 Huh-7 细胞而不能感染 HepG2 细胞。Huh7 细胞除了 CYP 1A1 和 CYP 3A4 表达量稍高，其他 CYP 酶表达水平均很低。目前，Huh-7 细胞系主要被用来进行体外培养感染肝炎病毒的模型，确定肝炎病毒中各蛋白的功能区、感染肝炎病毒后细胞体内变化所依赖的信号通路，明确体外表达肝炎病毒中的各种蛋白，并研究其功能。

3. HepaRG 细胞系　HepaRG 细胞是 Gripon 等从慢性丙型肝炎（chronic hepatitis C，CHC）导致的肝癌患者体内分离，加入二甲基亚砜（dimethyl Sulfoxide，DMSO）、氢化可的松、胰岛素诱导分化而成。培养基上清可被检测到 HBV 抗原和 HBV 的 DNA。HepaRG 细胞具有肝细胞的大多数生理功能，包括药物代谢所涉及的主要 CYP 酶系，既可用于转染，又与原代肝细胞一样适合含 HBV 血清直接感染。HepaRG 细胞是肝前体细胞系的终端分化肝细胞，具有分化成肝样细胞和胆管样细胞的潜力。与其他肝癌细胞系相比，HepaRG 细胞可表达多种 CYP 酶（CYP 1A2、CYP 2B6、CYP 2C9、CYP 3A4）和 Ⅱ 相代谢酶。CYP 酶的表达水平与人原代肝细胞相近，可被特异性的诱导剂诱导，而且其代谢能力可以维持数周，为长期重复给药评估慢性毒性提供了可能。因此，HepaRG 细胞可被用于检测活性代谢物导致的肝毒性。同时，HepaRG 细胞也表达多种转运体，可被用于评估药物对转运体正常功能的影响。

HepaRG 细胞的培养需要高浓度的 DMSO 以维持细胞的分化状态并诱导 CYP 酶的表达，而 DMSO 对肝细胞具有潜在的毒性，因此，HepaRG 细胞可能会影响待测化合物的毒性检测结果，导致假阳性。另一方面，虽然 HepaRG 细胞表现出较强的代谢活性，但仍有一些代谢酶的表达水平较低，如 CYP 2D6 和 CYP 2E1。为了使其进一步接近人肝细胞的代谢能力，研究人员将低表达的基因转染至 HepaRG 细胞中，利用该方法已得到可以短暂高表达 CYP 2E1 的 HepaRG 细胞。但不足之处在于，细胞最多只能被转入2 种酶的基因，且表达水平经常不稳定，通常过高或过低。

4. 乙型肝炎病毒感染模型　常用的可转染 HBV 的肝癌细胞系主要有 PLC/PRF/5 细胞系、Hep3B 细胞系和 HepG2 细胞系等，上述细胞系近似高分化的正常肝细胞，具有绝大部分肝细胞的特异功能特性。用 HBV 阳性血清感染 HepG2 细胞建立 1 种体外稳定表达 HBV 的细胞培养体系——HepG2-HBV 细胞，该细胞可表达 HBsAg、Pre-S1、Pre-S2 和 HBeAg，并能被检测到 HBV 的 DNA 复制中间体和转录体。HepG2-HBV 细胞能模拟自然状态下的 HBV 持续感染的过程。利用 HBeAg 阳性患者血清纯化所得的 HBV 颗粒直接感染 HepG2 细胞 35 天后，存活下来的细胞可被检测到 HBV 的 DNA 和表达蛋白。该细胞模型适用于对 HBV 的 DNA 结构和功能，HBV 的吸附、侵入和脱壳过程，以及抗病毒药物的研究。

PLC/PRF/5 细胞是在自然状态下被 HBV 感染的人肝癌细胞。Alexander 等从 1 例 HBsAg 阳性的男性原发性肝癌患者中分离出 1 株人肝癌细胞系，代号为 PLC/PRF/5。该细胞形态为上皮样细胞，每 35~40 小时分裂 1 次，无接触抑制。PLC/PRF/5 细胞整合有 HBV 的 DNA，能持续产生 HBsAg、α1 抗胰蛋白酶、铁传递蛋白、α2 巨球蛋白、补体 C3、癌胚抗原及甲胎蛋白等 7 种人血浆蛋白，但不产生 HBcAg、HBeAg 和 HBV 感染颗粒，其分泌的 HBsAg 与血清来源的 HBsAg 具有相同的多肽。与其他 HBV 细胞模型相比，PLC/PRF/5 细胞具有 HBsAg 分泌稳定、量多、持续时间长的特点，适用于筛选抗 HBV 药物和观察药物对该细胞系 HBsAg 表达和分泌的影响，是研究慢性 HBV 感染的安全体外模型。

5.丙型肝炎病毒感染模型 自 1989 年鉴定出 HCV 以来，人们就一直试图建立 HCV 体内外模型，以方便对 HCV 的致病机制、生命周期等方面进行全面研究。含 HCV 的血清感染人淋巴细胞系、人胆上皮细胞、原代肝细胞（来源于人、黑猩猩或树鼩）曾被用来建立细胞模型。尽管原代肝细胞能被 HCV 成功感染，但 HCV 复制水平低，研究人员只能凭借 RT-PCR 技术检测到病毒，加上原代肝细胞和病毒血清的质量难以控制，这些不足都限制了细胞模型的应用。

在选择性双顺反子亚基因组 HCV 的 RNA 复制子系统的基础上，科学家们建立了一种新型的瞬时表达复制子系统，即用报告基因取代传统复制子结构中的 NEO 筛选基因，通过检测报告基因的表达活性分析病毒复制，简化了研究。

直至 2005 年，HCV 细胞感染模型研究才取得突破性的进展。研究人员从 1 名患有爆发性肝炎的日本患者身上分离得到 1 株 HCV 病毒株，命名为 JFH1，用其全基因组转录其 RNA 体外转染 Huh-7 细胞，转染 24 小时后，Northern 印迹检测到 HCV RNA，并在 72 小时后仍为阳性结果；免疫荧光检测显示，转染后 72 小时，70%~80% 的细胞表达核心蛋白和 NS3 蛋白。该细胞模型能稳定地支持 HCV 的 RNA 复制，在转染 5 天后，检测发现 HCV 的 RNA 和蛋白表达达到高峰，并在接下来的 7 天中维持在高水平，稍后出现轻微下降。以 E2 特异性抗体对转染后的 Huh-7 细胞进行免疫电镜检测，结果亦呈阳性。以转染过 JFH1 的 Huh-7 细胞培养上清液孵育未转染的 Huh-7 细胞 48 小时，核心蛋白和 NS5A 蛋白呈双阳性。病毒颗粒浓度是 1.15~1.17g/mL，直径 55 nm，外形呈椭圆形。在抗体中和试验中，以 CD81 抗体孵育 Huh-7 细胞，与对照组相比，90% 细胞的 HCV 感染效率受到抑制。感染 HCV 的患者血清也可以抑制该病毒再次感染 Huh-7 细胞。将转染 JFH1 的 Huh-7 细胞培养上清液稀释至 10000 倍后取 1mL 静脉注射给黑猩猩，6 周内没有感染迹象；再取 1mL 稀释至 1000 倍后再次注射，2 周后检测到 HCV 的 RNA 表达，且持续到第 5 周。

二、永生化原代肝细胞

由于肝癌细胞系和人原代肝细胞在部分功能上还存在较大差异，人们尝试在人原代肝细胞中过表达病毒致癌基因和（或）人端粒酶逆转录蛋白（human telomerase reverse transcriptase，hTERT）基因，使其永生化。将病毒的致癌基因，如猿猴空泡病毒 40 大

T 抗原（simian vacuolating virus 40 large T antigen，SV40 TAg），转染至啮齿动物的肝细胞可以使其永生化，但是在人肝细胞中过表达这些致癌基因却只能延长肝细胞寿命，并且会出现染色体畸形。与过表达病毒致癌基因相比，过表达 hTERT 基因出现基因和表型不稳定的情况较少，但是这种方法只适用于部分人肝细胞类型，包括胚胎肝细胞和新生肝细胞。与成体肝细胞不同，这些未成熟的肝细胞在体外本身就具有自我增殖能力，但随着复制的进行，端粒逐渐缩短，会出现增殖老化。因此，过表达 hTERT 基因就可以使其永生化。然而，对于在人成体肝细胞中过表达 hTERT 基因，不同实验得出了相反的结果。用他莫昔芬介导的 Cre-loxP 系统在人成体肝细胞中高表达 hTERT 基因，得到了 1 种可逆的永生化原代肝细胞系 16T-3。而用慢病毒转染的方式向人成体肝细胞中导入 hTERT 基因却不能延长细胞寿命，这可能是由于过表达 hTERT 基因不足以驱动细胞进入细胞循环。特定的永生化基因组合，如 SV40 TAg、hTERT 和 B 细胞特异性莫洛尼鼠白血病病毒插入位点 -1 类似物（B-cell-specific Moloney murine leukemia virus integration site-1，Bmi-1）过表达，可以使成熟的人肝细胞永生化。通过这种方法得到的永生化肝细胞不具有致瘤性，但同时也丢失了许多肝细胞的特异功能。

肝细胞的增殖和分化是相互独立的。因此，人们采用条件性永生化的方法控制细胞系的增殖，从而使肝细胞可以更好地分化。常用的条件性永生化方法有温度调节、重组调节和转录调节。温度调节依赖于 1 种温度敏感的 SV40 TAg 变异体。这种变异体只在 33℃时表达并活化，使肝细胞进行增殖，在 37~39℃时就会失活，停止细胞循环。重组调节使用位点特异性重组系统，如 Cre-loxP 和 FLP-FRT 系统，进行可逆的永生化。转录调节通过控制永生化基因的转录水平，实现肝细胞增殖的重复循环和生长停滞，进行可逆的永生化，由于这种方法不依赖于重组酶，因此不会出现染色体重排的情况。研究发现，移植条件性永生化大鼠原代肝细胞可以保护门腔静脉分流的大鼠不患高血氨诱导的肝性脑病，提高急性肝损伤大鼠的生存率，且通常不具有致瘤性。

三、细胞培养体系

当肝细胞所处微环境与体内环境越接近时，其形态和功能就能越好地维持。目前，改变培养体系的方式主要有 2 种：向细胞培养基中加入可溶性的促分化物质，改变培养方式来维持细胞间和细胞与基质间的相互作用。常用的可溶性促分化物质包括一些生理因子，如胰岛素、表皮生长因子、烟酰胺等，还有非生理添加物，如 DMSO。常用的培养方式有悬浮培养、2D 培养、三明治培养和 3D 培养。由于悬浮培养的细胞活性维持时间过短，因此使用较为局限，常用于代谢实验。

1. 2D 培养模型 将原代肝细胞接种在 1 层固相的细胞外基质上，如胶原、纤连蛋白或人工基底膜，进行单层培养，可以保留大多数肝的特异性功能，如糖的代谢和储存、尿素合成、血浆蛋白合成和分泌、脂质合成和转运、胆酸合成和吸收，以及药物代谢。但是一旦进行培养，肝细胞的形态、结构和极性就会发生显著改变。另外，随着培养时间的延长，肝细胞功能会急剧减弱，尤其是药物代谢能力。因此，2D 培养仅适用于短期（1 周内）的药物肝毒性研究。

2. 三明治培养模型 为了使肝细胞在长期培养过程中保持肝的特异性功能，人们将原代肝细胞置于 2 层基质（下层为胶原，上层为人工基底膜）之间制成三明治培养模型。在该培养条件下，细胞保持一种与体内相似的多边形形态，细胞活力、药物代谢酶活性和尿素分泌能力均有所增强。更重要的是，三明治培养模型培养肝细胞可以形成极性的基底膜和类胆小管结构，分别介导细胞吸收和胆汁外排。许多药物抑制胆汁外排导致胆汁阻滞，而这正是药物性肝损害（DILI）的重要机制之一。因此，三明治培养模型是研究肝胆药物转运体功能及其调控的首选体外模型。尽管与原代肝细胞相比，三明治培养模型表现出诸多优势，但随着培养时间的延长，与肝细胞功能相关的基因表达也会逐渐减少，一般培养时间不宜超过 2 周。

3. 3D 培养模型 体内的肝细胞具有多边形的形态和多极化的膜，包括至少 2 个基底面和 2 个极化面。传统的 2D 培养无法在体外重现肝细胞的 3D 形态和结构，且细胞功能会迅速衰退，不能进行长期研究。因此，肝细胞的 3D 培养模型应运而生。原代肝细胞、肝细胞系和多能干细胞诱导分化肝细胞的 3D 培养模型均表现出优于 2D 单层培养的功能特性，尤其是代谢酶的表达。

4. 多细胞培养模型 悬浮培养的肝细胞在不黏附基质的情况下会形成 3D 组织或多细胞球。肝细胞球中的肝细胞紧贴在一起，产生了自身的细胞外基质。因此，肝细胞球保持了多数的细胞间及细胞与基质间的连接，对维持细胞的分化和功能非常重要。据研究报道，多细胞培养模型（multicellular spheroids）具有长期的细胞活性，维持了肝细胞的极性，并有 I 相和 II 相代谢酶的表达。因此，肝细胞球可应用于分析药物代谢物，研究药物的长期肝毒性。在培养方面，肝细胞球的大小是一个关键因素。如果肝细胞球直径大于 $200\mu m$，氧气就无法渗透到内部，从而导致中心的细胞发生坏死。

5. 共培养模型　肝脏是一种非均质的脏器，实质肝细胞占肝细胞总数的 60%，另有肝上皮细胞、肝巨噬细胞（又称库普弗细胞，Kupffer's cell，KC）、肝淋巴细胞、胆管细胞和星状细胞等非实质肝细胞，占肝细胞总数的 40%。研究表明，药物不仅以实质肝细胞为攻击对象，还可以诱导非实质肝细胞损伤，从而加剧对实质肝细胞的破坏。另有研究发现，非实质肝细胞可以产生炎症因子、氧化应激、微小核糖核酸（microRNA），或直接与实质肝细胞作用，从而对多种肝病的发展起到促进作用。另一方面，多种细胞共同培养形成的微环境与体内情况更为相似，也更有利于肝细胞功能和活力的维持。所以，仅用实质肝细胞在体外研究肝毒性机制是不全面的，非实质肝细胞的作用也不容忽视。

第二节　肝癌动物模型

肝癌是由病毒、化学致癌物等诸多因素引起的肝细胞生长失控而导致的癌变，经历多个阶段的发病过程，与多种基因的调控和表达密切相关，但是肝癌的致病机制尚不清楚。同时，因为肝脏本身解剖结构的特点，治疗难度进一步增加。目前针对肝癌的治疗，早期建议手术治疗，小肝癌和晚期肝癌可以采取介入治疗及其他治疗。长期的循证医学发现，以上这些方法的疗效亦不确切，研究人员仍在探索更加有效的治疗方法。因此，建立接近人类肝癌临床特征的动物模型对研究肝癌与寻找新的治疗方法具有重要的现实意义。当前肝癌模型主要采用的动物包括小鼠、大鼠、裸鼠、仓鼠、兔、猪、鱼等，肿瘤的成因主要包括自发性、诱发性和移植性。

一、肝癌模型

1. 移植瘤模型　动物移植瘤模型的建立方法就是将来源于人或动物的肝癌组织、细胞株移植于动物体内，经过一段时间培养后而形成的肝癌模型，目前最常用的移植部位是背侧皮下、肝脏或腹腔等，移植方式主要包括同种移植和异种移植。

（1）动物选择：小鼠、裸鼠和家兔主要采用移植瘤株构建模型。小鼠和裸鼠主要是异位移植，以腋窝和背部皮下为主，采用的瘤株多为小鼠肝癌 H22 细胞和人肝癌 HepG2 细胞。一般用来进行药物试验，特点是建模快捷、观察方便；家兔因为个体较其他模型偏大，容易通过外科手术直接将瘤株移植于肝脏，在进行放射性治疗和影像学研究方面更有优势，主要采用 VX2 瘤株；大鼠和斑马鱼主要用于肝癌病因学的研究，以化学物质诱发肝细胞癌，常用 Wistar、SD 大鼠研究致病机理，诱导剂一般采用二乙基亚硝胺（DEN）、黄曲霉毒素（AFB1）、四氯化碳（CCl_4）、二甲基氨基偶氮苯（3'-Me-DAB）等，斑马鱼作为生物模型始于 19 世纪 80 年代，构建肝癌模型的优势在于其肝细胞功能接近哺乳动物，如肝脏发育的信号通路和相关因子、糖原和脂肪的储存、胆汁分泌、血清蛋白分泌等，并且与人类基因有 87% 的同源性。但与哺乳动物模型不同，斑马鱼难以开展移植性操作，多采用诱导性和转基因技术处理胚胎以得到目的模型。

（2）位点选择：移植性肿瘤模型位点从最初的皮下移植逐渐发展至腹腔移植、原位移植、血液移植、淋巴移植等。移植的类型主要包括同种移植和异种移植。目前有关肝癌动物模型的移植位点选择主要包括以下几种。

①皮下移植：皮下是各类模型最常用的移植位点，早期的移植材料来源为新鲜的人肝癌边缘组织，成功率较低，只有 11% 左右，后来逐渐发展为应用细胞株，在肝癌研究中，将人或动物的肝癌细胞株（或组织）移植于颈背部、腋下、后肢等部位的皮下，移植成功率分别为前肢腋下＞躯干近头侧＞背部＞后肢，其中，将人肝癌细胞移植到免疫功能缺陷小鼠的颈背部皮下，当移植的肿瘤细胞数为（1~5）× 10^6 时，成功率接近100%，由该癌株增殖的肿瘤基本具有人肝癌细胞的特性，所得实验结果更有意义。皮下移植不仅操作简单、观察测量方便，而且可以作为原位移植瘤的瘤源，但其缺点是缺乏肝癌细胞与肝脏组织的相互作用，在实验中有部分呈假阳性，研究肝癌的远端转移也较难得到理想模型。

②原位移植：原位移植较皮下移植有较高的操作要求，但其优点在于保留了原有肿瘤组织的生物学特点和微环境，能更好地反应肝癌的侵袭能力和免疫逃逸机制，腹腔浸润转移和腹水等生理现象也多见于此模型。原位移植模型的建立一般有 2 种途径，一种是将剪好的肿瘤组织（1mm×1mm×1mm）通过外科手术方法（开腹、穿刺）植入肝区，也有很多模型是通过辅助设备进行肝癌的移植，如经皮穿刺 CT、DSA、MRI 影像引导制作兔 VX2 肝癌模型；另一种是将细胞悬液直接注入肝左叶，在细胞数目为

（1~5）×10^6 时，较易发生远端转移。在先前的实验研究中，原位移植瘤的缺点在于只有将模型处死后才可进行瘤体组织的取出及测量；现在有了影像学设备的辅助，使在体观察肿瘤生长甚至新生血管变化成为可能。

③腹腔移植：腹腔移植在操作方面最为简单，并且可出现一定数量的转移、浸润、腹水的案例，但缺点在于不便于进行瘤体的观察和测量。移植方法是将人肝癌细胞株或组织碎片注入腹腔内，动物的前侧腹壁比后侧腹壁更有利于癌株的增殖。该模型的应用主要包括以下几点。a.研究肝癌侵袭周围组织和肺、肝、肾、肠等远端器官的转移过程。b.药物筛选试验。c.腹腔移植可以传代和培养，在进行原位或异位移植前，将复苏的瘤株注入目标动物腹腔内传代，待传代完成后可得到理想数量的肝癌细胞，并且传代后活性更高，对体内环境适应性更强，有利于提高移植成功率。

④静脉移植：中国肝癌患者的发病易伴发多种途径转移。肝癌细胞因自发或诊疗操作进入血液循环系统，称为循环肿瘤细胞（circulating tumor cell，CTC），随血液流动移植于某个器官便发生了肝癌的远处转移，返回肝脏组织后移植便是复发性肝癌。据报道，免疫疗法对肝癌复发或转移的患者行之有效，因此，研究人员需要通过多发转移性肝癌动物模型进行试验，CTC 模型建立的主要方式是静脉移植，一般是将低剂量的肿瘤细胞注入门静脉或脾静脉，可研究肝癌的转移机制，探索更有效的治疗策略。

（3）移植模型制作

①肝内移植：目前常见的肝内移植建立方法是预先准备肿瘤组织块（约 1.5mm^3），用套管针在动物肝脏扎入约 2.5mm 深，将组织块移植在肝内，拔出套管针，然后用无菌干棉签按压止血或用医用止血贴止血，逐层关腹缝合皮肤。目前，大多数肝内移植建造肝癌模型的操作过程存在很多缺点，如肝脏大量出血、操作时间长、大批量建模时需要耗费大量的时间和精力等。因此，最近许多实验进行了改进，首先进行动物肿瘤细胞的皮下移植，成瘤后切除皮下移植瘤，然后切成碎片注射入肝脏。近年，有学者提出了具有较强创新性的夹心法，用手术线将肿瘤组织缝合，夹在肝右叶和肝左叶之间，大大缩短了手术时间，造模成功率达 100%；还有学者选择将小鼠的肝脏挤出腹腔，注射肿瘤细胞后，用灼红的铁丝轻灼针眼，封闭针道，这种方法的成瘤率达 95%；还有学者用可吸收性明胶海绵压迫切口，一方面可以有效止血，另一方面可以防止肿瘤细胞外漏形成腹腔转移，建模的成功率也达 100%。考虑到外科手术创伤大，手术时间长和恢复差，

导致术后动物模型的发病率和病死率增加，改进方法为超声引导下经皮植入肿瘤细胞建立兔肝肿瘤模型，这种方法大大降低了感染率和腹腔移植率，技术上成功率为100%，造模成功率达92%。此外，对注射肝叶的选择也是重要影响因素，肝左叶的建模成功率明显高于肝右叶。由于肝脏的解剖特点，肝脏左叶与周围组织的重叠较肝脏右叶少，不易与周围组织粘连，在后期验证实验结果更加方便，肿瘤细胞的生长更加局限，不易向周围组织侵犯，更有利于模型的建立及后续研究的进行，在实验过程中也可避免操作时右侧注射的肿瘤细胞形成腹壁转移，所以，选择肝左叶注射有利于建立肝癌动物模型。肝内原位移植方法的优点有两方面，一方面是肿瘤细胞生长在正常的肝脏内，与人类肝炎、肝硬化、肝癌的发展演变过程类似，另一方面，相较于异位移植瘤模型，这种模型的肝脏肿瘤在肝脏内生长，更能模拟肝内肿瘤的生长微环境，与人类肝癌的生长有密切的相关性，因此，它可以成为一个非常有用的肝癌研究模型。

②经门静脉移植：脾静脉注射肿瘤细胞属于经门静脉移植的一种方式，将脾脏从中间横断，操作时避免了损失脾脏两极的血管，然后从脾下极注入肿瘤细胞，同时夹闭脾上极血管，使肿瘤细胞经过脾静脉进入肝脏，这种实验的优势在于肝转移出现率达100%，同时该方法可以保留部分脾脏，并且可以重复操作。脾静脉注射需注意以下几点。肿瘤细胞悬浮液必须是单细胞悬浮液，因为聚集的肿瘤细胞可能阻塞门静脉导致小鼠术中死亡，所以制备肿瘤细胞悬浮液时应与磷酸盐缓冲液充分混匀；在肿瘤细胞注射过程中，应仔细观察脾被膜，防止肿瘤细胞被注入被膜内，在注射后应仔细观察脾脏的颜色加以区分；在松开夹闭的血管夹前应确认注射口有无出血，如果有出血，一般可以用无菌棉签压迫止血，必要时可以使用血管夹。通过脾静脉移植肿瘤细胞建立动物肝癌模型的优点是一定会出现肝脏肿瘤，在一定程度上模拟了肝癌的生长过程，但是仅限于小数量的建模，手术方法相对烦琐，大批量建立肝癌模型有一定的局限性，同时存在部分肝癌动物模型的肿瘤细胞随门静脉系统进入其他器官出现肝外转移。

选择性门静脉注射是近年来比较创新的另一种门静脉建模方法。首先将小鼠麻醉，之后开腹解剖肝脏门静脉，夹闭小鼠的肝左叶门静脉，然后从门静脉主干注射肿瘤细胞，完成后松开夹闭的肝左叶门静脉。此方法的优点为：限定了肿瘤细胞在小鼠特定肝叶的生长，肿瘤细胞没有出现肝外扩散，同时也保留肝功能，并使肝组织不受影响，造模成功率为100%；该方法可以在短时间内完成，同时保持了肿瘤模型的一致性、建模的可重复性、肝叶的可选择性，保留肝脏实质完整；与其他造模方法的时间相比，这种造模方法 7 天左右可以检测出肿瘤，可以使生物研究和临床前测试在很短的时间内完成，而化学因素诱导目前需要 4 周，基因修饰需要大约 4 个月，因此，这种建模方法对有时间限定的研究者来说是一种非常有效且实用的方法。

2. 诱发性模型　诱发性肝癌模型是传统的建模方法，其原理是通过物理、化学、生物的致癌因素长时间作用于动物而形成肝癌，其中，以化学因素最为常用。

（1）亚硝胺类：在化学因素诱导肝癌动物模型的实验中，以二乙基亚硝胺诱发肝癌模型为最常见，最经典的是"饮水法"建立肝癌动物模型，形成肝癌模型的动物很多。目前，这种造模方法的技术非常成熟，其诱导的特点是成功率高，最高可达 100%。二乙基亚硝胺对肝脏针对性强，肝细胞癌所占比例大，是迄今应用最广泛的一种诱发肝癌模型的化学性药物。在二乙基亚硝胺诱导肝癌动物模型中，整个肝脏经历肝损伤期—肝硬化期—肝癌期的变化，并在实验中充分得到验证，其病理过程分为 3 个阶段：早期（1~13 周）表现为中毒性肝炎，中期（14~23 周）为肝硬化期，晚期（24~44 周）为癌变期。成功建模后的肿瘤兼具肝炎、肝硬化的背景，与人类肝癌形成过程十分类似，为肝癌的研究提供了很好的借鉴方法。但是，此类模型耗时长，动物死亡率高，同时，在长期的实验过程中，二乙基亚硝胺对实验者本身也存在伤害，所以这种方法有待改善。信波等摸索出一种更有效的方法，即在实验中适当加大二乙基亚硝胺的给药浓度，并辅助使用肿瘤促进剂四氯化碳及乙醇，使成模周期缩短至 150 天。与传统造模方法相比，该方法在一定程度上缩短了造模时间，且存活小鼠肝脏肿瘤成癌率达 100%，获得了理想的肝癌动物模型，这种造模方法也可以大批量实施。由于该造模方法优点十分突出，以后的建模方法可以在此基础上进一步改进，缩短建模时间后更有利于研究肝癌的发病与治疗。

（2）黄曲霉毒素 B1（AFB1）：肝毒性的 AFB1 主要是由曲霉属的某些真菌产生，如黄曲霉，具有致癌活性。目前研究发现 AFB1 致癌机制与诱导染色体畸变密切相关，均通过染色体链断裂、DNA 复合物生成、微核控制 DNA 合成等一系列反应最终使细胞癌变。传统的造模方法是给 7 天龄小鼠注射 6mg/kg 的 AFB1，持续注射 52 周后，研究者可以在小鼠肝脏发现肿瘤。在这种传统造模方法的基础上，研究者通过逐渐增加腹腔注射 AFB1 浓度的方法，最终在第 45 周的造模成功率达 80%（20/25）；还有学者提出了一种新的改进方法：用 DMSO 溶解 AFB1 后，连续腹腔注射，最快可以 4 周建成肝癌模型，这种化学诱导方法使建模时间进一步缩短。研究者们在此实验基础上不断改进，有效缩短了造模周期，同时，肝癌模型的成功建立与人类肝癌的发病过程类似，对研究人类肝癌的发病有一定价值。

（3）NAFLD 诱导的肝癌模型：非酒精性脂肪性肝病（non-alcoholic fatty liver disease，NAFLD）是代谢综合征在肝脏的表现形式，与肥胖、胰岛素抵抗、空腹血糖升高、血脂异常、脂肪因子变异等机体代谢异常明显相关，是目前慢性肝病最常见的病因。NAFLD 是以过量的脂质在肝细胞内堆积为特征的连续疾病谱，可由单纯的肝脂肪变性发展为非酒精性脂肪性肝炎（non-alcoholic steatohepatitis，NASH），严重时可发展为肝纤维化和肝硬化，NASH 一旦合并肝纤维化或肝硬化，则可进一步增加肝细胞癌的发生风险。

① NAFLD 饮食诱导的肝癌模型：单纯以 1 种饮食喂养的动物模型均有不同的局限性，以高脂饲料喂养的 C57BL/6 鼠不能显现与 NASH 相似的病理学改变，而以蛋氨酸 - 胆碱缺乏或胆碱缺乏饮食喂养的小鼠却可以显现，但不能诱导代谢综合征和肥胖的特征。因此，Wolf 等提出 1 个混合饮食模型，即胆碱缺乏饮食和高脂饮食混合（CD-HFD）。肝脂肪变、肝损伤、ALT 和 AST 水平上升等改变，可同时存在于这种新型模型中。高脂饮食鼠肿瘤发生率只有 2.5%，而 CD-HFD 鼠肿瘤发生率可提高到 25%。

在另一种联合饮食模型中，以胆碱缺乏的 L- 氨基酸饮食（choline-deficient L-amino acid-defined diet，CDAA）喂养的小鼠可发展为肝损伤，能反映 NASH 特征，并导致肝癌。以 CDAA 喂养小鼠可诱导小鼠胰岛素抵抗和肝脂肪变性增加，糖类和脂质代谢酶改变，并可诱导肝损伤和纤维化，甚至小鼠在被喂养 9 个月后可发展为肝癌。

有学者报道 NAFLD 的饮食诱导肝癌动物模型，是由 C57BL/6J 鼠和 129S1/SvlmK 鼠产生的同基因品系 B6/129，其可以具备 NASH 相关肝癌患者的关键特征。以高脂肪和高糖混合饮食喂养的 B6/129 鼠可循序在 4~8 周发展为脂肪变性，16~24 周发展为 NASH，52 周后发展为肝癌，这种模型是 NASH 相关肝癌的一种理想的临床前动物模型。

以 CDAA 饮食喂养并给予腹膜内注射 CCl_4 的 C57BL/6 鼠具有更显著的 NASH 和肝癌特征，此类鼠比单一 CDAA 喂养的鼠有更严重的脂肪变性、肝小叶炎症和纤维化形成。此外，仅 35% 的 CDAA 喂养的 C57BL/6 鼠发展为肝癌，但所有 CDAA 联合 CCl_4 的小鼠均发展为肝癌，并且肿瘤的平均直径更大。

有研究报道，1 种联合诱导肝癌动物模型是以高脂饮食喂养并进一步给予链脲霉素（streptozocin，STZ）治疗的 C57BL/6 鼠，STZ 是 1 种氨基葡萄糖亚硝基脲合成物，对胰岛 B 细胞有毒性作用，可在小鼠中诱导低胰岛素血症、高血糖症和糖尿病。以高脂饮食刺激 STZ 小鼠可诱导肝脏组织学改变，包括脂肪变性、小叶炎症、纤维化，并在 20 周时出现肿瘤性突出物。其他与人类 NASH 类似的特征包括体重增加、空腹血糖上升和 ALT 升高。雄性 STZ 高脂饮食小鼠在 16 周时出现肝细胞大量增殖，最终发展为肝癌。这种模型为研究代谢紊乱、NASH 及肝癌的相关机制提供了方式。

②先天性 NAFLD 诱导型肝癌模型：同源性磷酸酶 – 张力蛋白（phosphatase and tensin homolog，PTEN）基因是 1 种肿瘤抑制基因，其缺乏将导致细胞过度增殖、凋亡减少、肿瘤形成。肝脏特异性 PTEN 缺乏鼠可进展成与人类相似的 NASH 和 NASH 相关的肝癌。66% 雄性和 30% 雌性 PTEN 缺乏鼠可在 40~44 周后出现肝内肿瘤，83% 雄性和 50% 雌性 PTEN 缺乏鼠可在 74~78 周后出现肝癌。因此，这种模型有助于了解 NASH 的发病机制，也有助于了解 NASH 到肝癌的发展进程。

③联合基因和化学物质诱导的 NAFLD 相关肝癌模型：先天性肥胖是 db/db 鼠的 NASH 相关性肝癌进展的直接促发因素。以致癌物质二乙基亚硝胺处理的小鼠在 13~15 天龄时出现体重增加、肝重量增加、肝脂肪变性，同时也出现更高的肝癌发生率及更多、更大的肿瘤。这也为肥胖和 NASH 增加肝癌易感性的相关研究提供了依据。

（4）其他：能够成功诱导建立肝癌动物模型的化学因素还有许多种，如二甲基氨基偶氮苯、2- 乙酰氨基芴、亚氨基偶氮甲苯等，在诱导建模的方法中，既有单一因素的诱导，又有多因素的联合诱导。同时，在近年来不断创新改进后，在诱导阶段结合手术干预，使动物肝癌模型的建立周期更加缩短，最常见的一种方法是 Solt-Farber 模型法。尽管国外许多学者在 Solt-Farber 模型法的基础上进行了改进，如改变给药剂量、给药方式或手术干预的时间，不同程度地缩短了建模时间，但是建模成功率、稳定性也受到影响，仍不是非常满意的肝癌动物模型。所有诱导性模型的建立，最开始都是化学因素作用，然后在建立模型过程中增加作用因素，最终形成肝癌；其中，大多数化学因素诱导建模的肝癌起病隐匿、建模周期长，常需要一段作用时间，一般半年左右，时间更长的甚至需要 1~2 年。大多数化学因素诱导建模的过程会有短时间内动物模型病死率高的情况，而且肝癌出现的时间、部位、病灶数等在个体之间差异较大。

3. 基因修饰模型

（1）肝炎病毒转基因模型：已有充分证据表明 HBV 是人类肝炎和肝癌发生的重要原因。由于 HBV 一般不感染培养的细胞，也不感染常用的实验动物，因而在一定程度上限制了对其致病机制的研究，而转基因技术则为 HBV 致病机制和治疗性疫苗筛选等方面的研究提供了新的研究途径。近年，我国也开展了建立乙型肝炎病毒（ayw 亚型和 adr 亚型）转基因小鼠模型的研究，并获得成功。

HBx 抗原作为 HBV 编码的病毒反式激活因子，具有控制转录过程、调节其他病毒基因表达的功能，并能通过影响宿主的生物合成，干扰基因的表达和细胞分化，从而诱导肝癌的发生。已有研究证实，HBx 转基因的单独表达能诱导小鼠肝癌的形成。Kim 等建立了 HBx 转基因小鼠肝癌模型，将 1.15kb HBV 亚型 adr DNA 片段通过显微注射法转入 CD1 小鼠单细胞受精卵，使其整合于宿主基因组中，通过分析小鼠不同组织 HBx 蛋白的表达水平发现，在肝、肾和睾丸组织中有 0.7kb DNA 片段的相对高水平表达，这种 HBV DNA 序列在肝和肾组织中的选择性表达与感染 HBV 的人体情况相同。对转基因小鼠肝脏的组织学检查发现，小鼠在 4 月龄时出现肝细胞异常改变的多病灶区，但细胞增殖程度并没有明显增加，病灶内的肝细胞有 HBx 蛋白的高水平表达。8~10 月龄时，肝脏出现肿瘤，具有肝细胞腺瘤的特点，肿瘤内肝细胞的 HBx 蛋白处于高水平表达，同时检测 AFP 呈阳性。11~15 月龄时，大部分的雄性转基因小鼠死亡，而雌性小鼠大约在 17~21 月龄才出现死亡。解剖分析发现，所有小鼠的肝脏都出现肿瘤，病理诊断为肝细胞癌，癌组织仍有 HBx 蛋白和 AFP 的高表达，部分动物出现肝癌转移。该模型的肝癌发生情况存在明显的性别差异，肝癌发病率分别为雄性小鼠 90%，雌性小鼠 60%。流行病学资料显示，慢性 HBV 感染的男性患者比女性患者更易于形成肝癌，说明由 HBV 感染而引起的肝癌确实存在着性别差异。Yu 等在 HBx 转基因小鼠肝癌模型研究中发现，6 月龄时，小鼠肝脏出现不典型增生小结节，11~18 月龄时发展为肝细胞癌，该模型的肿瘤发生率为 86%。检测 HBx 蛋白表达情况，Yu 等发现 HBx 蛋白在非转基因小鼠肝细胞中不表达，在转基因小鼠发育不良和不典型增生的肝细胞中呈高表达，但两者之间没有显著差异；在非转基因小鼠肝组织中未检出增殖细胞核抗原（proliferating cell nuclear antigen，PCNA）阳性细胞，而转基因小鼠不典型增生肝结节和肝细胞癌组织的 PCNA 阳性细胞数显著增加，与发育不良的肝组织相比有显著差异。

整合有 Alb/HBVBg/Ⅱ–A 基因片段的 HBV 转基因小鼠肝癌模型的病理特点主要是慢性肝细胞损伤、感染所致的不典型增生和染色体异常，并最终形成肝细胞癌。研究发现，在病变早期，增生的肝细胞和肿瘤中的 HBV 基因表达水平降低，形成肝细胞癌后 AFP 检查呈阳性。这一模型的病变过程，即损伤→再生→肝癌，能比较准确地反映感染 HBV 所致的人肝细胞癌的发展过程，为进一步研究人 HBV 相关性肝癌的发生机制提供更理想的手段。

在转基因小鼠表达 HCV 核心结构蛋白的模型中，小鼠感染 HCV 后，在第 60 周后被检测出肝脏形成肝癌，研究者们推断其原理是 HCV 核心 E1、E2 和 P1 结构蛋白的基因表达，使肝细胞进一步癌变，从而形成肝癌。

（2）PTEN 基因敲除：目前，研究者们已经确定了 PTEN 基因参与细胞生存、增殖、能量代谢及细胞结构等，同时发现 PTEN 基因丧失会导致多种肿瘤模型的出现。研究者们在小鼠实验时发现，敲除 PTEN 基因后，该小鼠会逐步出现肝细胞脂肪变性，同时也诱导脂肪生成相关基因的表达，形成脂肪性肝炎和肝纤维化，然后进展为肝癌。研究者们可以初步推测，这种肝癌模型的建立与人类肥胖、脂肪肝进展成肝癌有相似之处。但是这种建模方法也存在缺点，一方面，PTEN 基因被敲除后，有可能出现多器官的肿瘤模型，并不是单一的肝癌动物模型，不利于后期的实验研究；另一方面，对实验者的技术要求高，同时需要花费大量时间与精力，无法满足建模样本数量大的要求。

（3）转化生长因子 β 激活激酶 1（TAK1）基因敲除：TAK1 基因是维持细胞稳态的 1 个重要组成部分，它属于促分裂原活化蛋白激酶的家族成员之一，该基因在肝脏中激活 NF–κB 通路，参与肝细胞的增殖、致癌和死亡过程。在探索建立基因敲除肝癌动物模型的方法后，研究者们又发现 1 种敲除 TAK1 基因的造模方法，在敲除 TAK1 基因后，早期测量小鼠血清谷丙转氨酶升高，中后期显著上升，继而导致小鼠肝细胞的凋亡，在大约 4 个月的时间内，肝细胞逐步发生炎性改变、纤维化、代偿性的细胞增殖，最终形成肝癌。

（4）多药耐药（MDR）蛋白 2 基因敲除：MDR2 基因可以编码一种促进胆汁中胆盐溶解的膜磷脂，小鼠 MDR2 基因被敲除，可导致小鼠胆汁淤积，表现为胆汁流量减少，胆汁分泌减少，肝脏中高浓度的胆盐损伤肝细胞，在 2~3 周时开始出现肝细胞炎症反应和胆管增生，逐步发展为肝纤维化，在第 18 周时出现肝癌细胞。这种小鼠肝癌模型的建立证明促进肝细胞炎症反应能抑制 NF-κB 通路，促进小鼠肝癌的发生。该方法的肝癌发病过程类似于人类 MDR3 缺陷症，该方法对研究这种疾病有一定帮助，但是建模成功率并不是非常理想，部分动物模型只发展到肝硬化程度，未完全形成肝癌，所以对研究肝炎—肝硬化的演变过程有一定的意义。

（5）猿猴空泡病毒 40（SV40）转基因肝癌模型：不同启动子的 SV40 转基因动物可以发生不同部位的细胞异常，如胰岛素基因启动子调节下的 SV40 基因引起胰腺瘤，抗凝血酶Ⅲ（antithrombin Ⅲ，ATⅢ）基因增强子调节下的 SV40 基因可引起肝癌。有研究利用人 ATⅢ 基因和 SV40 TAg 序列构建的外源 DNA，建立了 SV40 转基因小鼠肝癌模型。研究发现，2 月龄前小鼠肝脏出现有丝分裂异常，4 月龄时出现许多界限分明的肿瘤小结节，6 月龄时发展为肝细胞腺瘤，并在结节周围出现发育不良的肝细胞。与人体的肝细胞腺瘤不同，该模型没有表现出任何肝硬化的征象。7 月龄为肝癌发展的晚期，其肝重可为正常肝脏的 15 倍，同时伴有许多坏死区，肝脏结构被完全破坏。这些转基因小鼠的生存期很少超过 10 个月，大部分在 8 月龄时死亡，其肿瘤发生率为100%。与其他转基因肝癌动物模型不同的是，该模型的部分动物出现了肺转移，说明ATⅢ-SV40 TAg 转基因诱导的肿瘤恶性程度较高。研究者们分析转基因的表达水平，发现 SV40 TAg mRNA 的表达在出生时很低，1 周后急剧上升，而且仅局限于肝脏，增生结节内转基因的 mRNA 和蛋白表达水平高于非增生区。在肝癌晚期，肝脏病变区内的转基因表达水平明显降低，但肺转移肿瘤的转基因表达水平显著提高。鸟氨酸转氨甲酰酶作为肝分化的敏感标志物，7 月龄前可在肿瘤、结节和周围细胞中被检测到其 mRNA表达，随后表达水平下降，但在肺转移肿瘤中仍有明显表达。

许多研究表明，IGF-Ⅱ（insulin-like growth factor-Ⅱ）mRNA 在人和大鼠肝癌中有高表达，并与肝细胞分化程度密切相关。研究者们在该模型中检测 IGF-Ⅱ 表达水平，发现大鼠从出生到 2 周龄，其 IGF-Ⅱ mRNA 呈高表达，3 周龄以后表达消失，直到 3月龄时肝结节中又有 IGF-Ⅱ mRNA 高表达，而周围肝细胞不表达。在随后的 4、5、6和 7 月龄时，转基因肝组织 IGF-Ⅱ mRNA 表达又为阴性，说明 IGF-Ⅱ mRNA 是在肝癌发展的特定阶段被激活，并可能作为肝癌前病变的标志物。

（6）TGFα/c-Myc 转基因小鼠肝癌模型：将构建的 4.5kb Alb/c-Myc 基因转入（C57BL/6J×CBA/J）F1 受精卵，培育 Alb/c-Myc 转基因小鼠；将构建的 2.3kb EcoRIMT-

TGFα 基因转入 CD1 受精卵，培育 MT/TGFα 转基因小鼠；将两种转基因小鼠进行交配，获得 TGFα/c-Myc 转基因小鼠。研究表明，与单独表达 Alb/c-Myc 或 MT/TGFα 转基因动物相比，这种双转入的 c-Myc 和 TGFα 基因在小鼠肝脏表达的同时会加速肝脏肿瘤形成。单独整合有 Alb 增强子/启动子的 c-Myc 转基因小鼠在 2 月龄前表现出不同程度的肝细胞发育不良，12 月龄时没有发现肝增生结节，15~18 个月时部分小鼠出现肝细胞腺瘤；MT/TGFα 转基因小鼠在 10~15 月龄时才能诱导产生多灶性分化良好的肝细胞癌。而 TGFα/c-Myc 转基因小鼠在 6 周龄时，就出现明显的肝细胞发育异常，表现为核仁密集、染色质浓缩等细胞凋亡的征象。到 9 周龄时，大约 80% 的转基因小鼠都出现这类损伤，并形成很多发育不良的细胞灶。19 周龄以后，70% 的转基因雄性小鼠肝脏出现单一或多灶性肿瘤结节，病理分析为分化良好的肝细胞癌。而在此阶段，c-Myc 或 TGFα 转基因小鼠肝脏均无相应的病变损伤。在整个实验期内，相同月龄的（C57BL/6J×CBA/J）×CD1 野生型（WT）小鼠肝脏未见肿瘤形成。

（7）其他：在肝癌动物模型的研究过程中，还有 SV40 转基因小鼠肝癌动物模型、转化生长因子转基因小鼠模型等；在基因修饰的动物模型中，各国的研究者们并没有仅限于啮齿动物的研究，在其他非啮齿动物上也有很多研究，如通过对斑马鱼模型进行基因修饰，对肝癌疾病有了进一步的了解。目前基因修饰肝癌动物模型的制作技术要求极高，价格昂贵，虽然基因修饰肝癌动物模型可以诱导肝癌的发生，但其主要还是用于研究基因改变对肝癌形成的影响。目前基因修饰模型在国内开展还比较少，但其为肝癌的基础理论研究和临床应用开辟了更理想的研究途径，具有广阔的前景，是肝癌动物模型未来发展的方向。

二、肝癌前动物模型

1. CCL$_4$ 诱发肝硬化基础上的肝癌动物模型　研究者按 0.5mL/kg 给雄性 F-344 鼠通过强喂法饲以 CCL$_4$，每周 3 次，同时在饮水中加 0.05% 的苯巴比妥钠，连续 6 周；在此之前，通过静脉按 200 mg/kg 注射二甲基亚硝胺 2 周；16 周后即可获得 100% 的肝硬化和肝癌同时发生的动物模型。该模型的肝硬化主要是由肝小叶的带状坏死引起的。由于个体差异，不同的个体对这种化学物质的反应不同，并且 CCL$_4$ 诱导的肝硬化和人类乙型肝炎肝硬化不同，而乙型肝炎肝硬化是和肝癌的发生联系最为紧密的一种类型。因而，很显然，CCL_4 诱导的肝硬化模型并不适于研究肝炎后肝硬化与肝癌发生的关系。通过病理形态学和胶原代谢的生化学对 CCL_4 诱导的实验性肝硬化和人类肝硬化进行比较，研究者们也认为通过 CCL_4 产生的实验性肝硬化并不能作为合适的人类肝硬化模型，但该模型可在短期内产生肝硬化的继发症状，对研究肝硬化及其继发症状的药物阻断和化学性肝硬化向肝癌转化的发生机制有一定的意义。

2. 单一化学药物诱导的肝硬化肝癌动物模型　低剂量长期应用致癌物可诱发肝癌，大剂量可引起肝坏死和纤维化。常用的有硫代乙酰胺（thioacetamide，TAA）、二甲基亚硝胺（DMNA）、二乙基亚硝胺（DENA）。DMNA 进入肝细胞，经微粒体代谢生成乙醛，引起肝细胞损害，同时产生活化的甲基，使核酸、蛋白质甲基化，导致肝坏死，实验 4 周后可发生肝纤维化，停药后可持续 4 个月，较稳定。于饮水中加入 0.03% TAA，3 个月肝硬化形成率为 100%，死亡率为 20%。TAA 在肝内代谢为硫氧化物，与肝内大分子物质结合，引起肝损伤，同时还可激活磷脂酶 A2，破坏肝细胞膜，导致肝坏死。致癌物诱发肝纤维化，一般较稳定。以 DENA 诱导肝硬化到肝癌模型为例，取 Wistar 大鼠，8 周龄，重约 200g，自由进食，腹腔内注射 DENA，按 100mg/kg，每周 1 次，于注射后第 7 周即可形成肝硬化肝癌。该模型可用于研究肝硬化向肝癌转化的机制及药物作用机制。

3. 糖醛诱发肝硬化基础上的肝癌动物模型　长期口服糖醛导致的肝硬化改变进程类似于人类慢性活动性肝炎导致门脉性肝硬化的过程，这种肝硬化表现为格林森氏鞘的增宽，桥接坏死和 / 或桥接纤维化，而少有块状坏死。通过糖醛诱导肝硬化需要相当长的时间，而这种特征也类似于人类肝硬化的发展过程。很多人尝试通过 CCL_4 诱导实验性肝硬化。比较这些尝试，采用糖醛诱导肝硬化更可靠易行，不需任何特殊的技术，实验动物死亡率低。糖醛是一种非致癌物，目前的数据表明，糖醛诱导的肝硬化模型是研究肝硬化和肝癌发生关系的合适模型。

取雄性 SPF Wistar/SIc 大鼠，6 周龄。实验组饲以糖醛饮食 120 天，而对照组饲以无糖醛饮食。第 1~7 天，糖醛饲料给予量按 20mL/kg，第 8~14 天 30mL/kg，第 15~90 天 40mL/kg。从第 91 天到实验结束（即第 120 天），按每周前 2 天基本饮食，后 5 天 40mL/kg 糖醛饮食循环，以避免体重的严重消耗。研究者在第 90~120 天即可观察到肝硬化改变。有学者曾通过上述的口服糖醛诱导的肝硬化模型和2-FAA研究肝硬化对化学物诱癌的影响。

4. 营养不良性肝硬化基础上的肝癌动物模型　肿瘤发生不仅是由外界因素所致，而且与内在的基因型和渐成影响有关。由于没有合适的在体实验动物模型，后者的机制还未得到阐明。有学者提出了一种内在的鼠肝癌发生模型，其饮食配方为胆碱缺乏的低蛋氨酸饮食（CDML），经此饮食喂养一段时间的大鼠会发展为脂肪肝、肝细胞损伤、肝纤维化、肝硬化，直至肝癌。Nakae等发展了CDAA，代替了CDML的半合成产品，同样能导致肝癌的发生和肝脏DNA的氧化损伤。这种模型的建立有助于进一步研究和阐明肝癌发生的内在致病因素和发病机制。

5. 病证结合的肝癌动物模型　肝癌归属中医学"肝积""积聚""癥瘕""黄疸""鼓胀"等病范畴，中医认为，肝癌是以脏腑气血亏虚为本，气、血、湿、热、瘀、毒互结为标，主病在肝，渐成癥积。临床主要有肝气郁结证、气滞血瘀证、湿热聚毒证、肝阴亏虚证。在中医药抗肝癌研究中，具有中医特色的病证结合肝癌动物模型为中医药治疗肝癌提供了中医理论依据，同时还为以中医理论探索肝癌的演变规律提供某种依据，比单纯的肝癌动物模型更具说服力。目前，国内研究的病证结合肝癌动物模型主要有脾虚证肝癌动物模型和湿热证肝癌动物模型。

（1）脾虚证肝癌动物模型：中医学认为肿瘤的发生是由于机体正气虚弱，邪气乘虚而入，因虚而致瘀是肝癌的本质。耗气、破气加饥饱失常可诱发实验动物脾气虚，再结合肝癌细胞注射，可使实验动物表现为脾气虚证肝癌。李锦毅等采用厚朴、大黄水煎液灌胃昆明种小鼠，隔日加喂猪脂，每只小鼠灌胃1mL水煎液，造模9天，于第10天取肝癌H22腹水型小鼠的腹水，无菌抽取生长良好的乳白色腹水，用生理盐水1:3稀释，在每只小鼠右前肢腋下皮下注射，连续接种7天，建立脾气虚证肝癌动物模型。从第5天起，小鼠表现为倦怠、脱肛、肠胀气、消瘦、便溏等脾气虚症状，接种7天后肿瘤明显增重。

用泻下法致脾虚是脾虚证模型最常用的造模方法，其中，绝大多数为苦寒泻下法。早在1983年，于尔辛等用纯系雌性BALB/c小鼠，以大黄芒硝合剂灌胃9天后，在小鼠腹外侧皮内接种腹水型肝癌（HAC）细胞6×10^6个，小鼠于胃饲大黄芒硝合剂后第2~3天起出现大便软溏，并持续腹泻，第4~5天起形体消瘦，活动少，毛散乱无华，四肢冷，形成一系列脾虚的症状，接种 HAC 细胞后 2~3 天，脾虚小鼠可出现瘤块。给大鼠灌服大黄水煎剂（1g/mL），4 mL/ 次，2 次 / 天，连续 14 天。然后将 Walker-256 瘤株复苏，注入幼鼠腹腔，生长癌性腹水；取癌性腹水离心弃上清，将浓缩癌性腹水注入大鼠肝脏，模型大鼠出现精神萎靡、被毛张开、食欲减退、体重减轻、腹泻、动作无力、成群蜷卧、毛疏散竖立等脾虚症状。造模 1 周后进行 B 超检查，多数造模大鼠肝内可见到 1 个或数个高密度回声区，将大鼠处死后进行剖腹探查，肝脏内发现直径 0.5~1.0cm 大小不等的实体肿瘤。血清 ALT、AST、总胆红素（TBIL）、碱性磷酸酶（AKP）均升高，白蛋白（Alb）降低。用同法建立脾虚证肝癌动物模型，肝癌脾虚证组野生型 p53 mRNA 阳性表达率显著低于正常对照组，N-ras 蛋白阳性表达水平与正常对照组相比显著升高，证实野生型 p53 mRNA、N-ras 异常表达与脾虚证具有相关性，野生型 p53 mRNA 表达率显著降低是肝癌脾虚证的特征之一。这一研究从分子水平更加深刻地认识了肝癌中医证候的科学内涵，对提高肝癌辨证论治水平、充分发挥中医药治疗原发性肝癌的优势有重要意义。

（2）湿热证肝癌动物模型：肝癌的初中期多为湿热证。高糖高脂饲料喂养、湿热环境、灌胃细菌可致实验动物产生湿热症状，结合肿瘤细胞直接注射法可建立湿热证肝癌动物模型。将 Walker-256 肿瘤细胞株注射入大鼠皮下，长出皮下实体瘤，取瘤体周边组织剪成 $2mm^3$ 小块，将瘤块植入肝脏包膜下，同时给予高糖高脂饲料饲养，置于高温高湿环境。结果肝癌湿热证组大鼠出现毛发蓬松、倦怠呆卧、进食少、饮水少、行动呆滞等症状。造模 1 周后进行 B 超检查，多数造模大鼠肝内可见到 1 个或数个高密度回声区，将大鼠处死后进行剖腹探查，肝脏内发现直径 0.5~1.0cm 大小不等的实体肿瘤。造模成功后，大鼠的细胞凋亡率、p53、肿瘤微血管密度（MVD）、血管内皮生长因子（VEGF）均升高。用同法造模，模型大鼠出现毛发蓬松、倦怠呆卧、进食少等症状，B 超均见 lcm 左右高密度回声区，将大鼠处死后进行剖腹探查，肝脏植瘤术处均见直径 0.5~1.0cm 大小不等的实体瘤，肝脏术口附近或邻近肝叶见 1 个或数个小转移灶，造模成功后大鼠的 AST、ALT、IL-8 比正常组高，血清中的 IL-2、TGF-α 亦比正常组高。

对大鼠采用高糖高脂饲料喂养 10 天，然后将大鼠置于造模箱中，于第 96 小时以伤寒沙门菌灌胃 1 次，第 120 小时再灌胃 1 次，之后移出置于自然环境中。后将 Walker-256 瘤株复苏，注入幼鼠腹腔生长癌性腹水；取癌性腹水离心弃上清，直接将浓缩癌性腹水注入大鼠肝脏。造模后大鼠出现毛发蓬松、倦怠呆卧、进食少、饮水少、行动呆滞等症状。造模 1 周后进行 B 超检查，多数造模大鼠肝内可见到 1 个或数个高密度回声区，将大鼠处死后进行剖腹探查，肝脏内发现直径 0.5~1.0cm 大小不等的实体肿瘤；血清 ALT、AST、TBIL、AKP 均升高，Alb 降低。用同法建立湿热证肝癌动物模型，肝癌湿热证组 N-ras 蛋白阳性表达水平与正常对照组相比显著升高。

病证结合肝癌动物模型包括 2 方面的内容：一方面是将现代医学的人类疾病动物模型与中医证候动物模型嫁接，建立病证结合动物模型；另一方面是在中医药病证理论指导下，建立中医病证结合动物模型。

第六章 肝癌中西医结合基础研究

第一节　扶正固本类中药的基础研究

扶正固本法是中医治疗恶性肿瘤的主要治法之一，它能通过提高人体正气，增强机体的细胞免疫和体液免疫功能，抑制肿瘤细胞生长，并诱导其凋亡。同时，扶正固本法可以降低放化疗带来的毒副作用，发挥增效减毒的功效。临床和基础实验表明，扶正固本类中药在联合放化疗抗肿瘤方面已经取得了很好的疗效，具有广泛的应用前景。

一、扶正固本法的现代医学阐述

所谓扶正固本，即扶助人体正气，巩固人体之根本。正气相当于现代医学的机体免疫力，免疫力强大，能对肿瘤细胞发挥免疫应答和杀伤功能，使机体得以安宁；免疫力低下，防御、清除、监视功能弱，肿瘤细胞易发生逃逸，则不利于机体功能的恢复。肿瘤在发生发展过程中，会一步步消耗人体的正气，正气虚弱，无力抗邪，故各种邪气旺盛，导致人体出现食欲不振、日渐消瘦，甚至出现恶病质等。现代肿瘤治疗手段包括手术、放化疗、靶向治疗等，都会损伤人体正气，因而，及早有效使用扶正固本法进行抗肿瘤辅助治疗，是中医药抗肿瘤的重要作用。

扶正固本法属于中医学的补法。扶正固本类的中药有很多种，如益气健脾类的黄芪、党参、茯苓、白术，滋阴补血类的当归、熟地黄、白芍、阿胶，养阴生津类的生地黄、麦冬。这些中药从益气养阴、滋阴养血、养阴生津等途径，起到治疗各种正气虚损、脏腑不坚病证的作用。现代药理学实验证明，这些药物在治疗心血管系统疾病、内分泌循环疾病、代谢性疾病、中枢神经系统疾病等方面均有疗效。例如，人参能增加红细胞数和加强白细胞的吞噬功能；山茱萸、女贞子和灵芝可以增加白细胞减少症患者的白细胞数；三七补血和血，能改善血象，可以用于治疗失血、贫血等疾病。再如人参、白术及五味子的提取物有增强肾上腺皮质功能的作用；淫羊藿和补骨脂干粉有雌激素样作用，可用于治疗内分泌失调等疾病。又如人参皂苷，能促进糖类及脂质代谢，它的提取物——蛋白质合成促进因子对动物睾丸、骨髓及肝脏等器官的核酸和蛋白质的合成有显著的促进作用；甘草、何首乌、黄精、桑寄生、灵芝、决明子等有降血脂作用，这类药物均可调节人体代谢系统。此外，五味子和人参还能调节大脑皮层兴奋过程和抑制过程的平衡，调节中枢神经系统的兴奋性，延缓记忆力衰退。生脉散则具有强心作用，可改善缺血心肌的合成代谢和离子传递系统，减少了心肌对氧和能量的消耗，从而延长了心脏存活时间。黄芪、灵芝、人参等中药还可以改善机体防御功能，提高机体巨噬细胞吞噬率、淋巴细胞转化率，促进网状内皮系统吞噬功能，对人体的细胞免疫和体液免疫都有不同程度的增强作用。

扶正固本类中药除了具有上述作用，在抑制肝癌的发生和发展上也有明显的作用。肝癌患者机体气血亏虚，脾为湿困，气滞血瘀，瘀血内阻，蕴蓄不解，后风、寒、暑、湿等邪毒入侵，瘀毒互结，以致瘀中有毒，毒中有瘀，胶结转化。病变日久，肝郁化火，气滞血瘀，形成肝郁血瘀、肝热血瘀之证；或痰浊、湿热蕴毒，形成湿热毒结、瘀毒互结之证。后期郁火热毒伤阴，导致肝肾阴虚；或寒积、痰饮伤及阳气，导致脾肾阳虚；或久耗肝阴，肝血暗耗，致气阴两虚。此时，常用补脾益肾、温养阳气、滋阴养血等扶正固本之法，疏理气机，扶其正气。再者，肝癌患者如果处于围手术期，因手术创伤造成脏腑功能失调、气血不足，常有食欲减退、气短乏力、体质虚弱等表现，中医在手术前后，予以补益气血，调理功能，能促进术后恢复，为后续的肿瘤治疗创造条件。这一阶段的中医治疗也多以扶正固本为主。患者如果处于手术后无瘤生存期的巩固治疗阶段，由于体质下降，免疫失控，部分癌细胞脱落或逃逸，常出现术后复发转移，其中尤以Ⅱ、Ⅲ期的患者为多。中医认为，虽然肿瘤被切除，但可能余邪未尽，在人体正气不足的情况下，肿瘤可再次复发。此时治疗仍当提升正气，增强免疫，因此这一阶段的巩固治法仍多以扶正为主，兼施祛邪。如果患者处于放化疗阶段，放化疗常常会对机体造成毒副反应及损伤作用，如骨髓抑制、药物性肝损伤等，导致免疫功能下降，进而出现体虚乏力、易受外感、对癌细胞控制失调，成为肿瘤复发的不利因素。扶正固本法在这一阶段可减轻放化疗的毒副作用，提高放化疗的敏感性。当癌毒扩散，多处转移，患者已失去根治手术的机会，日渐消瘦、乏力、纳减，中医治疗宜以扶正固本为主，少用攻邪克伐之剂，旨在通过补益脾胃，调养气血，达到带瘤生存、延长生存期、提高生活质量的目的。由此可见，扶正固本法可贯穿肿瘤发生、发展和诊治的全过程。正气亏虚，无力抵御邪气，正不胜邪，则机体发病；正气虚弱，无力鼓邪外出，癌毒留恋，则病情迁延。

二、扶正固本类中药改善肝癌机体的免疫状态

1. 机体免疫状态及免疫应答　免疫原意为免除课税和差役，在《现代汉语词典》中为由于具有抵抗力而不患某种传染病的意思。在医学中，免疫系统具有双重功能，其中，对机体的保护功能使得免疫系统可以对"自己"和"异己（非己）"的抗原性异物进行识别，排除"异己"抗原，从而破坏和排斥进入体内的抗原物质，或清除人体本身所产生的受损细胞或突变细胞，以维持人体的生理平衡和稳定。免疫系统由免疫器官、免疫组织、免疫细胞及一些免疫分子组成，主要是由淋巴细胞、单核细胞和其他相关细胞及其产物相互作用而发挥功能。机体的免疫功能主要分为体液免疫和细胞免疫。体液免疫清除的是游离在宿主细胞外的抗原及其产生的有毒物质，主要通过效应 B 细胞（浆细胞）分泌抗体，并通过与抗原发生特异性结合来清除抗原。体液免疫清除的抗原多为相对分子质量在 10000 以上的蛋白质和多糖大分子。细胞免疫则负责摧毁侵入宿主细胞内的病毒、细菌或外来物质，主要是通过效应 T 细胞（杀伤 T 细胞）分泌穿孔素使靶细胞溶解死亡。T 细胞受到抗原刺激后，分化、增殖、转化为效应 T 细胞（又称致敏 T 细胞）。当相同抗原再次进入机体，效应 T 细胞对抗原有直接杀伤作用，其释放的细胞因子对外来抗原有协同杀伤作用。在特异性免疫反应中，体液免疫和细胞免疫之间既有各自独特的作用，又可以相互配合，共同发挥免疫效应。细菌、病毒等病原体侵入人体，首先诱发体液免疫，因为 T 细胞不能识别入侵的病毒等抗原，只有当病毒或胞内寄生菌侵入宿主细胞，细胞表面出现了来自病毒等病原体的小分子蛋白质抗原，并与细胞表面的受体结合成复合物时，T 细胞才能识别，进而引发细胞免疫，使靶细胞裂解，暴露出隐藏其中的病原体，再通过体液免疫将其清除。若病原体不是胞内寄生物，则只能诱发体液免疫。

T 细胞是适应性免疫系统的关键组成部分，对防御外来生物和调节自身免疫至关重要。T 细胞在胸腺内分化成熟，占外周血淋巴细胞的 65%~75%，主要包括 CD4$^+$T 细胞

和 CD8⁺T 细胞。其中，CD4⁺T 细胞约占 T 细胞的 65%，在细胞免疫中发挥主要作用，并协助体液免疫应答。初始 CD4⁺T 细胞在抗原信号、共刺激信号及细胞因子的作用下，增殖活化形成辅助性 T 细胞（helper T cell，Th 细胞），包括 Th1、Th2、Th17 和 Tr 细胞 4 种类型。Th1 和 Th2 细胞是最先被发现的 CD4⁺T 细胞功能亚群，Th1 细胞是 Th0 细胞经 IL-12 等细胞因子刺激后分化而来，主要通过其产生的白细胞介素 -2（interleukin-2，IL-2）、干扰素（interferon，IFN）等炎症细胞因子介导细胞免疫，抑制 B 细胞功能，增强吞噬细胞介导的抗感染免疫；Th2 细胞是 Th0 细胞经 IL-4 等细胞因子作用后分化而来，主要通过分泌 IL-4、IL-6 等 Th2 型细胞因子，促进 B 细胞激活与分化，并产生抗体，介导体液免疫反应。在生理情况下，人体内的 Th1 和 Th2 细胞在数量和功能上处于动态平衡，维持机体正常的免疫功能。当 Th 细胞稳态被破坏，向 Th1 或 Th2 细胞方向转变，即发生 Th1/Th2 细胞免疫偏移，将导致机体免疫状态失衡，从而引发一系列疾病。Th17 细胞则是 1 种新型的、不同于 Th1 和 Th2 细胞的第 3 类效应性 CD4⁺T 细胞亚群，以特异性分泌高水平的 IL-17 为特征，具有强大的招募中性粒细胞、促进多种细胞释放炎症因子、促进细胞增殖及抑制肿瘤生长等多种生物学作用，可导致炎症反应。Tr 细胞是 1 类特异性表达 FOXP3 且具有免疫调节功能的 T 细胞。在稳态条件下，Tr 细胞通过 IL-2 受体 CD25 的表达实现与 IL-2 的高亲和力结合，维持低水平的 IL-2，从而防止过度的免疫反应。Tr 细胞还可产生免疫抑制分子 IL-10、IL-35、TGF-β，分泌颗粒酶和穿孔素，杀死抗原呈递细胞（antigen presenting cell，APC）。此外，Tr 细胞可以通过细胞毒性 T 淋巴细胞相关抗原 4（CTLA-4）从 APC 的表面夺取共刺激配体 CD80 和 CD86，阻断其与 CD28 的结合，提高 T 细胞活化阈值，从而限制 T 细胞活化。Tr 细胞也可通过释放外泌体实现对 CD8⁺ 细胞毒性 T 淋巴细胞增殖的抑制。

在免疫应答过程中，除了 T 细胞和 B 细胞起核心作用外，单核巨噬细胞和树突状细胞也发挥了作用，主要起到处理和呈递抗原作用，故称为抗原呈递细胞。树突状细胞（dendritic cell，DC）是目前已知的体内最强的 APC，可以通过 2 种方式激活细胞免疫：一方面，DC 摄取抗原后进入淋巴结内初始 T 细胞循环池，通过主要组织相容性复合体（major histocompatibility complex，MHC）-I 类分子途径呈递内化抗原而激活初始 CD8⁺T 细胞，介导抗原特异性细胞毒性 T 淋巴细胞（cytotoxic T lymphocyte，CTL）效应；另一方面，成熟 DC 高表达 MHC-II 类分子，MHC-II 类分子则结合外源性抗原，并加工呈递给 CD4$^+$T 细胞，CD4$^+$T 细胞被激活后通过分泌大量的细胞因子（TNF-α，IL-12 等），反馈调节 DC 和维持 CD8$^+$T 细胞的数量而介导肿瘤杀伤。大量研究已证实，肿瘤抗原特异性 CTL 介导的杀伤作用是机体最主要的肿瘤清除机制。因此，DC 对机体对抗肿瘤的免疫逃逸和增强机体对肿瘤的免疫清除作用具有十分重要的价值。

2. 肝癌患者机体的免疫功能　免疫系统具有防御、监视、自稳功能，然而肿瘤细胞是从人体细胞转变而来的，一方面，细胞带有许多正常细胞所具有的相关抗原，即肿瘤细胞和正常细胞、组织均可表达的抗原，如癌胚抗原、组织特异性分化抗原，以致机体免疫无法识别；另一方面，肿瘤细胞还会分泌一些细胞因子和趋化因子，帮助其逃避机体免疫监视。肿瘤细胞所具有的免疫逃逸机制是多方面的。首先，逃避免疫监视是肿瘤细胞具备的能力。肿瘤细胞中抗原的缺失和调变，MHC-I 类分子表达低下，肿瘤细胞缺少共刺激信号如 B7-1 和 B7-2，负共刺激信号 PD-L1 的异常表达，对免疫具有抑制作用的细胞因子如 TGF-β、IL-10 的异常分泌，肿瘤细胞表面表达 FasL 和抑制性分子，均使得 T 细胞经过诱导而凋亡，T 细胞活化与增殖受到抑制，还可以使肿瘤机体产生调节性 T 细胞和骨髓源性抑制细胞，对免疫造成极大的抑制。

3. 扶正固本类中药改善肝癌患者的免疫状态　中药可以通过扶正固本提高人体的正气，增强机体免疫力，发挥抗肿瘤效果。研究证明，扶正固本类中药可以在一定程度上激活机体免疫细胞的活性，增强机体的免疫功能，其中，以益气助阳类中药作用最为突出。如研究发现，当归多糖能增加脾细胞的总数量，提高单核巨噬细胞系统的吞噬能力，有明显的促进非特异性免疫的功能。同时，曹蔚等人发现，当归多糖还具有一定的抑瘤作用，并明显提升荷瘤小鼠的胸腺指数、脾指数和血液淋巴细胞数量，明显提高小鼠巨噬细胞分泌的 TNF-α 和 IL-1β 含量。可见当归多糖可以通过增加荷瘤小鼠免疫器官的质量和免疫细胞的数量，激活小鼠巨噬细胞，通过提高机体免疫力发挥抗肿瘤的作用。唐亚乐在探讨黄芪四君子汤对气血亏虚型中晚期原发性肝癌患者免疫功能的影响时，将 66 例患者随机分为对照组和治疗组，对照组接受常规西医治疗，治疗组在对照组的基础上使用黄芪四君子汤治疗，持续 2 个月。观察 2 组中医证候积分和 T 细胞亚群变化，并比较 2 组临床疗效。结果发现，治疗后 2 组患者中医证候积分均降低，且治疗组腹痛、神疲乏力、唇甲色白等证候积分降低较对照组更为明显；治疗后 2 组 CD4$^+$T 细胞及 CD4$^+$/CD8$^+$ 水平升高、CD8$^+$T 细胞水平降低，且治疗组变化情况明显优于对照组；

治疗后，治疗组临床总有效率为 81.82%，高于对照组的 63.64%。可见，黄芪四君子汤益气健脾，可有效改善患者临床症状和体征，具有抗肿瘤、增强机体免疫力的作用，对气血亏虚型中晚期原发性肝癌患者有较好的治疗效果。吕杰等将 191 例Ⅲ~Ⅳ期恶性肿瘤患者随机分为化疗+中药组和单纯化疗组进行研究，结果发现，采用含有党参、当归、黄芪等益气养精类中药的汤剂可纠正患者外周血中 T 细胞的百分比，使 CD4$^+$T 细胞比例升高，CD8$^+$T 细胞比例下降，CD4$^+$/CD8$^+$ 明显上升，提高了患者的细胞免疫功能，从而预防肿瘤的复发转移，延长生存期。

单铁英等人分离人外周血单核细胞，体外培养其成为未成熟树突状细胞和成熟树突状细胞，用冻融法制备肝癌细胞的全抗原，并致敏未成熟树突状细胞；通过混合淋巴细胞实验，获取成熟树突状细胞激活的特异性效应 T 细胞，观察枸杞多糖在树突状细胞的成熟及 T 细胞的激活、增殖和杀瘤过程中的作用。结果发现，枸杞多糖能促进树突状细胞的成熟，转染了人肝癌细胞全抗原的成熟树突状细胞可特异性地激活 T 细胞成为可特异性杀伤人肝癌细胞的效应 T 细胞，可见枸杞多糖能促进树突状细胞成熟，增强效应 T 细胞增殖和杀伤肿瘤的活性。张景洲等人研究发现，扶正解毒通络方能显著改善荷瘤小鼠血清 IL-6 和 TNF-α 的水平，改善免疫功能，从而抑制肝癌肿瘤的生长。六君子汤中人参、茯苓、白术、炙甘草均含有大量具有免疫活性的多糖，可促进机体 T 细胞增殖成熟，增强 T 细胞信号转录，从而增强机体细胞免疫及体液免疫功能。周丽静等人发现黄芪多糖在体内可以增加小鼠单核巨噬细胞白血病细胞（RAW 264.7）免疫调节因子（如 IL-1β、IL-6 和 TNF-α）的分泌。在体内实验中，黄芪多糖不仅可以促进细胞因子释放，还可以提高免疫器官指数，抑制肿瘤的生长，从而发挥免疫正向调节作用，达到抗肿瘤效果。朱凯敏通过对肝癌 H22 荷瘤小鼠进行研究发现，参芪抑瘤方可以显著提升脾指数和抑瘤率，并且使 CD3$^+$T 细胞、CD4$^+$T 细胞表达均明显升高，降低 CD8$^+$T 细胞比例，通过提升机体免疫力，促进肝癌细胞发生凋亡，减缓肿瘤生长速度，防止其复发和转移。

叶颖等人通过对临床 40 例原发性肝癌患者给予为期 3 个月的扶正泻肝方治疗发现，与治疗前相比，治疗后患者的 AFP 水平明显降低，CD3$^+$T 细胞、CD4$^+$T 细胞水平皆提高，且 CD4$^+$/CD8$^+$ 比值也较前提高，CD8$^+$T 细胞比例明显降低。扶正泻肝方疗效显著，改善患者临床症状的有效率超过 60%，其通过提升机体的免疫力，发挥抗肿瘤效果，从而提升患者生活质量。何玲玲等人发现玉屏风散可以增加 T 细胞比重，其抗肝癌的机制为通过募集 T 细胞至肿瘤周围，发挥免疫应答作用。秦丹梅通过对杨新中教授临床治疗肝癌经验进行总结发现，健脾扶正类中药可以提高 T 细胞、NK 细胞、LAK 细胞活性，逆转肝癌免疫逃逸，增强免疫应答功能，发挥抗肿瘤效果。杜建教授在围手术期运用经验方解毒消癥饮和扶正抑瘤方（由黄芪、灵芝、女贞子、淮山药组成）辅助治疗肝癌，结果发现，术后应用扶正抑瘤方可提高肝癌患者血清免疫球蛋白（尤其是 IgM）的表达水平，同时可显著增加 $CD3^+T$ 细胞、$CD4^+T$ 细胞的表达及 $CD4^+/CD8^+$ 的比值，提高外周血 NK 细胞的含量及细胞因子 IL-2 和 TNF-α 的活性，达到对患者免疫功能的改善，从而提升患者的生活质量。

曹治云通过研究扶正抑瘤方对消化道肿瘤围化疗期免疫功能的影响发现，扶正抑瘤方可以使细胞因子 TNF-α 上调，对 ICR 小鼠 H22 皮下移植瘤起抑制作用，与化疗药物 5-氟尿嘧啶（5-FU）合用，可以增加淋巴细胞数量，提升胸腺指数，促进 $CD3^+T$ 细胞、$CD4^+T$ 细胞、NK 细胞水平的升高。同时，曹治云在对胃癌和大肠癌患者给予扶正抑瘤方联合 FOLFOX4 化疗方案治疗时发现，使用扶正抑瘤方联合 FOLFOX4 化疗方案的患者较单用化疗方案的患者的体力状况改善率提高了 29.8%，总生活质量评分明显提高，组间症状领域的疲劳、纳差项目评分下降有显著差异。治疗组治疗后 $CD3^+T$ 细胞、$CD4^+T$ 细胞、$CD4^+/CD8^+$、IgG、IgA、IgM、补体 C3、NK 细胞水平均有明显提高，$CD8^+T$ 细胞、补体 C4 水平无明显提高，Tr 细胞水平明显降低。与对照组相比，$CD3^+T$ 细胞、$CD4^+T$ 细胞、$CD4^+/CD8^+$、IgG、IgA、补体 C3、NK 细胞差异均有统计学意义。由此可见，扶正抑瘤方可改善化疗期胃癌、大肠癌患者临床症状，使生理状况好转，减轻疲倦、纳差症状，提高患者的免疫功能，改善其免疫抑制状态，具有双向调节作用。

三、扶正固本类中药对肝癌放化疗起增效减毒作用

1. 放化疗的细胞毒作用 　当代社会，放化疗作为常见的肿瘤临床治疗手段之一，在给患者带来一定抗肿瘤治疗效果的同时，也不同程度地损害人体的免疫系统，促进免疫逃逸的发生。化疗，又被称为化学治疗，是目前治疗肿瘤的主要方法之一。它应用

化学抗肿瘤药物抑制或杀灭肿瘤细胞，抑制肿瘤细胞的生长繁殖和促进肿瘤细胞的分化。放射治疗是通过电离辐射局部控制生物体癌细胞和杀灭癌肿的一种治疗方法，但放射线也对正常细胞同时产生生物效应和破坏作用，使正常组织出现一定损害。《黄帝内经》云："壮火食气，气食少火；壮火散气，少火生气。"放疗射线侵入机体，毒热更盛，加重正虚，灼津炼血，伤阴耗气，终致脏腑经络更损，肝肾亏损之征与痰瘀互结之象更甚。当肝脏的生理功能与化学药物的药性相悖，则会有肝损伤的可能。化疗药物的抑瘤效果显著，但是化疗可以使细胞免疫功能受到损伤，免疫器官指数下降，外周血白细胞数、骨髓有核细胞数下降，T 细胞亚群比例改变，T 细胞增殖抑制，使免疫应答减弱，抗肿瘤效果受到抑制，导致患者出现肿瘤复发和转移等不良后果。比如环磷酰胺（cyclophosphamide，CTX），最常见的副作用是骨髓抑制，其中，白细胞减少最常见，胃肠道反应也是其副作用之一，包括食欲减退、恶心及呕吐。此外，环磷酰胺另一个比较常见的副作用是泌尿系统反应，可导致出血性膀胱炎，主要表现为膀胱刺激征，如尿频、尿急、尿痛，还可表现为少尿、血尿及蛋白尿。环磷酰胺的副作用还包括口腔炎、脱发、肝炎、肺纤维化及皮肤色素沉着等。又比如 5-FU，其副作用以消化道反应常见，如食欲减退、恶心、呕吐、口腔炎、口腔溃疡、胃炎、腹痛及腹泻，严重者可出现便血，同时还会出现骨髓抑制、肝功能损害、肾功能损害、心脏毒性及神经系统异常。另外，注射局部易出现静脉炎、皮肤红斑、水肿及破溃。可见化疗药物可以造成明显的毒副作用。

2. 扶正固本类中药对放化疗增效减毒的作用机制　中医认为，肿瘤的癌毒与化疗药物的药毒共同戕害人体正气，损伤阴血，出现正气亏虚的症状，故中医治疗放化疗毒副反应的原则是益气养阴、补益气血以扶正固本。扶正固本类中药联合放化疗，可以增强后者的疗效。一方面，联合中药可以使化疗效果进一步提高，而且能够提高肿瘤细胞对化疗药物的敏感性，使用较低剂量的药物也能产生同样的效果；另一方面，原来对化疗不敏感的肿瘤细胞，在应用中药后疗效更为显著。同时，运用中药又减轻了放化疗的毒副作用，如恶心呕吐、腹泻及食欲不振等消化道（胃肠道）不良反应及骨髓抑制、肝肾损伤等副作用；改善化疗药物引起的脾指数、外周血白细胞数、骨髓有核细胞数下降及 T 细胞增殖抑制等免疫功能低下状态；通过调节机体免疫系统功能，促进机体非特异性免疫，激活单核巨噬细胞和 NK 细胞；促进 T 细胞增殖分化进行细胞免疫，促进 B 细胞增殖分化产生免疫球蛋白；提高树突状细胞的识别、呈递和杀伤功能，达到免疫调节的作用，进而达到增效减毒的功效。

中医学认为，黄芪具有扶正固本、补脾益肺的功效。现代药理学研究证实，黄芪有提高 T 细胞免疫功能、增加 NK 细胞活性等作用，可增强荷瘤小鼠对化疗的耐受性和敏感性，促进骨髓造血干细胞的增殖分化，同时激活巨噬细胞和 NK 细胞的吞噬和抗原呈递功能，提高抗肿瘤能力。在小鼠肝癌 H22 实体瘤和腹水瘤模型中，研究者们也观察到黄芪对大剂量环磷酰胺所致的小鼠骨髓抑制、免疫器官萎缩、肾功能损伤等毒性反应有对抗作用。实验研究表明，贞芪扶正注射液对环磷酰胺有减毒增效作用，能显著增强小鼠迟发型变态反应和提高小鼠半数溶血值，改善机体的细胞免疫和体液免疫功能，增强机体自身抗肿瘤能力。六君子汤联合顺铂可提高顺铂对肝癌 H22 小鼠的抑瘤率，同时降低肝癌 H22 小鼠肾脏丙二醛、一氧化氮和血清尿素氮的含量，保护脾脏和胸腺不出现顺铂引起的萎缩，减轻化疗后血清免疫球蛋白 IgG、IgM 下降的程度，保护肝癌小鼠的肝肾功能，并能通过拮抗 5- 羟色胺受体恢复下丘脑饥饿素受体的表达和分泌，改善顺铂诱导的厌食症。在 1 项 5-Fu 与奥沙利铂联合化疗同时配合中药复方参芪舌枝草汤的临床研究中显示，配合口服中药使化疗患者不良反应有所减轻，保护了肝肾功能，降低了呕吐程度，增强了患者的食欲。

姜黄汤与 5-FU 联用使移植性小鼠肝癌 H22 肿瘤生长处于抑制状态，使肝癌实体瘤聚缩成表面光滑实体。而姜黄汤与 CTX 联合用药组与单纯用 CTX 组比较，前者外周血白细胞数及骨髓有核细胞数高于后者（$P < 0.01$）。李凤云等将具有温补气血功能的十全大补汤（又名 JTT-1 冲剂）与化疗药物合用，研究其对化疗药物增效减毒的作用机制，发现 JTT-1 冲剂对化疗药物所致的免疫器官萎缩有显著的改善作用，且能通过调节脾脏细胞的活性影响免疫功能以进一步增强效应，抵抗化疗药物所致的小鼠体内 NK 细胞活性的下降。归脾丸、龟鹿二仙汤、人参养荣汤、四逆汤等也被发现能够从补气养血、健脾固肾的角度来保护骨髓造血功能，可用来防治化疗后的骨髓抑制。八珍汤、四物汤、参脉饮、补阳还五汤、益胃汤、养阴清肺汤也都被发现可增强患者对放疗的耐受力，增强患者体质，提高放疗疗效，有利于患者尽快恢复机体功能。

中医认为，气为血帅，血为气母，气血虚弱，则机体活动能力减弱，而扶正固本类中药联合化疗药物的运用可以改善活动能力。唐明等研究发现，康艾注射液联合化疗对原发性肝癌患者近期疗效良好，毒副作用少，可降低肿瘤标志物 AFP、CEA 和 CA19-9 水平，提高患者机体免疫功能。学者陈志成发现，联合治疗可以改善肝癌所致的癌因性疲乏。得力生注射液具有益气扶正、消肿散结的功效，可用于中晚期原发性肝癌气虚瘀滞证的临床治疗，症见右胁腹积块、疼痛不移、腹胀食少、倦怠乏力等。董晶等验证了得力生注射液肝动脉灌注配合化疗，可改善患者的生活质量，减轻化疗的血液毒性，保护机体的免疫功能，为化疗起到增效减毒作用。贺大强运用射波刀联合中药颗粒（扶正抑瘤方）治疗中晚期原发性肝癌患者，在提高临床放疗疗效、控制瘤体、延缓病情进展、减轻肝癌患者痛苦、提高患者生活质量、减轻放疗毒副作用及一定程度延长其中位生存期方面，取得了优于单纯射波刀治疗的近期疗效。薛新庆等学者发现，运用 FOLFOX4 方案化疗联合理气类中药可以有效控制原发性肝癌发展，通过降低肝纤维化指标改善患者肝功能，具有较高的药物安全性，提高免疫能力，增强免疫细胞功能，抑制肿瘤癌性因子损伤肝功能。益气解毒类中药联合经肝动脉化疗栓塞术治疗原发性肝癌可有效缓解临床症状体征，保护肝功能，提高日常生活质量，调节机体免疫功能，降低 GP-73 和 GPC-3 水平。ZHENG R 等人发现，姜黄素通过活化 ROS-AKT-JNK 信号通路来促进 ABT-737 诱导 HepG2 肝癌细胞凋亡。平消丹由黄芪、鹿角霜、冬凌草等 10 味中药组成，有清热解毒、扶正祛邪等功效。刘景超等人通过实验验证了平消丹能明显延长 CTX 治疗后腹水型肝癌 H22 荷瘤小鼠的存活时间，说明平消丹对 CTX 化疗有更好的增效作用。据临床观察，平消丹剂量越大，效果越好。林雨为采用环磷酰胺致小鼠血虚模型，在探究黄精九蒸九制过程中成分的变化规律及其减毒增效的作用机理时发现，黄精经过炮制后，其多糖、人参皂苷 Rb 的含量降低，而 5-羟甲基糠醛含量显著升高，可以有效降低生黄精的炎症刺激性，显著提高环磷酰胺损伤小鼠的外周血白细胞、红细胞、血红蛋白、血小板含量及脾指数，而生黄精没有明显改善作用，说明黄精经过炮制后成分有显著变化，九蒸九制的黄精具有减毒增效的作用。张盷盷在探讨益气活血软坚解毒方对肝癌 H22 细胞的抑制及对奥沙利铂化疗的增效减毒作用时，发现应用益气活血软坚解毒方使肝癌小鼠 CD3$^+$、CD3$^+$CD4$^+$、CD3$^+$CD8$^+$T 细胞群和 CD3$^-$CD9$^+$B 细胞群均显著上升，联合化疗组中 CD3$^+$、CD3$^+$CD8$^+$T 细胞群和 CD3$^-$CD9$^+$B 细胞群较奥沙利铂单药组显著升高。可见，益气活血软坚解毒方与奥沙利铂联合使用能够保护免疫细胞，具有减轻奥沙利铂化疗相关毒性、增强小鼠免疫功能的作用。胡海霞等在体构建 H22 小鼠腋下移植的皮下移植瘤模型，并将模型随机分为 5-FU 组、扶正抑瘤方组、5-FU+ 扶正抑瘤方组、5-FU+ 胸腺肽组。结果显示，3 个给药组的与肿瘤细胞增殖关联的 APRIL 及其受体的分布范围缩小及表达强度降低，其中，5-FU+ 扶正抑瘤方组的疗效最好。可见扶正抑瘤方能够增强 5-FU 抗肿瘤增殖的功效。

放化疗会对机体产生一定毒副作用，且停止化疗后肿瘤仍有复发的可能；同时，中医药注重对整体机能的调节，既要扶助正气，又要解毒祛邪。扶正固本类中药能通过多通路、多靶点对放化疗药物起到增效减毒的作用，并对靶器官起到保护的作用。长期服中药配合化疗手段能通过改善微循环、促进骨髓造血、降低毛细血管通透性、抑制炎性细胞递质的释放来增强抗炎效果，减少放化疗引起的粒细胞缺乏症和其他原因引起的白细胞减少症的发生，同时改善血液高凝状态以提高机体免疫，延长生存期，有效诱导肝癌细胞凋亡，抑制肿瘤增殖及生长，起到扶正固本、免疫调节、增效减毒、防止复发转移之功。

四、扶正固本类中药对肝癌免疫微环境的影响

1. 肝癌微环境　肝癌恶性程度高，发展速度快，且治疗效果相对较差，找出其发病机制对疾病治疗具有重要意义。但导致肝癌发生的因素又是多种多样的，这给临床诊治带来了一定的难度。随着研究的深入，研究的重点从肿瘤本身逐渐转移到肿瘤周围的组织环境，即肿瘤微环境（tumor microenvironment，TME）。有人将肿瘤与微环境的关系比作种子与土壤，因此可以通过改变种子生长的土壤来影响种子的生长状态。有证据表明，肿瘤微环境是肿瘤免疫的重要部分，也可能成为肿瘤免疫治疗的新靶点。近年来，人们发现免疫对肝癌的微环境具有重要影响。

TME 由细胞部分、基质部分及可溶性因子组成。初始时，肿瘤细胞刺激免疫细胞，免疫细胞被激活，导致肿瘤生长受到了抑制。然而当肿瘤细胞增长到一定程度，肿瘤微环境发生改变，肿瘤生长不再受到抑制，大量细胞因子释放，反而使免疫受到抑制，形成有利于肿瘤生长的环境，导致免疫逃逸。肿瘤微环境可以产生多种免疫抑制细胞，如肿瘤相关巨噬细胞（tumor associated macrophages，TAM）、调节性 T 细胞（Tr 细胞）、髓源性抑制细胞（myeloid-derived suppressor cell，MDSC）等。它们或可以产生

IL-10、转化生长因子 - β（TGF-β）等免疫抑制性细胞因子，或可以经免疫检查点，如 PD-L1，发挥抑制性作用，或可以通过影响 T 细胞发挥作用的氨基酸和趋化因子，以及影响促进肿瘤血管生成的血管内皮生长因子 C（VEGFC）的生成，发挥抑制 NK 细胞、效应 T 细胞的作用，导致免疫应答弱或不应答，发生免疫逃逸。肝癌微环境中的细胞因子具有直接抗增殖或促凋亡的能力，还能够增加 TME 中免疫细胞的数量，并加强其溶细胞活性，间接抑制肿瘤发生，如肿瘤坏死因子 TNF-α、IL-6、IL-17、IL-12、IL-23、IL-10、VEGF、TGF-β 等。在此微环境下，细胞分泌炎性因子，诱导正常细胞发生突变和癌变。而这个过程是双向的，癌变的细胞又会分泌炎性因子，诱导癌变，形成恶性循环。

2. TME 中浸润着大量的免疫抑制细胞　TAM 是大量存在于肿瘤微环境中的细胞群体。他们大量参与与癌症相关的炎症。大多数证据表明，TAM 具有促进肿瘤表型的作用。TAM 主要来源于血液中的单核细胞和库普弗细胞（Kupffer's cell），经过肿瘤细胞分泌的多种因子的刺激最终形成。其在不同因子刺激下可以分化为两种不同亚型，M1 型和 M2 型。M1 型又称为经典活化型，具有较高的抗原呈递能力，可以激活免疫应答，杀伤肿瘤细胞。它主要由干扰素 γ（IFN-γ）、脂多糖（LPS）刺激活化，分泌 IL-1、IL-6、IL-12 等。M2 型又称为选择活化型，抗原呈递能力弱，具有促血管生成作用，可抑制免疫应答。它主要由 IL-10、M-CSF 等刺激活化，可高分泌 IL-10，低分泌 IL-12。在肝癌中，TAM 的多少与肿瘤的预后呈负相关。目前研究认为，肝癌大部分的 TAM 具有 M2 型巨噬细胞的表型，并且可以诱导 M1 型向 M2 型的转化，加速肿瘤的恶性进程。因此，将 TAM 作为肝癌治疗的新靶点进行研究意义重大。

MDSC 是起源于造血干细胞的异质细胞群，不成熟的表型和强效的免疫抑制能力是其显著的特征。根据淋巴细胞抗原 Ly-6C 和 Ly-6G 的表达可将 MDSC 分为两种类型：一种表型为 $CD11b^+Ly-6G^{low}Ly-6G^{hi}$，与单核细胞的形态相似，称为单核 MDSC；另一种表型为 $CD11b^+Ly-6G^+Ly-6G^{low}$，与粒细胞的形态相似，称为多形核 MDSC。MDSC 是在长期慢性炎症刺激下机体造血前体细胞被病态激活的产物。在肝癌的微环境中存在着大量的细胞因子、趋化因子及各种炎症细胞的浸润，在这种炎症环境信号刺激下，造血前体细胞不能分化成有效杀伤肿瘤的免疫细胞，而是形成免疫抑制性细胞。研究发现，衰老的肝细胞能分泌趋化因子 CCL2，募集趋化因子受体 $CCR2^+$ 髓样细胞，并使其成熟以清除衰老肝细胞，防止肿瘤的发生。然而，肝癌细胞能阻止募集的髓样细胞成熟，导致免疫抑制性的 MDSC 在肿瘤内积聚。鉴于 MDSC 在肝癌微环境免疫抑制状态形成中的重要作用，靶向 MDSC 可作为肝癌免疫治疗的一个潜在靶标。

肿瘤相关中性粒细胞（TAN）在肿瘤微环境中扮演着十分重要的角色。近年来，研究证实，TAN 不仅与肿瘤微环境的形成与维持有关，而且与肿瘤的发生、发展等病理过程也紧密相关。一些研究提示，TAN 具有高迁移性，并能自由出入肿瘤微环境，能够迅速被招募，在肿瘤微环境中传递重要信息，合成并释放多种蛋白酶参与微环境稳态的维持和重塑及肿瘤的发展进程。同时，TAN 也能够被肿瘤细胞所影响，延长中性粒细胞的生存周期。近年来有研究证实，在肿瘤微环境的影响下，TAN 能够分化成作用相反的两种类型，类似 M1、M2 型肿瘤相关巨噬细胞的抗肿瘤和促肿瘤作用，即 N1 型和 N2 型。IFN-β 能够诱导中性粒细胞向 N1 型转化，N1 型 TAN 可以通过抗体依赖细胞介导的细胞毒性作用（ADCC）发挥抗肿瘤效应，也可以通过产生次氯酸（HClO）和活性氧（ROS）起到直接杀伤肿瘤细胞的作用，或者释放肿瘤坏死因子相关的诱导凋亡配体，诱导某些肿瘤细胞凋亡；而当转化生长因子 β（TGF-β）通路激活时，中性粒细胞更倾向于表现为促肿瘤活性的 N2 型。N2 型 TAN 能够分泌释放 ROS，使 DNA 被破坏，引起肿瘤的无限增殖，同时还能够释放活性氮（RNS）、弹性蛋白酶（NE）、基质金属蛋白酶（matrix metalloproteinase，MMP）等促进肿瘤的发生、发展。Albanesi M 等发现，如果在肿瘤早期将 TAN 从肿瘤微环境中清除，可促进肿瘤细胞生长，这也提示 TAN 在肿瘤发展早期以 N1 型为主。在肿瘤中晚期，TAN 在某些细胞因子的作用下转化为 N2 型，释放多种蛋白酶干扰肿瘤细胞凋亡途径，促进肿瘤血管新生，并在某些条件下阻断抗肿瘤药物对肿瘤细胞的杀伤作用，促进肿瘤细胞增殖、侵袭和转移。

3.TME 中免疫细胞浸润障碍产生 T 细胞耗竭　受肿瘤或慢性感染影响，T 细胞多种免疫检查点高表达，细胞因子产生减少，细胞毒性和增殖能力受损，表观基因组学改变，出现 T 细胞的低应答现象，称为 T 细胞耗竭。在持续性暴露于肿瘤抗原和炎症条件下，T 细胞的抑制性受体激活和效应因子缺失，导致其杀伤功能损伤，最终形成了抑制性的免疫微环境。耗竭早期，T 细胞 IL-2 的生成及杀伤能力受损，中期 TNF-α 缺失，而晚期 IFN-γ 和颗粒酶 B 的产生受限。耗竭的 T 细胞高表达抑制性受体，包括程序性死亡受体 -1（PD-1）、细胞毒性 T 细胞相关蛋白 4（CTLA-4）、淋巴细胞活化基因 -3

（LAG-3）、T 细胞免疫球蛋白和黏蛋白 -3（TIM-3）、基于 T 细胞免疫球蛋白和免疫受体酪氨酸的抑制性结构域（TIGIT）等，其中，PD-1 和 CTLA-4 是调控 T 细胞耗竭的主要抑制性受体。

PD-1 和 CTLA-4 是重要的免疫抑制检查点分子。PD-1 为 CD28 家族成员，主要表达于 T 细胞、抗原呈递细胞或杀伤细胞中，常与其相关配体 PD-L1 结合，发挥免疫抑制作用，促使肿瘤发生免疫逃逸。PD-1 表达于 $CD8^+T$ 细胞，PD-L1 常常高表达于肿瘤细胞表面，两者特异性结合，抑制机体免疫应答。PD-1 发挥抑制作用的机制主要是在 T 细胞中抑制蛋白酪氨酸磷酸酶（SHP-2）在 PD-1 胞内区尾部聚集，与其胞内区独立的磷酸化作用位点免疫受体酪氨酸转换基序（ITSM）相结合，抑制了 T 细胞受体近端激酶被激活，进而使 T 细胞失去功能。CTLA-4 也可抑制 TCR 下游信号转导，但其作用机制为直接阻断活化 T 细胞的第二信号，抑制 T 细胞活化。研究发现，肝癌细胞中的 PD-L1 被敲除后，T 细胞抑制肿瘤的功能增强，PD-1/PD-L1 有望成为肿瘤治疗的重要检查点。同时，PD-1 和 CTLA-4 单抗联合使用，可以解除免疫抑制状态。

TIM-3 是一种跨膜蛋白，一种在 T 细胞、单核巨噬细胞、Tr 细胞、NK 细胞及肿瘤细胞中均可表达的负性免疫检查点分子。TIM-3 与配体结合可诱导 T 细胞耗竭，不能活化且不能分泌细胞因子。作为一种免疫抑制分子，TIM-3 通过与配体结合，诱导 Th1 细胞和 CTL 的凋亡。TIM-3 在抑制先天性免疫和适应性免疫中均产生抑制免疫的作用。研究者最初发现 TIM-3 与哮喘、过敏相关，后来发现，肿瘤患者 TIM-3 在 $CD4^+T$ 细胞、$CD8^+T$ 细胞中的表达率均高于健康对照组，并与预后不良相关，提示 TIM-3 可能通过抑制 T 细胞亚群导致肿瘤发生、发展。Zhang 等发现 TIM-3 通过 NF-κB/IL-6/Stat3 轴促进肝癌细胞生长，并在体内和体外实验中观察到干扰 TIM-3 可发挥抗肿瘤效应。TIM-3 还通过 PI3K/AKT/mTORC1 通路抑制肝内传统的 NK 细胞和肝脏驻留 NK 细胞，从而参与肝癌的发生、发展，在体内实验中敲除 TIM-3 显示出显著的抑癌效果。可见，TIM-3 有望成为肝癌免疫治疗的新靶点。

LAG-3 是近年来发现的一种负性免疫检查点分子，与 CD4 在分子结构上很相似，配体为 MHC-Ⅱ类分子，主要表达在活化或耗竭 T 细胞、NK 细胞上。LAG-3 主要通过直接抑制 T 细胞、促进 Tr 细胞活化增殖、调节 APC 细胞的功能等方式来发挥免疫抑制性。Woo 等在癌症的小鼠模型中证实，LAG-3 和 PD-1 在 $CD4^+T$ 细胞和 $CD8^+T$ 细胞上共表达，并且能够通过共同抑制 LAG-3 和 PD-1 加强抗肿瘤 CD8$^+$T 细胞的免疫应答。阻断 LAG-3 受体能够协同抗肿瘤疫苗来提高肿瘤特异性 CD8$^+$T 细胞的活化作用。这种效应不需要 CD4$^+$T 细胞参与，而是 LAG-3 直接调节 CD8$^+$T 细胞，提示 LAG-3 参与了抗肿瘤的免疫抑制。

4. 扶正固本类中药调节肝癌微环境中的免疫细胞和细胞因子　大量研究证实，肿瘤发展后期，在 TME 中，免疫大多处于抑制状态。而扶正类中药可以通过改善肿瘤微环境来提升机体免疫力。中医认为，肝癌的发病机制主要为正气亏虚，饮食、情志、外邪等因素导致邪气入侵，形成气滞、血瘀、水结等不通的病理状态，日久而成肝积。其病机要点为正气虚弱，无力抗邪。从现代医学角度讲，即免疫力低下，面对病原微生物等的入侵，免疫应答弱或是不应答，最终导致病理状态的形成。因此，治疗的重点应在于补益正气，使邪气无法侵入，从而维持机体平衡状态。而扶正类中药即是从扶助人体正气入手，通过提高人体免疫力，改善肿瘤赖以生存的微环境，发挥抗瘤抑瘤的作用。

目前研究发现，扶正固本类中药可以通过调控肿瘤微环境中相关细胞的表达来改善肿瘤微环境的免疫抑制状态。李枋霏在对 TAM 进行体外研究时发现，扶正解毒方在常氧和乏氧条件下可下调共培养体系中 M2 型巨噬细胞特异性基因 Arg 1 和 CCL22 的表达，上调 M1 型巨噬细胞特异性基因 iNOS 和 CCL3 的表达，促使 TAM 从 M2 型向 M1 型方向极化。高静通过建立 TAM 模型，研究人参及其主要成分对 TAM 的影响发现，人参的多糖成分可以调控肿瘤迁移，皂苷成分可以调控肿瘤增殖。人参抑制肿瘤生长的原因可能是通过对 TAM 的免疫活性进行调节，改善免疫微环境。黎金华等通过建立 Lewis 肺癌小鼠模型，探讨扶正散结方对 Lewis 肺癌小鼠 TAM 免疫重塑的影响，发现其可以下调 IL-4、TGF-β，上调 IFN-γ 等细胞因子，从而抑制肿瘤生长、迁移和侵袭。

有研究发现，黄芪提取物黄芪甲苷可以诱导 TAM 复极化为 M1 型巨噬细胞，促进肿瘤中促炎因子的产生，在小鼠肝癌模型中抑制瘤体生长。黄芪甲苷、β-榄香烯对肝癌细胞生长有明显抑制作用，两者联用具有协同增效作用。与空白组相比，经黄芪甲苷、β-榄香烯处理后，巨噬细胞表面 MHC-Ⅱ类分子、MHC-I 类分子、CD40、CD86 的表达水平均显著提高，其中，联合用药组 MHC-Ⅱ类分子、CD40、CD86 表达明显高于黄芪甲苷组，MHC-I 类分子表达明显高于 β-榄香烯组。随着黄芪甲苷、β-榄香烯浓度及作用时间的增加，巨噬细胞吞噬中性红的能力逐渐升高。经不同浓度黄芪甲苷、

β-榄香烯处理后，巨噬细胞的 TNF-α、IL-1β、NO 的表达水平均高于空白组，联合用药组 TNF-α、IL-1β、NO 的表达水平均高于单用药组。与单用黄芪甲苷或单用 β-榄香烯相比，联合用药组 TNF-α、IL-1β、NO 的表达明显升高，MHC-Ⅱ类分子、MHC-Ⅰ类分子、CD40、CD80、CD86 表达水平明显升高。黄芪甲苷、β-榄香烯处理后的 D2SC 细胞表面 IL-12、IL-6 的表达水平均高于空白组。体内研究发现，使用黄芪甲苷、β-榄香烯对肝癌荷瘤小鼠灌胃 15 天后，3 组实验组小鼠皮下肿瘤生长趋势较生理盐水组明显缓慢，联合用药组在灌胃 10 天后肿瘤缩小趋势更加明显。与空白组比较，实验对照组及实验组小鼠 T 细胞数量均有明显下降；与实验对照组比较，实验组小鼠 T 细胞数量明显增多；与单用药组比较，联合用药组小鼠 T 细胞数量增多。荷瘤小鼠经中药治疗后，CD4$^+$/CD8$^+$ 增高，联合用药组增高显著，CD4$^+$/CD8$^+$ > 1。中药治疗后，荷瘤小鼠脾细胞 IFN-γ、IL-4 的表达水平均高于对照组，其中，单用药组 IFN-γ、IL-4 表达明显高于对照组，联合用药组 IFN-γ、IL-4 表达显著高于对照组；与单用药组比较，联合治疗荷瘤小鼠后，其 IFN-γ、IL-4 表达明显升高。可见黄芪甲苷、β-榄香烯对肝癌细胞的生长有明显抑制作用，对肝癌荷瘤小鼠有明显抑瘤作用，同时两者联用有协同增效作用。黄芪甲苷、β-榄香烯可能是通过刺激活化巨噬细胞、促进 DC 成熟、促使多种免疫相关细胞因子高表达等多种途径增强机体细胞及体液免疫功能，进而发挥抗肿瘤作用，同时两者联用有协同增效作用。荆雪宁发现，黄芪多糖诱导的 DC 细胞可以提高荷瘤小鼠脾脏淋巴细胞的转化功能，调节 Th1/Th2 失衡，向以 Th1 细胞占优势的细胞免疫偏移，增强机体细胞免疫功能。胡妮发现，枸杞多糖联合 CXCL10 可以提高 DC 细胞数量及其功能，促进 Th1 型细胞因子分泌，提高 IL-2、TNF-α mRNA 水平，改善荷瘤机体免疫抑制状态，提高机体抗肿瘤能力。

赵素霞等人应用玉屏风散治疗肝癌患者发现，治疗后患者 Th2 细胞相关因子 IL-6、IL-10 含量降低，而 Th1 细胞相关因子 TNF-α、IFN-γ 含量升高，肝癌标志物 AFP、GP73、FER 水平也降低，提示玉屏风散可以改善肿瘤微环境中免疫细胞的百分比，提高机体免疫功能，降低免疫抑制，逆转免疫逃逸，从而控制肿瘤生长，降低肝癌的恶性程度。梁潇等人在给予肝癌患者温肾方治疗后发现，肝癌患者 Th17/Tr 比值降低，IL-17 水平降低，提示温肾方可能是通过纠正 Th17/Tr 的失衡、减少 IL-17 的分泌，发挥抗癌的作用。谢英杰在对肝癌 H22 荷瘤小鼠免疫状态进行研究时发现，健脾化瘀方能显著增加脾脏 CD11b$^+$Gr-1$^+$ 细胞、脾脏和骨髓 CD11b$^+$Ly6G$^+$ 细胞及脾脏 CD11b$^+$Ly6C$^+$ 细胞比例，显著增加脾脏中的树突状细胞比例，增加脾脏 CD8$^+$IFNγ^+ 细胞比例，减少 Tr 细胞和 Th17 细胞比例，并显著减少髓源性抑制细胞的活性氧表达，提示健脾化瘀方可以改善肝癌免疫微环境相关免疫细胞的比例，重塑免疫微环境。卢琳研究发现，健脾理气类中药干预的大鼠肝癌模型在体重下降和肝重增加方面均不如对照组大鼠明显，且肝内肿瘤个数较对照组大鼠少，所形成的肿瘤较对照组大鼠小。通过免疫组化检测发现，健脾理气中药组大鼠肝癌微环境中 Tr 细胞数量较对照组大鼠少，CD4$^+$T 细胞数量较对照组大鼠增加，对肝癌微环境中 CD8$^+$T 细胞数量则无明显影响。可见，健脾理气类中药能够延缓肿瘤生长、增殖的机制之一可能是通过减少微环境中 Tr 细胞数量，提升 CD4$^+$T 细胞数量，改善微环境中的免疫抑制。

高林林研究发现，附子多糖能够在一定时间内诱导肝癌患者外周血单核细胞分化为树突状细胞，并促进细胞增殖，高度表达 CD80、CD83、CD86 等共刺激分子和表面标记物。可见，附子多糖能够在体外有效诱导肝癌患者外周血单核细胞分化为树突状细胞并表达成熟表型，从而作为第二信号活化 T 细胞，激发肿瘤免疫。枸杞多糖能够促进体外培养 DC 的分化、成熟，提高其表面表达 CD86、CD11a 的水平，促进 DC 分泌 IL-12P40，提高 CTL 的特异性杀伤能力。枸杞多糖灌胃 H22 肝腹水荷瘤小鼠能够延长其成瘤时间和生存时间，提高其脾指数和胸腺指数，在体内也同样促进了 DC 的分化、成熟，提高其表面表达 CD8、CD11a 的水平，促进 DC 分泌 IL-12P40，提高 CTL 的特异性杀伤能力。与之类似的还有灵芝孢子粉和猪苓多糖。灵芝孢子粉可以有效刺激肝癌 H22 荷瘤小鼠髓源性树突状细胞的分化、成熟，增加其表面分子 CD11a、CD86 的表达，提高其抗原呈递能力，激活 T 细胞介导的细胞免疫应答；高剂量灵芝孢子粉还能够刺激肝癌 H22 荷瘤小鼠脾源性 DC 的分化发育，促进其表面 CD86 分子的表达，并且能够增强 DC 在肿瘤组织中的浸润，抑制肿瘤的生长。可见，灵芝孢子粉的抗肿瘤作用可能通过调节 DC 的功能，提高机体细胞免疫应答，抑制肿瘤生长。同样，猪苓多糖能够促进肝癌 H22 荷瘤小鼠髓源性树突状细胞增殖，在冻融抗原协同下促进小鼠 DC 分化、成熟，提高其表面 CD86、CD11a 分子表达，提高 DC 诱导的 CTL 特异性杀伤能力。这些也说明了猪苓多糖对荷瘤小鼠免疫功能有正性调节作用，可抑制机体肿瘤的生长。

包素珍等在采用十全大补汤灌胃肝癌模型小鼠时发现，T 细胞的转化率、NK 细胞的活性和中性粒细胞的吞噬功能均有明显提高。李晓燕等在研究淫羊藿苷对肿瘤细胞增殖和杀伤活性时发现，淫羊藿苷可通过抑制肿瘤细胞 TGF-β2，增强免疫效应细胞的杀伤活性，来发挥抗肿瘤作用。十全大补汤、益肺清化颗粒可通过降低肿瘤组织及周围组织 VEGF 的表达水平来抑制肿瘤血管生成。李枋霏研究发现，扶正解毒方可降低乏氧条件下共培养体系中 HIF1-α 基因的表达，在一定程度上改善肿瘤微环境中局部的缺氧状态。苏乐等通过研究发现，健脾化瘀方可以上调 miR-570，抑制 B7-H1/PD-1 信号通路，使肝癌向休眠状态转化，对诱导肝癌细胞凋亡、抑制其增殖和转移具有重要作用。樊逸夫发现，晚期肝癌患者外周血 CD4+T 细胞和 CD8+T 细胞中 CTLA-4 的阳性率及平均荧光强度呈增长趋势，以猫人参为君药的解毒颗粒方治疗晚期肝癌患者，其外周血 CD4+T 细胞和 CD8+T 细胞中 CTLA-4 的阳性率及平均荧光强度较前变化不大或呈减少趋势，而两组患者外周血 CD4+T 细胞和 CD8+T 细胞中 PD-1 的阳性率及平均荧光强度变化趋势均不明显，可见解毒颗粒方对患者外周血 CD4+T 细胞和 CD8+T 细胞中的免疫抑制蛋白 CTLA-4 的表达具有一定的抑制作用。综上所述，扶正固本类中药可以调控肿瘤微环境中的免疫抑制细胞和细胞因子，改善微环境的免疫抑制状态。

五、扶正固本类中药降低肝癌细胞自我修复能力

1. 细胞自我修复能力　DNA 是人体内携带遗传信息的物质，储藏和传递遗传信息，在体内起着非常重要的作用。损伤参与物种的进化与疾病，既能给 DNA 带来永久性的改变（即突变），进而改变基因的编码序列或调控序列；也会导致 DNA 的某些化学成分发生改变，使 DNA 不能用作复制和转录的模板，细胞的功能出现障碍，重则死亡。DNA 损伤修复（DNA damage repair，DDR）是机体应对内外源因素引起的 DNA 损伤、维持 DNA 稳定性的一种重要修复机制。肿瘤细胞中存在 DDR 基因功能失调，进而引起突变增多和基因组的不稳定。

肝细胞 DNA 损伤修复的失调是促发肝癌的重要诱因。任何引起肝细胞内 DNA 结构变化的情况都会引起 DNA 的损伤，包括核苷酸插入、缺失，碱基的突变，磷酸二酯键的断裂等，甚至机体正常代谢活动中所产生的活性氧也可能造成 DNA 的碱基修饰、脱氧核糖分解、氢键切割，甚或双链或单链切割，引发 DNA 氧化损伤。而我们机体内都

有相对完善的 DNA 损伤修复机制，以避免 DNA 损伤导致疾病的发生。DNA 损伤修复一般是通过核苷酸切除修复、碱基切除修复、单链损伤修复、同源重组修复、错配修复、非同源末端连接、跨损伤合成修复等方式修复 DNA 双链，激活 DNA 损伤检查点或诱导损伤细胞凋亡以清除损伤细胞，防止基因突变。一旦损伤修复功能被破坏，就有可能引起突变，导致癌病的发生。遗传因素、HBV 或 HCV 感染、黄曲霉毒素、吸烟、饮酒等诱因导致肝细胞在不同水平上出现不同程度的 DNA 损伤，损伤的 DNA 没有被及时正确修复，从而导致肝细胞基因改变和基因组的不稳定，引发肝细胞癌变。此外，DNA 的高甲基化与肿瘤的发生也密不可分，逆转肝癌细胞 DNA 异常高甲基化、恢复抑癌基因或 DNA 修复基因的表达成为抗肿瘤新药开发和研究的新热点。临床上，化疗药物通过直接或间接靶向肝癌细胞 DNA，诱导产生不可逆的 DNA 损伤，引发细胞毒性作用和细胞死亡。在药物驱使下，肝癌细胞 DNA 损伤修复能力的改变是化疗耐受的关键原因之一。因此，通过靶向 DNA 损伤修复通路中的关键分子来增加化疗药物的敏感性成为近年来研究的热点。

2. 扶正固本类中药降低肝癌细胞自我修复能力 扶正固本类中药资源丰富，其包含的化学成分更是复杂多样。酚性化合物存在于多种植物性中药中，如葛根、黄芪等均含有多酚。酚性化合物主要包括黄酮类、香豆素、木脂素等，它们具有显著的抗氧化作用，可以降低癌组织修复功能。中药成分川芎嗪、淫羊藿苷可以抑制 DNA 合成过程的许多酶，具有较强的损伤并清除肝癌细胞 DNA 的功能，对正常肝组织起到维持稳态、参与炎症反应、调控生理和病理变化的作用，并起到保护肝脏巨噬细胞的作用。当归红芪超滤物对重离子辐射的人肝癌 H22 细胞有增敏作用，其作用机制可能与下调肝癌细胞 DNA 损伤修复相关因子 Ku70/80 及 Rad51 的表达有关。黄芪甲苷能够诱导肝癌细胞凋亡，使细胞周期发生 G2/M 期阻滞，使细胞微核率增加，并且通过抑制 PI3K/Akt 信号通路，抑制 DNA 损伤修复，从而发挥对肝癌细胞的放射增敏作用。淫羊藿素可以诱导肝癌细胞发生 G0/G1 期阻滞，抑制细胞克隆形成，阻断 DNA 合成，同时介导 γH2AX 和 SA-β-Gal 的表达，引起 ROS 过量生成，引发肝癌细胞 DNA 损伤，导致肝癌细胞的衰老。郭芙莲等学者研究发现，扶正抑瘤颗粒能破坏小鼠肝癌 H22 细胞的 DNA、RNA，使肝癌 H22 细胞内自由基含量增多，具有抗肝癌作用。乾坤宁是治疗多种恶性肿瘤的验方，具有扶正祛邪的功效，学者张硕研究发现，该药可以浓度依赖性地引起肝癌 H22 细胞 G0/G1 期比例增加，相应地 G2/M 期细胞比例逐渐下降，有效阻断核膜修复和抑制 DNA 损伤修复，能够特异性地靶向作用于肝癌细胞。榭芪方是钱英教授治疗原发性肝癌和癌前病变的经验方，由黄芪、丹参等扶正活血类中药组成，是以扶正活血解毒法治疗原发性肝癌的方剂，能够改善肝癌细胞损伤的状态，并有望延缓肝脏组织癌前病变的发生。李向利等人发现，榭芪方能够改善肝细胞线粒体形态和功能，降低 Omi/HtrA2 的表达，并且促使 Omi/HtrA2 从线粒体释放，诱导肝癌细胞凋亡；孟霞等人认为，榭芪方能够抑制肝癌前病变组织端粒酶活性的表达，从而阻断肝癌前病变进程。张亮等学者发现，榭芪方可加速磷脂胆碱的合成，提高肝癌细胞修复速度，对肝脏细胞有明显的保护作用，针对原发性肝癌有明确的临床疗效。李锦毅等学者研究发现，扶正健泰 II 号（主要成分为黄芪、人参、冬虫夏草、莪术、沙参、白术等）能诱导小鼠肝癌细胞阻滞在 G1 期，具有生物反应调节剂作用，激活肝癌细胞因子参与凋亡过程，进而形成对机体的免疫调节作用。

综上所述，DNA 修复系统在维持机体的遗传稳定性方面起着关键作用，一些修复基因某些位点的多态性会导致 DNA 修复能力的改变，致使某些疾病发生的危险性增加，如肝癌。随着 DNA 修复基因与肝癌发生的分子机制研究逐步深入，研究者发现扶正固本类中药降低肝癌细胞自我修复能力，并参与肝癌自我修复的更新及定向分化过程，这将为探索扶正固本类中药治疗肝癌提供新的理论基础与支撑，为肝癌细胞自我损伤修复提供新的肿瘤联合化疗方案，使其进入更加广阔的研究领域，为肝癌的预防和早期诊断提供有效途径。

六、扶正固本类中药抑制肝癌干细胞生长

肿瘤干细胞（cancer stem cell，CSC）是一群可以实现自我复制功能、具有多能干性的细胞，较肿瘤细胞具有更强的增殖、转移、侵袭能力。CSC 对现有的放化疗手段具有天然抵抗性，导致其对放化疗等治疗手段不敏感，是造成肿瘤多药耐药的重要原因之一。研究表明，骨髓基质细胞和肿瘤微环境是 CSC 的避难所。一方面，骨髓基质细胞通过信号转导和细胞间的相互作用影响 CSC 的干性分化；另一方面，肿瘤微环境的低氧酸化环境，可以促进 CSC 表型的表达。因此，识别 CSC 表面标志物及其相关的治疗

靶点对于提高 HCC 的治疗效果有重要意义。

1. 肝癌干细胞（liver cancer stem cell，LCSC）的表面标志　常见的 LCSC 标志物有 CD133、CD44、CD13、CD90、OV6、EpCAM、CK19 等，它们参与了 LCSC 的特征鉴定、免疫原性和致瘤性等。CD133 是一种跨膜单链糖蛋白，曾被命名为 AC133，是肝脏干 / 祖细胞的标记物。CD133 标记分选的肿瘤干细胞，在体外环境中表现出更强的分化和自我更新能力。临床上，高表达 CD133 的患者较低表达 CD133 的患者总体存活率低，复发率高，而沉默 CD133 可以改善肝癌治疗效果。CD90 又称 Thy-1，是卵圆细胞的表面标志，是一种糖基磷脂酰肌醇锚定糖蛋白，与细胞增殖、凋亡密切相关。分选出 CD90$^+$ 的肝癌细胞被发现有更高的致瘤和转移潜能。肝癌细胞系的 CD90$^+$ 细胞和肝癌患者血液样本的 CD90$^+$ 细胞都能在免疫缺陷小鼠体内产生肿瘤结节。CD90 对 HCC 的特异性为 91.9%，对预测低分化的敏感性为 48.2%，表明 CD90 对 HCC 是一个有前途的靶点。CD44 是参与细胞和细胞外基质之间异质性黏附的跨膜糖蛋白，极为广泛地分布在细胞表面，与细胞骨架蛋白相互作用。它常常被用于与其他干细胞标志物联合鉴定干细胞。在肝癌方面，CD44 为 CD133$^+$ 或 CD90$^+$ 肝癌细胞提供了独特的细胞特征。CD90$^+$CD44$^+$ 细胞在免疫缺陷小鼠肺中形成转移灶的能力比 CD90$^+$CD44$^-$ 细胞明显更强。CD133$^+$CD44$^+$ 细胞相比 CD133$^+$CD44$^-$ 细胞具有更多的干细胞特性，可以非常低的细胞数量在 NOD/SCID 小鼠体内生长。CD13 又称为氨基肽酶 N，是最早被认定的恶性髓性细胞的表面标志物之一，具有 CSC 特征，参与肿瘤发生、发展、侵袭、增殖等过程，在肿瘤发展进程中发挥重要作用。最近有研究发现 CD13$^+$CSC 与临床肝癌标本中的缺氧标志有关。Haraguchi 采用 Hoechst 染料排斥法发现 CD13 以半液态 CSC 亚群的形式存在于人肝细胞癌中。CD13$^+$ 细胞也被发现在 NOD/SCID 小鼠体内有致瘤潜能，并对化疗药物阿霉素和 5- 氟尿嘧啶表现出耐药性。OV6 是一种肝脏干 / 祖细胞标记物，OV6$^+$ 肝癌细胞在 NOD/SCID 小鼠体内具有较高的成瘤能力和化疗耐药性。CD133$^+$ 在 OV6$^+$ 细胞中的表达明显富集，表明 OV6$^+$ 是一个潜在的 CSC 标记物。利用磁珠分离方法从 SMMC-7721 和 Huh-7 中分离出来的 OV6$^+$ 细胞在 NOD/SCID 小鼠体内具有较强的自我更新能力和致瘤性。OV6$^+$ 细胞高表达还与肝癌临床病理特征及预后不良有关，由此提示，OV6$^+$ 细胞在 HCC 的转移和进展中起重要作用。CK19 是一种典型的上皮细胞标记物，在人肝胆管细胞中表达，也散布于肝硬化和肝癌实质中。CK19 是 HCC 侵袭性强、预后差的标志，且具有干性特征。与 CK19⁻HCC 相比，CK19⁺ 常与预后不良及上皮间质转换（EMT）相关蛋白有关，在 CK19⁺ 肝癌细胞中，EMT 相关蛋白表达增加，在肿瘤细胞侵袭过程中起主导作用。超过 90% 的 CK19⁺HCC 细胞表达至少一个与干细胞相关的其他标记物，相比而言，EpCAM、c-kit 和 CD133 单独表达的频率更高，这意味着 CK19 可能比其他标记物更特异地与干细胞相关。

2. 扶正固本类中药通过调控 LCSC 发挥抗肿瘤作用 《诸病源候论》中提及"主脏受邪……留滞不去，乃成积聚"，强调肝癌的发病是在正气虚的基础上，气郁、血瘀、痰结、湿聚、热毒等病理产物纠结，日久聚结形成癌。在治疗方面，《景岳全书》概括了攻、消、补、散四者，《医宗必读》强调"屡攻屡补，以平为期"的道理，皆认为应调动机体自身正气来抵御病邪侵袭，达到"养正积自除"的目的。这与现代医学的"干细胞理论"（靶向调控肿瘤干细胞并使其向正常细胞分化的理论）一致。中医药可以通过诱导 LCSC 分化，降低 LCSC 表面标记物水平，还可以降低 LCSC 对药物的抵抗性，发挥治疗肝癌的作用。随着对癌症治疗研究的深入，药物治疗癌症的作用机制日趋清晰，中医药具有毒副反应少、治疗靶点多等优点，今后应在辨证论治中发挥中医对肝癌的治疗作用。

魏丽慧等人采用克隆球培养法对 LCSC 进行富集，采用 RT-PCR 检测肝癌细胞及 LCSC 中自我更新基因 Oct-4 的 mRNA 的表达，利用流式细胞仪检测肝癌细胞及 LCSC 表面标记蛋白 CD133、CD90 的表达，采用台盼蓝计数方法检测片仔癀对 LCSC 增殖的影响，利用 Hoechst33342 染色法检测片仔癀对 LCSC 凋亡的影响。结果显示，采用克隆球培养法可富集成球生长的 LCSC，与肝癌细胞比较，LCSC 的 Oct-4、CD133、CD90 高表达，提示中药片仔癀可抑制 LCSC 增殖，并诱导其凋亡。陈飞宇在对扶正化瘀解毒方中石见穿的化学成分桦木酸进行研究时发现，桦木酸作用于 LCSC 后，可通过调控 Wnt 通路控制 HepG2 细胞及其肿瘤干细胞的增殖和凋亡，使 G1/G0 期及 G2/M 期细胞明显减少，且呈现一定的剂量 – 效应关系。一贯煎含生地黄、枸杞子、川楝子等，具有补肝肾、养肝体、滋阴疏肝的功效，能疏泄肝气。单思等人研究发现，一贯煎可通过 TP53、NF-κB、STAT1、胞外信号调节激酶（ERK）1/2、MMP2 等位点干预肝癌信号通路。此外，一贯煎还可激活 Wnt 信号通路，促进胎儿肝脏干 / 祖细胞再生分化为肝细胞，增强胎儿肝脏干 / 祖细胞移植的治疗效果。覃艳春采用免疫磁珠法分选出

CD133⁺HepG2 细胞的 LCSC，分别用 2%、4%、8%、10%、12%、16% 6 个不同体积分数的中药复方制剂敷和备化方（含西洋参、柴胡、牛膝、生姜、白术、茯苓、当归等）含药血清干预，结果发现中药复方制剂敷和备化方含药血清对 CD133⁺HepG2 细胞增殖有抑制作用，且与时间、体积分数相关，其中，体积分数为 16% 的敷和备化方含药血清干预 72 h 抑制作用最明显；与血清对照组和空白对照组相比，敷和备化方组和二甲基亚砜组都可降低 CD133⁺HepG2 细胞百分比，且敷和备化方组作用更明显；与血清对照组和空白对照组相比，敷和备化方组和二甲基亚砜组都可下调干细胞转录因子 SOX2、NANOG、OCT4 的 mRNA 和蛋白表达（$P < 0.05$），且敷和备化方组作用更明显；结果表明，中药复方制剂敷和备化方含药血清能有效降低 LCSC 表面标记物 CD133 和干细胞转录因子 SOX2、NANOG、OCT4 的表达水平，降低 LCSC 恶性程度。

张影茹等人构建丹参酮ⅡA 免疫纳米粒，通过划痕实验与 Transwell 实验，分别检测丹参酮ⅡA 免疫纳米粒对 LCSC 侵袭转移作用的影响。结果显示，与丹参酮ⅡA 相比，丹参酮ⅡA 免疫纳米粒抑制 LCSC 侵袭转移的效果更佳。丹参酮ⅡA 免疫纳米粒能够通过抑制 Wnt1 的表达，抑制 β-catenin 的入核，同时降低 GSK3β、Axin、APC 的蛋白表达水平。可见，丹参酮ⅡA 免疫纳米粒可能通过抑制 Wnt/β-catenin 信号通路，降低 GSK3β、Axin、APC 蛋白的表达，从而抑制 LCSC 的侵袭转移。岑妍慧从肝癌细胞中获取 LCSC，在研究黄芩素对 LCSC 诱捕受体 3 表达的影响及下调诱捕受体 3 表达对 LCSC 生物学行为的影响时发现，与对照组相比，高剂量黄芩素能显著下调 LCSC 诱捕受体 3 的 mRNA 和蛋白表达；与对照组相比，高剂量黄芩素组 LCSC 的增殖能力明显下降，S 期和 G2 期细胞比例增加，而 G1 期的细胞比例则减少，LCSC 的凋亡率明显增加，迁移能力明显下降。结果表明，高剂量黄芩素能通过下调 LCSC 诱捕受体 3 表达而抑制细胞的一系列生物学行为，为临床上以 LCSC 诱捕受体 3 为靶点、以 LCSC 为对象进行肝癌治疗提供了实验依据。

第二节　清热解毒类中药的基础研究

在肝癌的发病过程中，热毒是疾病进展的中心环节，临床常见的局部肿块灼热疼痛、口渴尿赤、舌苔黄腻等症状，多为热毒蕴积于体内所致。

一、清热解毒法的现代医学阐述

近代许多研究证实清热解毒法既能解"外源性之毒"，即细菌、病毒和内毒素，还能解"内源性之毒"，即氧自由基和炎性细胞因子。研究者应用频数分析、聚类分析和关联规则分析进行数据挖掘，分析60多位国医大师和百位名中医临床治疗肝癌的用药，发现清热解毒类中药位列17类不同功效中药的第2位，由此可见，清热解毒法在原发性肝癌的治疗中起着重要作用。清热解毒类中药具有预防术后复发、提高生活质量、延长生存期、提高生存率、增效减毒等作用。2010版《中华人民共和国药典》共收载功效为清热解毒的中药材72种，经文献检索发现，其中有45种已被报道具有抗肿瘤活性，如人工牛黄、三白草、大血藤、大青叶、山豆根、山慈菇、千里光、飞扬草、马齿苋、云芝、升麻、水飞蓟、甘草、北豆根、白头翁、白蔹、冬凌草、半边莲、半枝莲、地锦草、连翘、忍冬藤、青黛、苦木、板蓝根、虎杖、垂盆草、金荞麦、鱼腥草、南板蓝根、鸦胆子、重楼、穿心莲、射干、益母草、通关藤、黄连、菊花、野菊花、紫萁贯众、筋骨草、蒲公英、锦灯笼、漏芦、翻白草等。清热解毒类中药主要适用于疔疮痈肿、丹毒、瘟毒发斑、痄腮、咽喉肿痛、热毒下痢、虫蛇咬伤、癌肿、水火烫伤及其他急性热病等。作为清热解毒法的物质基础，清热解毒类中药能够抗病原微生物、抗内毒素、抗炎、提高机体免疫力，在预防和治疗恶性肿瘤过程中起着不可替代的作用。在中医临床上，有许多用于治疗恶性肿瘤的清热解毒类制剂，如云芝多糖、水飞蓟宾胶囊和鸦胆子油乳注射液等。现代药理研究表明，清热解毒类中药可以通过直接抑制肿瘤细胞增殖、诱导细胞凋亡、抑制肿瘤血管生成、逆转多药耐药、调节和增强机体的免疫力、诱导细胞的分化与逆转、抗突变等作用达到抗肿瘤的目的。清热解毒类中药对肝癌晚期的热毒之证，如局部红肿热痛、全身发热、口渴、尿赤、便秘等相关症状，具有一定程度的改善作用，同时对肿瘤的放疗、热疗等局部治疗有增效减毒作用。

清热解毒类中药亦可通过抑制炎症、调控肝癌微环境治疗肝癌。现代医学中所谓的炎症是指机体组织形态、结构发生不同程度的损伤、充血、肿胀、渗出、变性，包括血管坏死或增生栓塞，局部组织缺血、缺氧且伴有代谢机能改变、循环障碍、血流变异等过程，这与中医所讲的热毒密切相关。炎症与肿瘤发生发展的关系有着深远的历史背景，早在 1863 年，德国著名病理学家鲁道夫·魏尔肖证实了炎性细胞和细胞因子有助于肿瘤生长，从而提出肿瘤可能起源于慢性炎症这一假说，但直到 21 世纪初，炎症与肿瘤的关系才引起研究者们的重视。有报道指出，促进伤口愈合的炎症反应免疫细胞与肿瘤的恶化相关，它们会在某方面促进肿瘤生长，并帮助癌细胞转移到其他组织，即可以认为当微环境处于炎症状态时，免疫细胞有可能起到对机体不利的作用。近年来，人们在探索炎症与肿瘤关系的同时也开始从炎症的角度寻找治疗肿瘤的新方法。肿瘤微环境中的炎症因子有多种促肿瘤作用，可以促进肿瘤细胞的增殖，促进血管新生和转移，削弱机体的免疫反应，改变机体对激素和化疗药物的反应。在肿瘤进展的晚期，肿瘤细胞通过调控炎症因子促进肿瘤的播散和转移。中医药的发展秉承对中药机理的研究和探讨，在此我们总结了中药抗肿瘤的作用机制。

二、清热解毒类中药抑制肿瘤细胞增殖

1. 肝癌细胞的增殖特点　　肝癌细胞的增殖与分化受一系列细胞周期正负调节因子的调控，这些调节因子通过相互作用保证细胞周期的正常进行，从而完成细胞增殖。真核生物的细胞周期是以 G1—S—G2—M 期为过程。细胞周期有 2 个重要调控点，G1/S 和 G2/M，其过程受细胞周期相关蛋白调控。其中，G1/S 调控点是对细胞增殖进行调控的关键之一，由细胞周期蛋白 – 周期蛋白依赖性激酶 – 周期蛋白依赖性激酶抑制蛋白 – 成视网膜细胞瘤蛋白（cyclin–cyclin dependent kinase–cyclin dependent kinase inhibitor–retinoblastoma protein，cyclin–CDK–CDKI–Rb）调节系统来调控，此调节系统中的任何环节发生异常，均可导致细胞异常增生甚至癌变。细胞周期蛋白（cyclin）是在细胞周期中规律性地合成，又规律性地降解，且能与周期蛋白依赖性激酶（cyclin dependent kinase，CDK）结合并激活其催化亚单位的结构同源性蛋白质。cyclin 与 CDK 结合形成活化的 cyclin/CDK 复合体，促使细胞进入增殖周期，处于细胞周期调节的中心环节。其调节作用是由参与细胞周期过渡的关键蛋白质——成视网膜细胞瘤蛋白（retinoblastoma protein，Rb）的磷酸化来实现的。人的细胞中与 G1/S 调控点相关的细胞周期蛋白有 cyclin D 和 cyclin E。cyclin D 基因家族至少有 3 个成员，D1、D2、D3，它们在结构和功能上具有一定的相似性。cyclin D 的合成和表达依赖生长因子，在 G1 期达到其合成

和活性的高峰，能与 CDK4 或 CDK6 特异性结合，形成 cyclin D–CDK4/CDK6 活性复合物。此复合物促进 Rb 磷酸化，使细胞由 G1 期进入 S 期。研究显示，cyclin D1 的基因扩增和过度表达是较常见的致癌性变化，且与肝癌的发生发展有关。cyclin D1 基因在 45 例肝癌中扩增的发生率是 11%，并与其信使核糖核酸（messager ribonucleic acid，mRNA）的过度表达相关。cyclin D1 基因扩增发生在肿瘤生长快的进展期肝癌，提示其与肿瘤的侵袭性行为有关。在对 104 例肝癌标本的临床调查中发现，32.6% 的标本呈 cyclin D1 过度表达，因而认为 cyclin D1 在 G1/S 调控点发挥重要作用。研究者通过分析 cyclin D1 在乙型病毒性肝炎相关性肝癌患者中的表达情况发现，cyclin D1 的过度表达与临床分期高、分化程度差、微血管侵犯、肝内转移等显著相关。最近有学者在用无环维生素 A 抑制肝癌细胞株生长的实验中发现，在无环维生素 A 引起肝癌细胞增殖受阻的同时，cyclin D1 的表达水平下降，其 mRNA 水平也下降。继 cyclin D1 之后，人们发现细胞周期蛋白 E（cyclin E）的合成开始于 G1 后期。cyclin E 在 G1/S 期转变过程中也具有重要的调节作用。cyclin E 与 CDK2 结合形成的 cyclin E/CDK2 复合物，是启动 S 期的蛋白激酶，对维持 Rb 磷酸化很重要。有研究表明，在大部分肿瘤患者中，cyclin E 的表达增高，cyclin E 在 35.5% 的肝癌患者中过度表达，且其表达程度与病理分期显著相关。有研究表明，在人的肝癌中，cyclin E 和 CDK2 同时过度表达，相关分析表明，cyclin E 的过度表达与肿瘤分期显著相关，CDK2 的过度表达与肝癌预后差有关，提示 cyclin E 和 CDK2 在肝癌进展中发挥重要作用。周期蛋白依赖性激酶抑制蛋白（cyclin dependent kinase inhibitor，CDKI）阻止 cyclin/CDK 复合物的形成和活化，从而抑制 Rb 磷酸化，阻止细胞进入 S 期，使其停滞于 G1 期，对细胞周期具有负调控作用。

除上述细胞周期相关蛋白之外，还有 1 套被称为细胞周期检测点的检测修复机制，可通过不同通路直接介导受损 DNA 的检测与修复，最终保证 DNA 的复制和染色体的分配质量。目前，细胞周期检测点主要包括 2 个激酶：Chk1 和 Chk2。二者均为蛋白激酶，在 DNA 的损伤修复调节通路中发挥着至关重要的作用，其表达紊乱可能与多种肿瘤（尤其是肝癌）相关。Chk1 在 DNA 损伤后的细胞周期检测点调节与 DNA 修复后的细胞周期重新启动中均发挥着重要作用。此外，Chk1 作为 1 种结构活性酶，与染色质的结构稳定性密切相关。Chk1 的 mRNA 和蛋白表达主要发生于细胞周期的 S 期和 G2 期，并参与细胞内染色体和纺锤体的装配。正常表达的 Chk1 通常对人类体细胞的生长无显著影响，有利于确保 DNA 复制的稳定。Chk1 如果发生基因突变或表达异常，则会影响 DNA 的损伤修复，最终导致 DNA 复制不完全或细胞凋亡等，甚至可能导致子代细胞携带错误基因，并逃脱细胞周期检测点继续生长增殖，从而增加细胞发生恶性转化的风险。Chk1 不仅是 S 期和 G2 期必需的，也是有丝分裂、胞质分裂及完全的细胞分离不可缺少的。当发生 DNA 受损时，Chk1 可诱导细胞周期延迟或阻滞，为 DNA 损伤修复提供时间。Chk1 作为细胞周期检测点重要的调节蛋白之一，其稳定表达有利于维护 DNA 的损伤修复，进而保证整个细胞基因组的完整稳定。因此，从其功能上看，Chk1 可被认为属于肿瘤抑制因子。也有研究发现，当 Chk1 基因失活呈现单倍体剂量不足时，DNA 损伤在复制中不断累积，进而促使本该停止生长增殖或发生生理性凋亡的细胞持续进入细胞周期，最终导致细胞恶性增殖的发生。同 Chk1 一样，Chk2 在 DNA 损伤后的细胞周期检测点调节中发挥着重要作用，有利于受损 DNA 的修复，同时维持染色体的相对稳定。和 Chk1 一样，Chk2 广泛表达于人类和多种生物的正常组织细胞中，尤其是细胞核中。因此，细胞核也是 Chk2 发挥作用的重要场所。Chk2 蛋白可在细胞周期的不同阶段表达，具有显著的组织特异性，是细胞内 DNA 损伤修复通路中另一个重要的信号转导蛋白，可通过 ATM 依赖性和非依赖性方式促使下游不同的靶蛋白激活 G1/S 期和（或）G2/M 期检测点，进而阻滞细胞周期进程，激活修复相关基因的转录，完成对受损 DNA 的修复，维持细胞染色体的稳定。因此，在人类某些散发和遗传性肿瘤的发生、发展中，Chk2 可能发挥着一定的作用，也表明 Chk2 在细胞周期进程中发挥着重要的负调控作用。在细胞无 DNA 受损时，大部分 Chk2 以无活性单体状态均匀分布于细胞核内，但在 DNA 受损尤其是发生 DNA 双链断裂损伤后，细胞则主要通过 ATM–Chk2–CDC25 信号转导通路作用于 G1/S 期、S 期或 G2/M 期不同的细胞周期检测点，及时阻滞细胞周期进程，对受损 DNA 进行修复调节。如果出现 Chk2 激酶无法实现对细胞 DNA 损伤的修复调节，Chk2 将诱导 DNA 损伤发生 p53 依赖性或 p53 非依赖性细胞凋亡。Rb 基因作为 cyclin D–CDK4/CDK6 和 cyclin E/CDK2 复合物的底物，其磷酸化对细胞周期在 G1/S 调控点的调控作用是关键的。当 Rb 被磷酸化时，其与转录因子 E2F 结合的能力减弱，E2F 被释放，启动多种细胞周期进行必需的基因的转录，细胞进入 S 期。CDK1 则通过抑制 cyclin D–CDK4/CDK6 和 cyclin E/CDK2 复合物的活性，抑制 Rb 磷酸化，将细胞阻滞于 G1 期。肝癌中 Rb 表达缺失占 28%，由此认为，Rb 失活与肝癌的发生有关。肝癌中 Rb 基因异常是很常见的，13q 染色体杂合性缺失的发生率为 35%，而 Rb 基因正定位于染色体该区带。

2. 清热解毒类中药抑制肝癌细胞增殖　从大量实验研究中我们可以看出，中药对控制肿瘤细胞增殖有积极作用。研究报道珠子参对肝癌 H22 小鼠具有良好的抑瘤作用，其作用机制可能与珠子参阻止 G2/M 期细胞转换，进而影响癌细胞的细胞周期进程，干扰 S 期 DNA 合成，直至诱导小鼠肝癌细胞凋亡有关。白花蛇舌草水提液可能是通过下调人肝癌 HepG2 细胞 CDK2、E2F1 mRNA 的表达将细胞阻滞于 G0/G1 期，进而抑制其增殖。藤梨根总黄酮苷（111g/kg）可减轻皮下接种肝癌 H22 细胞的小鼠模型的瘤重，抑瘤率达 34.62%。而就抑制肝癌 Bel-7402 细胞的增殖而言，藤梨根氯仿提取物作用最强，其甲醇提取物次之。体内实验研究还证实，藤梨根氯仿提取物可有效抑制小鼠肝癌模型和人肝癌裸鼠移植瘤模型的癌细胞生长，抑制率达 38.0%。龙葵正丁醇提取物对肝癌 SMMC-7721 细胞有明显的生长抑制作用，并呈剂量依赖性；经龙葵正丁醇提取物作用后，SMMC-7721 细胞出现核固缩和凋亡小体等形态学特征，SMMC-7721 细胞周期显著改变，并出现 G2/M 期阻滞，胱天蛋白酶 -3（caspase-3）的表达升高，提示龙葵正丁醇提取物能通过上调 caspase-3 的表达，改变细胞周期，从而诱导 SMMC-7721 细胞凋亡。

本课题组曾进行过多种清热解毒类中药抗肝癌细胞增殖作用的研究，单味药如白花蛇舌草、田基黄、两面针等，复方如解毒消癥饮（由白花蛇舌草、夏枯草、山慈菇和苦参组成）、片仔癀等，均表明上述清热解毒类中药从 JAK1/STAT3、CDK2-E2F1 等不同通路阻滞细胞周期进程或抑制细胞增殖。

三、清热解毒类中药诱导细胞凋亡

1. 肿瘤细胞凋亡机制　多细胞生物通过细胞增殖和凋亡来维持自身稳定，若二者之间的动态平衡失调，则可导致细胞恶性增殖，促使肿瘤的发生，而诱导肿瘤细胞的凋亡能有效控制肿瘤的发生、发展。已有证据表明，细胞凋亡受阻可能是肿瘤发病机制之一。细胞凋亡是一种在基因控制下的细胞主动死亡过程，是一系列生化级联反应的结果，以形态和生化上出现一定的改变为特征。细胞凋亡最突出的特点是细胞的凋亡起始于细胞核的改变，表现为核染色质的浓缩致密，DNA 分子被特异性 Ca^{2+}/Mg^{2+} 依赖的 DNA 内切酶在核小体之间切断，随后细胞膜表面突起与细胞主体分离，形成多个大小不等的有膜包裹着的凋亡小体，内含形态保存完好的细胞器和（或）浓缩的细胞核碎片。凋亡晚期，凋亡细胞和凋亡小体迅速被巨噬细胞或邻近的其他细胞吞噬消化。细胞有增殖、分化和凋亡三方面的特征，在维持正常组织的生长平衡过程中，细胞增殖、分化、凋亡三者相互协调，共同调节。如果细胞凋亡受抑，细胞增殖与凋亡的平衡则被破坏，细胞死亡率下降，一旦机体不能重新恢复这种平衡，将导致细胞数目不断增加，表现出生长优势，这是肿瘤形成的一个重要基础。较多资料表明，在肿瘤发生过程中，Bcl-2、c-Myc 和 ras 基因可协同转化并使细胞永生化。另外，本属程序性死亡的细胞如未按时凋亡，这种"老化"细胞的染色体则会不稳定，基因易突变，对致癌物的易感性升高，从而增加了恶变概率。抑癌基因 p53 的缺失使细胞凋亡大大减少，自发肿瘤发生率上升。因此，肿瘤不仅是细胞增殖和分化异常的疾病，也是细胞凋亡异常的疾病。

凋亡不同于坏死，它是由一些生理信号启动的，这些生理信号是通过信号传导途径引起细胞内相关基因表达改变而起作用。细胞凋亡主要有 2 条信号传导通路：线粒体依赖性途径和死亡受体途径。传统细胞超微结构分析认为，线粒体形态在细胞凋亡过程中一直维持不变，其在细胞凋亡中的作用往往被忽略。可近年实验研究显示，线粒体在细胞凋亡中发挥着关键作用。某些与凋亡相关的基因产物（蛋白质和酶），均可定位于细胞线粒体，而线粒体跨膜电位崩解是细胞凋亡早期特异性指标之一。这是由 PT 孔开放引起线粒体通透性转换的直接结果。PT 孔是跨越线粒体内外膜的通道，主要是由位于线粒体内膜的腺核苷酸转位子（TNT）和位于外膜的电压依赖性离子通道（VDAC）所组成。许多研究表明，PT 孔开放可引起一系列与细胞凋亡相关的事件发生，如在线粒体跨膜电位崩解时，线粒体可释放 1 种 50kDa 的蛋白质，并以此蛋白质直接诱导细胞核凋亡而不需任何辅助因子。线粒体释放蛋白，包括细胞色素 C（cyt-C），进入细胞质后可在 ATP 或 dATP 协同作用下，与凋亡蛋白酶活化因子 -1（Apaf-1）结合以使其分子变构，激活 caspase-9，进而激活 caspase-1 等酶系，以导致细胞凋亡。另有研究发现，某些凋亡因子也可通过破坏的线粒体外膜直接进入细胞质造成细胞凋亡。细胞在凋亡过程中需要能量供应，有无能量的供应可能是细胞进入凋亡还是坏死过程最主要的生化机制上的差别。因此，线粒体作为提供能量的细胞器，在细胞凋亡中至关重要。死亡受体属于肿瘤坏死因子受体超家族成员，可传导由特定的死亡配体引起的凋亡信号。至少有 5 种死亡受体在细胞凋亡信号传导中发挥作用，其中最典型的死亡受体是 Fas（又称 Apo-1 或 CD95）。它是 1 种膜受体形式，广泛分布于多种类型细胞（尤其是淋巴系统来源的肿瘤细胞）表面。Fas 可被抗 Fas 活化型抗体或 Fas 配体（FasL）活化，通过一系列信号蛋白中介，启动 caspase 级联切割程序，导致细胞凋亡发生。Fas/FasL 介导的细胞凋亡在肿瘤的发生发展中有重要作用。Fas 表达于肿瘤细胞表面，其配体 FasL 在被激活的 T 细胞上表达，一旦 Fas 分子膜外基因接受 FasL 的刺激，即可通过多种途径将信号传递给肿瘤细胞内的凋亡基因，导致 DNA 降解，肿瘤细胞发生凋亡。FasL 激活 Fas 的机制尚不清楚，可能与通过细胞内 Ca^{2+} 信号系统传递死亡信息、激活 caspase 3 或激活相应的蛋白激酶有关。

参加肿瘤细胞凋亡调控的基因有正负调控因子 2 类，主要是由以 caspase 家族为代表的凋亡活化基因和以 Bcl-2 家族为代表的凋亡抑制基因共同控制。Bcl-2 基因家族中基因众多，有些属抑凋亡基因，如 Bcl-2、Bcl-xL、Bcl-W、Mcl-1 等，有些属促凋亡基因，如 Bax、Bcl-Xs、Bak 等。Bcl-2 基因家族位于线粒体外膜，对细胞凋亡的调控作用是通过线粒体依赖性途径而实现的。Bcl-2 被首先发现于人 B 淋巴细胞瘤。在许多胚胎组织中，Bcl-2 基因广泛存在，而在成熟的或走向凋亡的细胞中不表达或低表达。Bcl-2 被认为是特异性抑制细胞凋亡的存活基因。许多实验也证实，Bcl-2 是肿瘤细胞凋亡的抑制物，可以保护肿瘤细胞免受各种诱导剂诱发的凋亡，但不影响肿瘤细胞增殖。在凋亡的肿瘤细胞中，Bcl-2 mRNA 的表达水平下降。Bcl-2 抑制凋亡的机理可能为：①通过与 PT 孔蛋白分子相互作用的方式来调节 PT 孔的开放，从而发挥其抑制细胞凋亡的功能；② Bcl-2 可直接与胞浆中 caspase-9 联结的 Apaf-1 相结合而存在于线粒体外膜，通过形成线粒体 -Bcl-2-Apaf-1-caspase-9 的四聚体复合物的形式对 Apaf-1 的结构进行调控，使 Apaf-1 失去对 caspase 酶系的活化能力而抑制细胞凋亡；③ Bcl-2 和 Bcl-xL 可作用于 cyt-C 的下游以抑制 caspase 活化，从而抑制细胞凋亡；④降低细胞内 Ca^{2+} 浓度。然而，有学者认为 Bcl-2 在细胞凋亡中起着双重性的作用。最近实验证实，Bcl-2 和 Bcl-X 的 N 端结构域可被 caspese 切割而促进细胞凋亡。Bcl-2 表达改变对细胞凋亡起调控作用，与肿瘤的发生密切相关，而且可影响肿瘤的恶性行为（浸润、转移、异常生长），呈组织差异性。

p53 基因有 2 种，分别是野生型 p53（Wtp53）和突变型 p53。2 种基因均参与细胞凋亡，但两者作用不同，Wtp53 产物犹如细胞内监视 DNA 完整的"分子警察"，一旦 DNA 受损，Wtp53 表达迅速增加，使细胞停滞在 G1/S 期，修复受损的 DNA 后，使细胞重新进入细胞增殖周期，若 DNA 损伤过于严重而无法修复，Wtp53 则可激活那些诱导凋亡的基因转录，使细胞凋亡。若 Wtp53 发生突变或缺失，则不能识别和修复 DNA 损伤，细胞带着受损的 DNA 进入 S 期分裂增殖，导致细胞因遗传不稳定性产生突变和染色体畸变，最终癌变。研究发现，Wtp53 在调节 Bcl-2 依赖的细胞凋亡 / 生存通路中发挥重要作用，p53 直接下调 Bcl-2 基因表达，在基因转录水平，p53 能激活 Bax 基因的表达。另外，Wtp53 能增强促凋亡基因 Fas 的表达。这些可能是其诱导凋亡的主要机制。Wtp53 促进细胞的凋亡，而突变型 p53 对细胞凋亡有抑制作用。突变型 p53 基因抑制细胞凋亡的作用与 Bcl-2 抑制凋亡的作用相似。但并非所有细胞凋亡过程都有 p53 参与，糖皮质激素诱导的胸腺细胞凋亡就是非 p53 依赖性的。

caspase 是一种凋亡活化基因，该家族有至少 14 种成员，其中，至少 2/3 的成员与细胞凋亡相关，并参与与凋亡相关的机体生理性或病理性过程。caspase 家族属于天冬氨酸特异性半胱氨酸蛋白酶，转录合成后以酶原形式存在于胞浆中，酶原蛋白 N 端的原结构域对维持酶的无活性状态及凋亡信号的传导至关重要。尽管各种凋亡信号可刺激细胞内多种信号传导途径，但最终汇集为 caspase 蛋白酶级联放大反应这一共同通路。不同凋亡信号的刺激可激活多种 caspase，而活化的 caspase 的作用又可随酶底物的性质和酶切位点的不同而产生多种生物学效应。活化的 caspase 在酶切 ICAD/DFF45 后，使 ICAD/DFF45 与 CAD 解离，活化的 CAD 使 DNA 降解；caspase 还可酶切凋亡抑制蛋白 Bcl-2，使其失去抑制细胞凋亡的生物活性而促进细胞凋亡。caspase 酶系还可直接裂解细胞组分或裂解细胞骨架调节蛋白导致细胞凋亡。但也有研究证实，caspase 基因家族并不是细胞凋亡的唯一途径，细胞内还存在非 caspase 依赖性凋亡通路。

肝癌细胞存在高速的细胞增殖率和自然的细胞凋亡率，两者共同决定肿瘤细胞的生长速度。研究人员通过非基因毒致癌剂 NAF 观察正常肝→突变增生→结节→肝腺瘤→肝癌的突变过程，发现凋亡活性呈逐渐增强趋势，但每一阶段的细胞增殖率均高于凋亡率，因此，癌前肝细胞可获得优先净增长。从起始阶段到癌前病变，促发阶段到肿瘤形成，各期抑制细胞凋亡与加速肿瘤细胞增长的比例虽有不同，但总体上形成复制大于凋亡的趋势。但 TGFp 及免疫细胞因子可诱导肝癌细胞凋亡而抑制其复制。研究者采用原位末端转移标记法检测 20 例胆管上皮癌及 17 例肝癌，细胞凋亡率达 10%。目前研究者认为肝癌细胞凋亡与下列因素有关：肿瘤组织固有的代谢过程，肿瘤组织的乏氧状态，肿瘤坏死因子 α，细胞毒性 T 细胞的攻击作用，核酸内切酶的活化。肝癌细胞的凋亡源包括细胞因子，如 TNF、IL-2、IL-4，和针对 Fas 抗原的抗体，在体外可诱导肝癌细胞的凋亡。转化生长因子 1（TGF1）促进肝癌细胞 DNA 降解，并通过受体杀伤细胞促进凋亡。IGFBP-3 可能通过直接途径与细胞膜受体结合而诱导肝癌细胞凋亡，对抗胰岛素样生长因子（IGF）对肝癌细胞的增殖作用。外源性化学物质诱导凋亡包括多种非基因毒致癌剂，如苯亚甲基抗坏血酸钠、降脂奈、锌盐、乙醇等可经不同途径诱导肝癌细胞凋亡，硝酸铅、胡萝卜素等可通过凋亡机制影响早期肝癌的形成，化疗药物顺铂、丝裂霉素、维苯甲酸等能引起肝癌细胞的广泛凋亡。通过放疗诱导肝胆肿瘤细胞凋亡可达到杀伤癌细胞的作用，高热微波可引起对其敏感的肝癌细胞凋亡。

2. 清热解毒类中药诱导肝癌细胞凋亡　中药也可有效引起肝癌细胞凋亡。苦参碱为豆科植物苦参的有效成分，其基本结构为苦参次碱 -15 酮，具有抗炎、抗氧化、免疫抑制及抗肿瘤等作用。研究发现，苦参碱能诱导人肝癌 SMMC-7721 细胞凋亡。在苦参碱浓度为 1.0g/L 时，作用 48 小时的凋亡率为 29.6%~32.8%，该机制与下调 stat3、stat5 基因表达、抑制 JAK-STAT 细胞信号转导通路有关。0.5g/L 苦参碱干预 HepG2 细胞 48 小时后，凋亡率约为 22%。而 1.0g/L 苦参碱作用 Bel-7402 细胞 48 小时后，凋亡率仅为18.01%。进一步的研究表明，其作用可能是通过调节细胞内 Bax 和 Bcl-2 蛋白的表达，经线粒体信号传导途径实现的，机制可能与苦参碱能将肝癌细胞周期阻滞在 G0/G1 期有关。白花蛇舌草为茜草科植物白花蛇舌草的全草，味甘、淡，性凉，内含多种类型的化学成分，主要为蒽醌、萜类、多糖、微量元素和甾醇及其苷类化合物，具有清热利湿、解毒抗癌之功效。研究表明，100mg/L 白花蛇舌草乙醇提取物对 SMMC-7721 细胞的增殖抑制率达到 39.40%，有效靶基因达 20 条，可能是其多途径抗肿瘤所致。白花蛇舌草提取物也可抑制人肝癌 Bel-7402 细胞的生长，诱导细胞凋亡，且呈剂量依赖性，其机制可能与激活抑癌基因 p53、抑制原癌基因 Bcl-xL 表达、直接影响肿瘤细胞能量代谢有关。亦有研究显示，白花蛇舌草在剂量为 50mg/kg 时对小鼠皮下移植瘤（H22）的抑瘤率可达 48.6%。半枝莲又名狭叶韩信草，为唇形科黄芩属植物半枝莲的干燥全草，味辛、苦，性寒，具有清热解毒、活血化瘀、消肿止痛等功效。半枝莲提取物对肝癌细胞的凋亡率为 24.03%~36.33%。研究表明，其诱导 H22 细胞凋亡的机制可能与降低肿瘤细胞线粒体膜电位有关。而对于诱导肝癌 SMMC-7721 细胞凋亡，研究显示其能够上调 caspase-3 表达，下调 Bcl-2 和存活蛋白（survivin）的表达。另外，半枝莲提取物还可诱导 HepG2 及 QGY-7701 等细胞发生凋亡。鸦胆子是苦木科植物鸦胆子的成熟果实，其醇提取物即鸦胆子油乳。油乳主要成分为油酸和亚油酸，具有抗肿瘤及增强机体免疫功能的作用。鸦胆子油乳对肝癌细胞的抑制率约为 20%~30%，可将细胞阻滞于 G0/G1 期，其诱导凋亡的作用与抑制 p53 和 Bcl-2 的表达密切相关，其中，p53 途径起主导作用。青蒿素是在青蒿叶中分离出的有效抗疟成分，具有过氧基团的倍半萜内酯。近年研究发现，青蒿素及其衍生物包括青蒿琥酯等均对肿瘤细胞有明显的杀伤作用。100mg/L 青蒿琥酯对肝癌细胞的抑制率约为 16%，凋亡率不超过 12%。其分子机制是非 p53 依赖性的，与凋亡调节基因 Bcl-2 下调有关。

本课题组进行了白花蛇舌草、粗叶悬钩子、解毒消癥饮、地耳草、熊胆粉、蒲葵子、田基黄、复方白花蛇舌草等药物诱导肝癌细胞凋亡的研究。结果表明，上述药物可通过线粒体凋亡通路或 Hedgehog 通路诱导肝癌细胞发生凋亡。

四、清热解毒类中药抑制血管新生

1. 肝癌血管新生的意义　血管新生是指原有的毛细血管或后毛细血管静脉新生的过程。1971 年，Forlkman 首次证实，实体瘤在缺乏血管新生的条件下仅能生长至直径 2~3cm。随后的研究又发现，肿瘤的生长有赖于血管新生。肿瘤组织中的新生血管不仅为瘤体提供氧及营养物质，而且为肿瘤转移及血管浸润提供通道，故血管新生与肿瘤生长、转移密切相关。肿瘤组织生长的初期并没有血管新生现象，随后在肿瘤基因的调控下启动血管新生过程，而且该过程一旦启动即难以自行限制，此时肿瘤细胞将分泌多种血管新生因子以促进血管形成。但肿瘤组织的大量新生血管并非肿瘤细胞分泌物的单一作用结果。毛细血管内皮细胞、炎性细胞、巨噬细胞及成纤维细胞等均可分泌血管增殖或抑制因子。在生理情况下，血管增殖与抑制因子处于平衡状态，以维持正常代谢功能，但在肿瘤组织中，这一平衡被过量分泌的血管增殖因子所打乱，造成大量新生血管的形成。血管内皮生长因子（VEGF）是最早被分离出来的一种促血管形成多肽，被认为是最强的血管形成促进因子。在促使内皮细胞增生的同时，VEGF 还可增加血管通透性，促进肿瘤分泌物的血管外渗透及细胞外基质合成，以利于血管内皮附着及生长。肿瘤组织生长到一定大小时，其原有的血管氧供不足，造成细胞缺氧，刺激肿瘤细胞开始合成、分泌 VEGF。同时，ras 等肿瘤基因或 p53 等抑癌基因亦参与对 VEGF 的调控，这 2 类基因可分别促进或抑制 VEGF 的分泌。VEGF 与内皮细胞表面特异性受体 VEGFR-1（Flt-1）、VEGFR-2（KDR/Flk-1）结合，经由 Akt/PI3/MAPK 等信号通路，促进内皮细胞的增殖、迁移和侵袭，发挥相应的生物学功能。当外源 VEGF 重组蛋白作用于肝癌细胞系时，该重组蛋白能够刺激肿瘤细胞增殖，提示肝癌细胞也有 VEGFR 表达，存在 VEGF/VEGFR 自分泌环。采用 siRNA 技术研究 VEGF 对体外内皮细胞功能和体内肝癌肿瘤生长、血管生成的影响，结果显示，敲除 VEGF 基因可以降低内皮细胞体外增殖和血管形成的能力，并在体内使肿瘤生长减缓，微血管密度降低，表明 VEGF 在肝癌血管生成过程中起着至关重要的作用。有研究表明，VEGF、Flk-1 和 HIF-1α 参与了肝硬化退变结节向肝癌的恶性转化，VEGF 相关的 Flk-1 和 HIF-1α 表达增加可能与肝血窦毛细血管化和相应区域的不配对动脉（即没有胆管伴随的动脉，提示为新生血管）数量增加有关。

表皮生长因子（EGF）家族包括 6 种配体，分别是 EGF、转化生长因子 -α（TGF-α）、双调蛋白（amphiregulin）、β 细胞素（BTC）、肝素连接的 EGF 样生长因子和表皮调节素（epiregulin），以及 4 种受体 ErbB1（HER1）、ErbB2（HER2）、ErbB3（HER3）和 ErbB4（HER4）。EGF、EGFR 在肝癌中过表达，与肝癌的发生、发展有密切关系，在肝癌的血管新生过程中也发挥了功效。与正常肝组织相比，肿瘤组织中 BTC 和 EGFR 表达分别上调 80% 和 60%，且肿瘤细胞分泌的 BTC 与肝血窦内皮细胞上表达的 EGFR 密切相关，提示 BTC 和 EGFR 通过旁分泌途径来促进血管生成。最新研究发现，肝细胞生长因子（HGF）Kringle-1 结构域的抗血管新生及抗肿瘤作用主要是经 EGF/EGFR 通路实现的。血小板衍生生长因子（PDGF）是成纤维细胞、平滑肌细胞及其他间质来源细胞的强丝裂原和化学驱动剂。生物活性的 PDGF 分子一般由二硫键连接的同源二聚体或异源二聚体组成，受体为 PDGF-α、PDGF-β，属于酪氨酸激酶受体。PDGF 家族成员目前至少有 4 个，即 PDGF-A~D，其中，后两者是近年来刚发现的成员。在 PDGF-C 的转基因小鼠中发现 PDGF-C 过表达可导致肝纤维化，随后出现癌前病变及新生血管，最终恶化为肝癌。另有报道显示，动员的骨髓来源内皮祖细胞（EPC）也参与了肝癌的肿瘤血管新生过程，而该 EPC 的动员与血浆中的 PDGF-B 和 VEGF165 有关联。在成纤维细胞生长因子（FGF）家族中，以碱性成纤维细胞生长因子（bFGF）对血管增生的作用最为明显。与 VEGF 相同，bFGF 可由肿瘤及内皮细胞分泌，并与 VEGF 协同促进血管形成。肿瘤细胞合成的 bFGF 可增加内皮细胞的有丝分裂，进而促进内皮细胞自主分泌 bFGF。此外，血小板分泌的内皮细胞生长因子（platelet-derived endothelial cell growth factor，PD-ECGF）及转化生长因子 β1（transforming growth factor β1，TGF-β1）亦可促进 bFGF 的分泌。TGF-β1 由血小板及巨噬细胞所分泌，其作用效果取决于浓度的高低，浓度低时表现为促进血管形成，而浓度高时则抑制血管形成。

表皮细胞生长因子（epidermal growth factor，EGF）是促有丝分裂因子，在促使正常细胞与肿瘤细胞增生的同时，亦有促血管形成的作用。血管生成素 1 和 2（angiopoietin 1、2，Ang-1、Ang-2）是新近发现的血管增殖促进因子，为内皮细胞表面受体的配体，用以调节内皮细胞与周围细胞的相互作用及促进内皮细胞的成熟。血管生成素家族已有 Ang-1~4，均为酪氨酸激酶受体 Tie-2 的配体。目前，人们较多地关注 Ang-1 和 Ang-2，二者对 Tie-2 有相同的亲和力，却发挥着完全不同的作用。Ang-1 向内皮细胞提供生存信号，募集周细胞和平滑肌细胞，促使形成稳定的血管；Ang-2 作为 Ang-1 的拮抗剂，在 VEGF 存在时，使周细胞从内皮脱离，引起血管膨胀、泄露，导致蛋白酶和基质成分外渗。肿瘤组织中的 Ang-2 水平与肝癌患者的微血管密度、临床病理参数密切相关，其中，Ang-2/Ang-1 提示了肿瘤血管发生的状态；在 VEGF 存在的条件下，Ang-2 高表达能够诱发早期的血管新生，并且 Ang-2 在非癌组织恶性转化过程中发挥了重要作用。肝静脉 Ang-2 水平与肝癌组织中 Ang-2 mRNA 表达和微血管密度密切相关。研究者将 Ang-2 与临床病理特征相比对时发现，高水平的 Ang-2 与门静脉侵袭有显著关联。

整合素（integrin）家族是介导细胞与细胞外基质相互作用的最主要的分子，大多为亲异性（两相邻细胞表面的不同种细胞黏附分子间的相互识别与结合）细胞黏附分子，其作用依赖于 Ca^{2+}。整合素可以识别、结合细胞外基质中相应的配体，为细胞黏附提供附着点，同时调整细胞骨架结构，调节蛋白的磷酸化水平和基因表达，从而调控细胞的运动、增殖和凋亡。高转移肝癌细胞株 KYN-2 的散播是通过 integrin-MEK-ERK 信号级联反应来调节的，提示了 integrin 在肝癌肝内转移中的重要作用。转染了 α3-integrin 的 HepG2 细胞对层粘连蛋白 -5（laminin-5）诱导的黏附、迁移和侵袭能力显著增强，表明肝癌细胞中 integrin 高表达与血管生成过程密切相关，并直接参与了细胞的恶性表型转化。选择素（selectin）属亲异性细胞黏附分子，其作用依赖于 Ca^{2+}，主要参与白细胞与内皮细胞之间的识别与黏附。已知选择素有 3 种：L- 选择素、E- 选择素和 P- 选择素。有研究表明，肝癌 HepG2 细胞与内皮 E- 选择素的相互作用无一例外地经由唾液酸化酶 X（Sialyl-Lewis X，sLeX）寡糖来完成，而 α-1，2- 岩藻糖（FUT1）可以抑制 sLeX 合成，从而阻断已活化内皮细胞的黏附作用。研究者们使用转导 FUT1 的 HepG2 细胞建立裸鼠移植瘤模型，发现与对照组相比，FUT1 显著抑制了肿瘤的生长及血管新生，表明肝癌血管新生依赖于由 E- 选择素介导的肿瘤细胞与内皮细胞的相互作用。免疫球蛋白超家族包括分子结构中含有免疫球蛋白样结构域的所有分子，一般不依赖于 Ca^{2+}。除免疫球蛋白外，还包括 T 细胞受体、B 细胞受体及主要组织相容性复合体等。有的属于亲同性（两相邻细胞表面的同种 CAM 分子间的相互识别与结合），有的属于亲异性。HAb18G/CD147 是该家族中高度糖基化的跨膜蛋白。最新的报道显示，活化的 HUVECs 中 HAb18G/CD147 表达上调，经由 PI3K/Akt 通路促进血管新生，且在三维细胞共培养模型中，增加 MMP 的表达，对肝癌的黏附、侵袭和转移都有重要作用，已成为肿瘤治疗的新靶点。钙黏蛋白（cadherin）属亲同性细胞黏附分子，其作用依赖于 Ca^{2+}。研究人员至今已鉴定出 30 种以上的钙黏蛋白，分布于不同的组织。上皮钙黏蛋白（E-CD）是钙黏蛋白家族的 1 个成员，在体内和体外均被证明能够抑制侵袭。最新研究发现，E-CD 可能在再生肝磷酸酶 -3（PRL-3）促进肝癌血管生成及侵袭的过程中发挥作用。integrin-matrix 黏附系统和 E-cadherin/catenin 黏附复合物经由黏着斑激酶、细胞外信号调节激酶及 β-catenin/wnt 通路，共同介导肝癌细胞和细胞外基质的相互作用。T 钙黏蛋白（T-cadherin）是另一个非典型的钙黏蛋白家族成员，在肝癌中也表现出肿瘤抑制效应，增强的 T-cadherin 表达引起 G2/M 细胞周期停滞，抑制细胞增殖，提高细胞对 TNF-α 诱导的凋亡的敏感性，T-cadherin 在肿瘤内毛细血管的内皮细胞有表达，可能通过与 bFGF/adiponectin 信号通路的相互作用参与了肝癌血管生成过程。

趋化因子（chemokines）和其他多种血管生成因子组成网络，共同参与血管生成的调控。根据蛋白质中前 2 个半胱氨酸残基相对位置的不同，此类因子可分为 4 类：CXC （α趋化因子）、CC（β趋化因子）、C（γ趋化因子）和CX3C（δ趋化因子），其中，CXC又可以根据其第1个半胱氨酸前是否具有ELR序列而分为ELR$^+$和ELR$^-$2类。趋化因子受体也可相应地分为CXCR、CCR、CR和CX3CR，均为G蛋白偶联受体（GPCR）家族成员。肿瘤细胞和肿瘤间质细胞（包括内皮细胞和趋化因子介导浸润的巨噬细胞、树突状细胞、淋巴细胞和NK细胞等）都可分泌趋化因子，也都有趋化因子受体表达。不同的趋化因子对血管生成的作用存在差异。一般说来，ELR$^+$的CXC类趋化因子具有促进肿瘤血管生成的作用，其中，以CXCL8（IL-8）为代表。血小板反应素（thrombospondin）是血管新生抑制因子，由血管内皮细胞、成纤维细胞、单核巨噬细胞所分泌，肿瘤细胞增殖时可抑制其合成、分泌。血管抑素（angiostatin）和内皮抑素（endostatin）是近年新发现的血管抑制因子。血管抑素为纤维蛋白溶酶原的裂解产物，而内皮抑素则是胶原ⅩⅧ的裂解物，二者均有抑制肿瘤细胞向远处转移的作用。

肝癌是血管富集的肿瘤，血管新生在肿瘤的发生发展过程中起着举足轻重的作用。首先，由于生长速度快，癌细胞需要血管不断运送养料和氧气来维持其生存，并排出代谢废物；其次，由于新生血管的基底膜不完善，癌细胞易于透过血管进入循环系统，从而形成远端转移。因此，干扰肿瘤与其微环境的相互作用进而阻断肿瘤血管新生，可为肝癌的治疗提供新的希望。HCC是肝癌3种类型中最常见的1种，占80%左右。HCC的血管新生起始于癌前病变向HCC的转化阶段，并随肿瘤的发展而发展。同其他实体瘤一样，HCC的血管生成过程也基于内皮细胞被激活继而增殖、迁移的基本规律。在肿瘤细胞分泌的促血管生成因子的刺激下，邻近血管处于静息状态的内皮细胞被激活，活化的内皮细胞分泌蛋白酶，使内皮细胞连接松弛，基底膜和细胞外基质降解，于是，基质中包含的各种促血管生成因子被释放，继续刺激内皮细胞，使其侵入周围组织，并增殖、迁移，最终形成管腔结构。基底膜和细胞外基质重塑，周围支持细胞被募集，使新生血管稳定并且成熟。

HCC中血管的改变主要涉及动脉化和肝血窦毛细血管化。正常肝组织的血供来自门静脉和肝动脉。由于HCC的高代谢性，肿瘤组织则主要由动脉系统供养。动脉的过度形成可以作为HCC无创诊断标准的一部分。肝血窦毛细血管化是在HCC中普遍发生的另一血管新生过程。肝血窦是通透性最大的血窦之一，是不连续毛细血管，其内皮细胞扁而薄，有发达的窗孔。正常肝血窦内皮外没有基底膜存在。HCC的肝血窦内皮细胞表型发生改变：肝血窦窗孔减少甚至消失，形成连续的毛细血管，并伴随窦状隙胶原化，内皮细胞和肝细胞附近层粘连蛋白沉积，形成基底膜。肝血窦毛细血管化以 CD34 表达为特征，而正常肝血窦内皮细胞不表达此标志物。在 HCC 组织中 EGF 和 FGF 表达过度，而正常肝组织则不表达；二者表达的阳性率与患者的病理参数无关。随后的研究证实，EGF 仅在 HCC 中过度表达，而肝转移腺癌却不表达；说明 EGF 可能仅与 HCC 的生长有关。据报道，在 FGF 表达呈阳性的 HCC 中，其组织中血管性血友病因子（von Willebrand factor，vWF）的表达也多呈阳性，反之亦然；由于 vWF 多在毛细血管化的肝血窦上皮中表达，因此，研究者认为 FGF 参与了肝癌的血管形成过程。研究还发现，HCC 的细胞只表达 bFGF 而非酸性 FGF；bFGF 通过自主分泌的途径，促进新生血管形成及肿瘤细胞的分裂、增殖。分子生物学检查证实，在 HCC 组织中，VEGF 的表达与血管造影显示的血管密集度成正相关，说明 VEGF 对 HCC 组织的血管增殖至关重要。原位杂交实验表明，VEGF 由 HCC 的细胞合成，其表达量在肿瘤坏死区明显增加，说明组织缺氧为 VEGF 合成的重要刺激因素。与患者病理参数比较后，研究者发现 VEGF 与 HCC 的增殖指数及门静脉癌栓呈正相关，与肿瘤包膜呈负相关；说明 VEGF 可能与 HCC 的浸润及转移有关。但在有关 VEGF 与 HCC 分化程度、血管浸润及预后关系的报道中，其结果却大相径庭。研究认为，造成这一现象的原因可能与内皮细胞表达 VEGF 受体有关。VEGF 受体有 2 类：flk-1 与 flt-1。HCC 中 VEGF 的表达仅与 flt-1 有关，与 flk-1 无关。HCC 组织中的血管新生除受 VEGF 的正向调节外，亦受金属弹性硬蛋白酶与血管抑素的负向调节。此外，其他血管增殖促进因子，如血小板衍生内皮细胞生长因子（PD-ECGF）及血管白细胞生成素 2，亦参与了 HCC 的血管增殖调节。

2. 清热解毒类中药抑制肝癌血管新生的机制　肿瘤的微血管形成过程，即中医"久病入络"而形成络脉病变的过程。其病机始动因素为正气本虚，癌毒内蕴，日久则正不胜邪，引起脏腑、阴阳、气血功能失调，机体内稳态结构被破坏，所以，中医药防治肿瘤的原则涉及扶正固本、解毒散结及活血化瘀等方面。中药抗肿瘤血管新生机制大致分为如下几类：①下调或抑制肿瘤 VEGF 等促血管生成因子，上调抑制血管生成因子；②抑制 MMP 活性，阻止血管内皮基底膜的降解；③抑制内皮细胞向肿瘤组织迁移及在迁移中增殖或小管形成；④对内皮细胞的毒性作用；⑤抑制内皮细胞黏附或直接诱导内皮细胞凋亡。清热解毒类中药和其有效成分（如姜黄素）可抑制内皮细胞增殖周期，抑制细胞微管的形成和破坏已形成的微管，降低 53kDa 和 72kDa 金属蛋白酶的明胶降解活性，减少 72kDa 金属蛋白酶的转录和表达。苦参通过下调 MMP-9、MMP-2、磷酸化 Akt 及 VEGF R1 的表达，可抑制 MDA-MB-231 细胞浸润和迁移。长春花协同雷帕霉素，可抑制肝癌的血管新生，抑制内皮细胞 bFGF 诱导的迁移和管腔形成，在体内实验被发现能够破坏血管。蟾毒灵可阻滞内皮细胞 G2/M 期，诱导内皮细胞凋亡。蒲公英诱导内皮细胞凋亡，并呈时间和浓度依赖，抑制 HepG2 细胞中 VEGF、MMP-2 和 MMP-9 表达。复方鳖甲煎丸能显著抑制肿瘤细胞分泌 VEGF，从而降低荷瘤小鼠肿瘤病灶内的微血管计数，以达到抑制肿瘤生长的目的。

本课题组研究了白花蛇舌草、粗叶悬钩子、蒲葵子、熊胆粉、解毒消癥饮等不同中药抑制肝癌血管新生的机制，结果表明上述中药主要通过抑制 VEGF 家族相关因子及其受体的表达、抑制 MMP 家族的蛋白表达起到抑制血管新生的作用。

五、清热解毒类中药逆转多药耐药

1. 肿瘤细胞多药耐药分子机制　多药耐药（multiple drug resistance，MDR）是指恶性肿瘤细胞接触一种抗癌药后，继而对其他多种结构不同、作用机制各异的抗癌药产生耐药的现象。耐药性通常代表着肿瘤细胞对毒性损伤和细胞压力的适应状态。化疗初期的 MDR 被称为原发性耐药，而多次化疗后的 MDR 被称为获得性耐药。然而，引起MDR 的机制比较复杂，主要包括跨膜转运蛋白［如 P 糖蛋白（P-glycoprotein，P-gp）］、MDR 相关蛋白（MDR-associate protein，MRP）和肺癌耐药蛋白（lung cancer resistance protein，LRP）等转运蛋白介导的药物外排机制，酶活性提高介导的 MDR，凋亡途径相关基因表达下降等多种机制。也有研究表明，许多药物通过多种细胞相关基因和信号通路参与自噬调控，如 p53 基因、miRNA、PI3K/Akt/mTOR 通路、ERK/NF-κB 通路、MAPK 通路、EGFR 通路等，导致肿瘤细胞逃避其杀伤作用，产生 MDR。

三磷酸腺苷结合盒（ABC）转运蛋白是细胞膜上的跨膜蛋白，具有药泵的作用，能增强化疗药物的外排，其表达程度与耐药程度呈正相关，是引起肿瘤多药耐药的主要原因。ABC 转运蛋白主要包括 ABCB1（P-gp）、ABCC1（多药耐药相关蛋白 MRP1）和ABCG2（乳腺癌耐药蛋白 BCRP）。其中，由 P-gp 介导的耐药是最为常见的。P-gp 是由 MDR1 基因编码的 1 种跨膜转运蛋白，MDR1 基因由 2 个同源部分组成，每个部分都包含 6 个疏水跨膜区和 1 个具有高度保守 ATP 结合位点的亲水区，亲水区可能含有 2 个核苷酸结合位点，而疏水区则含有多个与 MDR 有关的药物结合位点。当疏水亲脂性抗癌药物，如阿霉素、紫杉醇、长春新碱、鬼臼乙叉甙和依托泊苷等，顺浓度梯度到达细胞后，与 P-gp 结合，导致 ATP 结合区活化。此时，P-gp 核苷酸结合位点与 ATP 结合，ATP 随即水解为 ADP，释放能量，在 Mg^{2+} 作用下使 P-gp 形态发生变化，在药物尚未发生细胞毒作用时即被转至细胞外，使细胞内药物浓度降低。于是，作用到药物靶位细胞核上的药物浓度相对降低而产生 MDR。

P-gp 介导的 MDR 涉及几种信号转导途径和转录因子，包括丝裂原活化蛋白激酶（MAPK）、c-Jun 氨基末端激酶（JNK）、p38、腺苷单磷酸依赖性蛋白激酶、磷脂酰肌醇 -3- 激酶和蛋白激酶 C 信号通路。克服 MDR 的有效方法是抑制 P-gp 的功能或其在癌细胞表面上的表达。MRP1 主要位于细胞膜，而在有的细胞中主要位于内质网或高尔基体上。MRP1 能识别和转运与谷胱甘肽（glutathione，GSH）偶合的底物，细胞毒药物可与 GSH-S- 偶合物相结合形成能被 MRP1 转运的三重复合物，导致细胞内药物积聚的减低或分布改变，有些药物局限于核周囊泡内，而不能进入细胞核内，从而使药物呈房室分布，阻碍了药效作用的发挥。同时，MRP1 也是 1 种 ATP 依赖泵，能将带负电荷的药物分子逆浓度泵出细胞外，还可通过改变细胞质及细胞器的 pH 值，使药物到达作用部位的靶位点时浓度减少，从而导致肿瘤细胞耐药。

LRP 是 1993 年 Scheper 在研究 P-gp 阴性的人非小细胞肺癌多药耐药细胞株 SW1573/2R120 时发现的，遂命名为肺癌耐药蛋白，其缺少跨膜转运区域，缺少像 MRP 和 P-gp 所特有的 ABC 转运蛋白的 ATP 结合位点，通过比较序列分析，LRP 与穹隆蛋白高度同源，大多数穹隆蛋白存在于细胞质中，很少的一部分在核膜及核孔复合物上，组成核孔复合物的中心塞，介导细胞质与细胞核中各种物质的转运。LRP 主要通过核靶点屏蔽机制引起 MDR，它可使那些以细胞核为靶点的药物、如铂类和烷化剂，不能通过核孔进入细胞核。有些药物即使进入了核内也会被很快转运到胞质中，从而产生多药耐药。BCRP 识别和运输许多抗癌药物，包括在临床使用中相对较新的常规化学治疗药和靶向分子治疗药。因此，癌细胞中的 BCRP 通过抗癌药物的主动外排直接引起 MDR。MRP 耐药机制的产生主要有以下 3 个方面：①控制药物的内流和外排，降低细胞内药物浓度；②限制药物与靶点结合；③影响细胞内 pH 值及细胞膜通透性。

谷胱甘肽 S 转移酶（glutathione S-transferase，GST）是 1 组具有多种生理功能的蛋白质超基因家族，其中，GST-π 与恶性肿瘤多药耐药关系最密切。GST-π 可催化亲电物质与 GSH 结合，其本身可与亲脂性细胞毒药物结合，增加其水溶性，促进代谢，最终将毒性物质从尿液排出或降解为无毒性的醇类物质，从而降低抗肿瘤药物的细胞毒作用；还可清除蒽环类药物等产生的自由基，减轻自由基对细胞的损伤，导致耐药。新近研究报道显示，GSH 及其合成酶 γ-GCS、GST-π 与 MRP1 一同构成了连续的系统：γ-GCS 作为 GSH 合成的限速酶，其表达水平的升高必将导致细胞内 GSH 含量的增多；GSH 可以与抗肿瘤药物结合，降低药物的毒性，增加药物的水溶性；GST-π 催化药物与 GSH 的结合，细胞内 GST-π 水平升高和（或）活性增强可大大增加细胞对药物的解毒功能；MRP1 又可将药物与 GSH 的偶合物主动排出细胞外，完成细胞发生 MDR 的过程。

DNA 拓扑异构酶是包括拓扑异构酶抑制剂在内的多种抗肿瘤药物的重要靶点，表达的下调或性质改变都会降低化疗药物的敏感性。在哺乳动物细胞中有 2 种形式的拓扑异构酶存在：Topo Ⅰ、Topo Ⅱ。Topo Ⅱ 比 Topo Ⅰ 的生理意义更为重要，很多抗癌药物是它的抑制物。Topo Ⅱ 基因的突变可能与细胞株表达 MDR 有关。实验研究表明，药物和 P-gp、修饰物结合，能够诱导产生由 Topo Ⅱ 导致的 MDR。

核因子 NF-κB 可以控制癌症的多种细胞过程，包括炎症、转化、增殖、血管生成、侵袭、转移、化疗耐药和放射抵抗等。适度地抑制 NF-κB 的活性，可控制肿瘤细胞 MDR 的产生。Bcl-2 基因是目前公认的抗凋亡原癌基因，它可阻断多种原因导致的细胞凋亡过程，并促进肿瘤细胞增殖。而 Bax 基因作为 Bcl-2 基因家族中的一员，其表达产物可与 Bcl-2 蛋白形成异源二聚体，从而抑制 Bcl-2 的抗凋亡作用。因此，抑制 Bcl-2 基因的表达可以逆转肿瘤 MDR。

生存素（survivin）是凋亡抑制蛋白家族的一员，具有抑制细胞凋亡与调节细胞周期的功能。survivin 所具备的强大凋亡抑制作用与肿瘤细胞的 MDR 有关，survivin 主要通过 2 条途径来阻断细胞凋亡：直接抑制 caspase-3 和 caspase-7 的活性，survivin 与周期蛋白激酶 CDK4 和 CDK2 相互作用。所以，抑制 survivin 基因表达是逆转肿瘤 MDR 的有效途径之一。

自噬是指细胞通过形成自噬溶酶体降解细胞质中受损的细胞器及蛋白质,并循环利用代谢产物,以实现细胞本身的代谢需要和某些细胞器的更新,具有维持细胞内环境稳定及机体平衡的重要意义。在肿瘤细胞中,自噬具有双重作用:在癌前阶段,自噬激活可清除受损的蛋白质和包括线粒体在内的细胞器,有抑癌作用;在转移性肿瘤中,自噬常给肿瘤细胞提供能量和营养成分,起促瘤作用。自噬在肿瘤细胞的耐药性发展中起着至关重要的作用,PI3K/Akt/mTOR 是调控细胞自噬的核心通路,阻断该通路可改善肿瘤耐药现象已得到证实。miR-101 可以抑制肝癌细胞的自噬作用,从而增强顺铂诱导肝癌细胞凋亡的能力,提高化疗效果。细胞自噬参与了肝癌细胞的 5-Fu 耐药过程,用自噬抑制剂 3-甲基腺苷抑制细胞自噬后,肝癌细胞对 5-Fu 的敏感性增加,可以部分逆转耐药现象。

肿瘤微环境指肿瘤细胞产生和生活的内环境,是一个动态网络。微环境的改变与肿瘤的发展和转移密不可分。肿瘤相关成纤维细胞(CAF)是肿瘤微环境的重要组成部分,CAF 可以通过间质转化(EMT)赋予癌细胞类似肿瘤干细胞的多能性,并通过直接的相互作用导致肿瘤耐药性。此外,微环境缺氧可以诱发核转录因子缺氧诱导因子 -1(hypoxia induced factor-1,HIF-1α)通过 ERK/MAPK 通路上调 MDR 相关基因的转录和相应蛋白的合成,参与肝癌 MDR 的形成。

2. 清热解毒类中药逆转多药耐药的机制 柴胡具有明显的逆转肝细胞癌 Bel-7402 细胞株 MDR 的作用,其部分机制是抑制 Bel-7402 细胞的 MDR1 mRNA 表达,提升 Topo Ⅱα 的 mRNA 水平。板蓝根高级不饱和脂肪酸在非细胞毒剂量时能逆转 BEL27404/ADM 对 ADM 的耐药性,其逆转作用可能与降低 P-gp 药物外排功能、增加细胞内药物浓度有关。白花蛇舌草乙醇提取物(EEHDW)能显著下调细胞中 ABCC1/MRP1、ABCB1/P-gp、ABCG2/BCRP、Cyclin D1、CDK4、Bcl-2 的 mRNA 和蛋白表达,上调 p21、Bax 的 mRNA 和蛋白表达,呈剂量依赖性;抑制 ERK1/2、JNK、p38 等信号转导通路活化过程;能上调 HCT-8/5-FU 细胞中 miR-92b、miR-1247、miR-4800-5p、miR-1224、miR-1260、miR-4669、miR4298 的表达,抑制 miR-582-5p、miR-4454、miR-222、miR-483-5p、miR-4443 的表达。苦参碱是从中药苦参的干燥根中提取的一类生物碱,可通过降低 Topo Ⅱ 酶活性、抑制 MDR1/P-gp 的表达等多种途径综合干预肿瘤 MDR 的发生,从而逆转肿瘤 MDR 现象。

六、清热解毒类中药对放化疗增效减毒

放化疗是目前肝癌的综合治疗手段之一，临床上应用广泛。但放化疗具有多种毒副作用，由此而限制治疗剂量，又影响治疗效果。

放疗会引起全身反应和局部反应，全身反应有头晕乏力、食欲下降、恶心呕吐、白细胞减少等；局部反应则主要表现为口干咽痛、口咽溃烂、吞咽困难、咳嗽气短、恶心呕吐、腹痛腹泻等。这些毒副作用限制了放射剂量及疗程，因而影响了放疗效果。中药对肝癌放疗的增效减毒作用包括诱导肿瘤细胞凋亡和调整细胞周期分布，如白花蛇舌草水提液可能是通过下调人肝癌 HepG2 细胞 CDK2、ERF1 mRNA 的表达将肿瘤细胞阻滞于 G0/G1 期，进而抑制其增殖；改善肿瘤细胞乏氧状态，如半枝莲抗癌作用可能与其乙醇提取液中黄酮类化合物的抗氧化活性有关；抑制肿瘤血管生成，如石见穿提取物对肝癌 H22 小鼠移植性肿瘤的生长具有抑制作用，这种作用可能是通过下调肿瘤组织中 VEGF 表达和 MVD 来阻断肿瘤血管生成；莪术提取物 β-榄香烯和放疗协同，抑制 VEGF 表达，改善肿瘤血管形成情况，增强了肿瘤细胞的放射敏感性。

化疗中常见的毒副作用有：①消化道症状，如食欲不振、恶心、呕吐、腹泻、便秘等；②骨髓抑制，如白细胞减少、血小板减少、贫血等；③全身反应，如疲乏无力、精神萎靡、心慌气短、失眠自汗、咽干舌燥、脱发、过敏等；④脏器功能减退，如肝肾功能异常、心肌损害、免疫器官功能衰减等。清热解毒类中药对肝癌化疗具有增敏作用，如叶下珠复方Ⅱ号对 H22 荷瘤小鼠化疗的增效减毒作用。根据实验结果，叶下珠复方Ⅱ号高、低剂量与环磷酰胺合用后，抑瘤率分别为 74.3% 和 66.9%，均大于两药合用的理论相加效应值 72.2% 和 64.8%，证实叶下珠复方Ⅱ号对肝癌 H22 荷瘤小鼠的化疗具有增效作用。清热解毒类中药对肝癌化疗骨髓抑制具有缓解作用，如艾迪滴丸对荷瘤小鼠化疗后的增效减毒作用。研究发现，艾迪滴丸对环磷酰胺化疗小鼠所引起外周血白细胞数和骨髓有核细胞数下降有明显的改善作用。小金丹对 5-Fu 具有减毒增效作用，研究人员采用白细胞计数方法计数模型小鼠的白细胞（WBC）、血红蛋白（Hb）、血小板（PLT）及骨髓有核细胞，结果发现 5-Fu 加小金丹组与 5-Fu 组相比，WBC 计数、Hb 含量、PLT 计数和骨髓有核细胞计数差异有统计学意义。清热解毒类中药对肝

癌化疗免疫抑制具有防治作用，如半枝莲多糖对化疗药物 CTX 的增效减毒作用。有研究证实，半枝莲多糖可提高单核巨噬细胞功能和 IL-2、TNF-α 的活性，认为半枝莲多糖对化疗药物环磷酰胺具有明显的增效减毒作用，可能是通过增强机体的免疫功能而实现的。

本课题组进行了解毒消癥饮对 5-FU 的增效减毒作用研究，发现解毒消癥饮可增强 5-FU 对肝癌细胞的细胞毒性，具有一定的协同作用，亦可减轻 5-FU 的药物毒副作用。

七、清热解毒类中药抑制肿瘤侵袭与转移

1. 肝癌侵袭转移的分子机制　肿瘤侵袭和转移，是肿瘤细胞从原发肿瘤脱离后向周围和（或）远处组织转移的过程，涉及肿瘤细胞穿过细胞外基质（extracellular matrix，ECM）屏障、血管壁的基底膜（basement membrane，BM）及穿出血管壁进入宿主微环境等环节，可分为 3 步，黏附、降解、移动。

肿瘤侵袭转移的首要步骤是肿瘤细胞与 ECM 中的层粘连蛋白（laminin，LN）和纤维连接蛋白（fibronectin，FN）相黏附。肝癌细胞的黏附力是由细胞膜表面的黏附分子所决定的，其高黏附特性与其高转移特性有关。黏附分子包括选择素家族、整合素家族、免疫球蛋白超家族、钙黏素家族。细胞间黏附分子 -1（intercellular adhesion molecular-1，ICAM-1）又称 CD54，是免疫球蛋白超家族的单链跨膜球蛋白，它的配体是白细胞功能相关抗原 -1（LFA-1）。研究指出，无论是血清 ICAM-1（serum ICAM-1，sICAM-1），还是循环 ICAM-1（circulating ICAM-1，cICAM-1），在肝癌组织中表达水平均明显增高。肝癌组织的 ICAM-1 水平比癌旁组织、正常肝组织高。随着肝癌的病情进展，ICAM-1 水平逐渐增高，肿瘤切除后，ICAM-1 水平下降。在肝癌中，转移组的 ICAM-1 水平比非转移组的高，且在Ⅳ期肝癌中，cICAM-1 水平明显高于Ⅰ、Ⅱ、Ⅲ期。cICAM-1 水平与 AFP 呈正相关。1 项关于 50 例肝癌患者 AFP 与 cICAM-1 的相关性的研究显示，肝癌患者 cICAM-1 的水平均明显增高，平均值为 2220ng/mL，其中 43 例（86%）cICAM-1 水平超过 1000ng/mL，比较 AFP 与 cICAM-1 水平，有 15 例 AFP 水平仍偏低（低于 1000ng/mL）。在肝癌复发早期，当 AFP 仍未明显增高时，cICAM-1 已显示出很高水平，表明 cICAM-1 可作为肝癌早期诊断及术后复发诊断的重要指标之一。

选择素家族包括选择素 P、选择素 L、选择素 E，它们均具有 1 个独特的类似凝集素样的细胞外结构，表达于白细胞、活化的内皮细胞及血小板表面，可在血流状态下介导白细胞与血管内皮的起始黏附。选择素 E 表达于活化的内皮细胞，配体是 sLeX（一类含唾液酸、半乳糖、N- 乙酰葡萄糖胺和岩藻糖末端的糖类）和与 sLeX 相关的寡聚糖。在肝癌组织中，选择素 E 表达在与肿瘤相关的小血管内皮细胞上。在肝硬化发展为肝癌的患者中，选择素 E 的水平随着病情的进展而降低。在肝癌的癌肿区域，sLeX 呈中低度表达的患者比 sLeX 呈高度表达的患者更常出现血管侵袭，且癌肿直径更大；癌肿区 sLeX 表达水平比非癌肿区低的患者明显更常出现血管侵袭，提示在肝癌中 sLeX 的少量表达与肝癌的侵袭有关。整合素家族是细胞表面糖蛋白受体，其配体为 ECM 成分，所有整合素均是由 α 和 β 2 个亚单位组成，它们通过非共价键连接成异二聚体。有研究指出，integrin 亚单位 α1、α2、α3、α6 和 β1 分布在肝癌细胞的边缘，而 β4 很少在边缘被测出。α1、α2、α3 和 β4 抗体不能抑制细胞黏附到 LN，而 α6、β1 抗体却可使细胞黏附力下降 50% 甚至更多，表明 α6、β1 促进肝癌细胞黏附到 LN 上，在肝癌细胞侵袭转移过程中发挥了一定作用。另有报道，如果肝癌细胞表达 α3、β1，其可分泌白明胶酶（gelatinase），则细胞可顺利通过 BM，表明 α3、β1 活性和 gelatinase 活性是肝癌侵袭转移所必需的。

钙黏附蛋白（cadherin）是钙离子依赖性跨膜糖蛋白，主要介导同型细胞间的黏附作用。上皮细胞钙黏附蛋白（E-cadherin）广泛分布在成年组织的上皮细胞中，是维护上皮细胞形态、结构完整性和极性的重要分子。在正常细胞内，E-cadherin 的表达是稳定的，但在癌细胞中，其表达往往不稳定。研究表明，E-cadherin 表达下调与肝癌转移性密切相关，在 6.7% 肝癌组织中，E-cadherin 呈阴性，且其中 2 例 mRNA 表达减少，经组织学研究发现这 2 例已出现侵袭性，说明 E-cadherin 表达下调对于早期诊断肝癌复发有一定作用，其机制可能是转录或转录后减量调节；同时，E-cadherin 在肝癌中的表达下降程度与肝癌组织学分级呈负相关，且低表达水平的 E-cadherin 提示患者生存率低，预后不佳。而 E-cadherin 相关蛋白 catenin（包括 α-catenin、β-catenin、γ-catenin）在肝癌中呈过表达，且在分化程度越低的肝癌中其表达水平越高。β-catenin 的高表达水平与血管侵袭呈正相关，γ-catenin 的高表达水平与卫星灶的存在呈正相关。

CD44 分子是具有高度异质性的单链膜表面糖蛋白，亦是黏附分子，主要配体为透明质酸（HA）。CD44 有标准型（CD44s）和变异型（CD44v）2 种类型。CD44 表达程度与肝癌分化程度相关，分化程度越低，CD44 表达水平越高，且 CD44v6 的高表达与经血管侵袭及 p53 基因的过表达密切相关。应用 Kaplan-Meier 生存分析曲线分析，在肝癌组织中越多 CD44 亚型（包括 CD44s、CD44v5、CD44v6、CD44v7-8、CD44v10）表达呈阳性，患者的生存率越低，表明高表达的 CD44 亚型与低分化肝癌及较低生存率有关。

肿瘤细胞释放各种水解酶类，破坏其黏附部位的组织，即必须破坏 ECM 和 BM。在这一过程中，尿激酶型纤溶酶原激活物（urokinase-type plasminogen activator，u-PA）及 MMP 发挥重要作用。纤溶酶活性系统包括 u-PA、u-PAR、PAI-1（plasminogen activation inhibitor type-1）、PAI-2，在肿瘤的侵袭转移中发挥了重要作用。u-PA 属丝氨酸蛋白水解酶，它与其受体（u-PAR）在细胞表面高效结合，局部激活纤溶酶，引起 ECM 和 BM 降解。u-PA 和 u-PAR 介导的纤溶降解效应主要是在肿瘤侵袭初始，即在突破 BM 屏障过程中起关键作用。有研究指出，在肝癌中，u-PA 及 PAI-1 呈过表达，尤其在有门静脉癌栓、侵袭转移的肝癌组织中，其表达水平明显高于癌旁组织及对照组。同时，在肿瘤组织和癌栓中，u-PA 及 PAI-1 的 mRNA 均表达增强。在 u-PA、u-PAR 和 PAI-1 均呈阳性的癌组织中，其转移性和移动性更强。在纤溶酶活性系统中，u-PA 活性是影响肝癌侵袭的最敏感的因素，是较强的肝癌复发预测指标。当活性 u-PA 超过 0.70ng/mL，临床应该密切随访，注意肝癌复发的可能性。

MMP 是先由细胞分泌，而后又在细胞外获得活性的锌离子依赖性酶，可分为 4 类：①间质胶原酶（MMP-1）和多形核细胞胶原酶（MMP-8）；②Ⅳ型胶原酶，又称明胶酶，包括 MMP-2、MMP-9；③间质溶解素，包括 MMP-3、MMP-7、MMP-10；④膜型金属蛋白酶（membrane-type MMP，MT-MMP）。它们共同维系着 ECM 的平衡，具有同源性，但其底物不同。MMP-3、MMP-10 在肝癌中表达明显增加，尤其在 ECM 邻近血管处。水平增高的 MMP-2（包括潜伏型和激活型）只在肝癌组织表达。

水解酶类破坏黏附部位组织，使肿瘤细胞得以向纵深移动，朝远距离转移。一般来说，具有高度侵袭转移能力的肿瘤细胞往往同时也具有活跃的细胞运动能力。细胞的迁移运动与肌动蛋白 - 肌球蛋白及其相互作用有关，是信号传导所介导的细胞骨架重组的结果。Rho 是与 Ras 相关的 G 蛋白家族成员,其对细胞运动的信号传导作用是通过参与对微丝重组的调节进行的。将 5 种肝癌细胞株转染入裸鼠的肝脏中,构建肝癌转移模型。其中,导入的 Li7 和 KYN-2 细胞导致血管瘤栓和肝内转移,且它们在体外的细胞移动性明显比其他 3 种高。这种细胞高移动性是通过 Rho 介导血清和溶血磷脂酸(lysophosphatidic acid,LPA)激活肌动蛋白重组。p160ROCK(p160 Rho-associated coiled-coil forming protein kinase)是一种 Rho 相关的丝 – 苏氨酸蛋白激酶,在 Li7 细胞中转染入活化的 p160ROCK,可不依赖于血清和 LPA 而提高细胞移动性;转染入失活的 p160ROCK 则使细胞移动性减低,在体外还使细胞转移率下降,表明在肝癌中通过 Rho p160ROCK 信号途径介导的细胞移动性在肝内转移中起了关键性作用。

新生血管形成是恶性肿瘤发展的基本特点。不仅原发肿瘤的生长依赖肿瘤血管形成,转移灶的建立也依赖肿瘤血管。实体瘤只有具备了血管生成表型后才能发生恶性生长和成功转移。如果没有血管生成,肿瘤组织可长期处于"冬眠状态"。肝癌主要为多血管肿瘤,故研究血管生成有重要意义。VEGF 是目前较受重视的强有力的血管生成因子,是内皮细胞专一的促有丝分裂因子,主要通过内皮细胞上的 Flt-1、KDR 受体起作用。VEGF 在肝癌细胞、肝细胞和内皮细胞上均有表达。研究指出,随着肝癌的形成、发展,VEGF 的水平逐渐增高。VEGF 的表达程度与血管形成、细胞增殖活性相关,提示 VEGF 对肝癌的血管形成、癌细胞的生长及肿瘤的发展起显著性作用。血清中高水平的 sVEGF 与肿瘤有包膜、存在肝内转移、微血管侵袭及肿瘤进展期密切相关。同时,多变量分析结果表明,sVEGF > 500 pg/mL,肿瘤直径 > 5cm 是术前预测微血管侵袭的独立因素,提示 sVEGF 水平可作为判断肝癌侵袭及预后的有用的生物学指标。

2. 清热解毒类中药抑制肝癌转移的机制　肝癌的侵袭转移是一个多步骤、多因素参与的复杂过程。除上述因素外,其他相关因子在侵袭转移中亦发挥了重要作用,如原癌基因和抑癌基因等。原癌基因的激活(包括 Bcl-2、H-ras、mdm2 等)、抑癌基因的失活(包括 p53、nm23-H1、Kai-1 等)均可诱发肝癌细胞转移表型的改变,从而导致转移的发生。对 15 年来原发性肝癌患者进行随访,其中,371 例使用中药,958 例未使用中药,每 1000 例年发病率分别为 5.28% 和 10.18%。可见,使用中药者(超过 180 天)

比未使用中药者肝癌发病风险显著降低。常用的中药和方剂主要有白花蛇舌草、半枝莲、板蓝根、一贯煎等。

华蟾素注射液具有清热解毒、消肿止痛、活血化瘀、软坚散结等作用，故临床常用于治疗痰热瘀结型肝癌。清热解毒类中药联合华蟾素注射液是肝癌患者术后管理常用的药物，可以推迟肿瘤复发和转移，延长生存时间，增加肝癌患者的术后生存率。由莪术、山慈菇、鸦胆子、马钱子及牛黄等中药组成的慈丹胶囊，作为抗肿瘤的中药制剂被应用于临床已有 10 余年，其联合 TACE 治疗原发性肝癌可在一定程度上提高近期疗效，并提高生存率。研究者将 124 例原发性肝癌患者随机分为治疗组和对照组，治疗组用鸦胆子油乳注射液联合 TACE 治疗，对照组单纯采用 TACE 治疗，比较 2 组临床疗效、生活质量、不良反应。结果提示，鸦胆子油乳注射液联合 TACE 治疗，可提高原发性肝癌疗效，改善症状。有学者观察 22 例进展期肝癌患者临床疗效发现，TACE 联合鸦胆子油乳注射液治疗可显著降低 AFP，优于单纯使用 TACE 治疗。

小檗碱（又称黄连素）作用于肝癌 HepG2 细胞，可以改变间质细胞的形态，使其向上皮细胞形态逆转，同时提高细胞的上皮细胞特征性分子标志 E-cadherin 的表达，降低间质细胞特征性分子标志波形蛋白（vimentin）的表达，从而抑制肝癌的侵袭与转移。二黄汤（黄连、黄芩）能够明显下调 HepG2 细胞内的 MMP-2 蛋白表达水平，对肝癌的侵袭具有抑制作用。研究发现，白头翁皂苷可以协助索拉菲尼下调 MMP-2 和 MMP-9 蛋白表达水平，减弱肝癌细胞对细胞外基质的降解，从而抑制肝癌细胞对其他组织的侵袭。大黄素可以通过 ERK 信号通路下调 MMP-2 和 MMP-9 蛋白的表达水平，从而有效地阻断肝癌细胞对 BM 的降解，对肝癌的侵袭与转移具有明显的抑制效应。研究人员将熊胆粉作用于肝癌移植瘤裸鼠，在观察该药对裸鼠血管生成和细胞周期的影响时发现，熊胆粉作用后的移植瘤小鼠的 VEGF 表达水平显著下降，与移植瘤小鼠 MVD 下调一致，表明熊胆粉通过下调 VEGF 以抑制肿瘤血管的生成，进而抑制肿瘤细胞的增殖和转移。蟾毒灵能抑制肝癌细胞的侵袭与转移，其机制可能与蟾毒灵调控 Wnt/β-catenin 信号通路有关。鳖甲煎丸可以抑制肝癌 HepG2 细胞的生长、侵袭和转移，其作用机制可能与下调 β-catenin 表达从而减少相关靶基因 CD44v6 及 VEGF 的表达水平有关。

本课题组从干细胞角度探讨了解毒消癥饮抑制肝癌转移的作用，发现解毒消癥饮抑制肝癌干细胞的表达，进而抑制了肝癌的进展和转移。

第三节 活血化瘀类中药的基础研究

瘀血是肿瘤的病理基础，并存在于肿瘤发生发展的全过程。当代学者陈可冀进一步将瘀血分为有形之瘀和无形之瘀，有形之瘀如肿瘤、癥瘕、积聚等；无形之瘀如血液流变学改变、血液凝固性升高或纤溶活性降低、血小板聚集等，丰富了瘀血的内涵。气血以和为贵，以通为用，因此，活血化瘀法成为肿瘤的基本治法。

一、活血化瘀法的现代医学阐述

正常生理条件下，血液在脉管中如水之流，循行有度。在寒凝、热灼、气滞、气虚、血虚等病理因素影响下，可导致血凝而不流、血瘀滞而不行、血泣而不通、血液离经等，形成瘀血内结。有研究人员对中医证型分布规律进行统计发现，肝血瘀阻证占49%，故认为原发性肝癌的主要证型是肝血瘀阻证，而凌昌全等在整理中医文献时亦发现肝癌中血瘀证出现的频率最高。根据肝癌分期进行中医证候分析，统计数据结果分析表明，在众多证型中，血瘀证在Ⅰ、Ⅱ、Ⅲ期出现频率均为最高，且血瘀证在各期所占的比例日渐增高，因此，血瘀证在三期中均是常见的证型，且疾病发展愈往后期，该证出现的频率愈高。现代医学从血液"黏、浓、凝、聚"的血液流变学角度揭示了恶性肿瘤患者容易产生血栓和微循环氧供障碍的病理特征。陈可冀等认为，血瘀证的实质是组织和细胞的氧利用障碍，血瘀证与血液循环高度相关，循环障碍可导致血瘀，血瘀后进一步加重循环障碍；恶性肿瘤的血运虽然丰富，但是不能满足生长旺盛的肿瘤细胞的需求，存在氧利用障碍。缺氧是实体肿瘤常见的特点，恶性肿瘤的快速生长和高代谢状态使肿瘤局部组织缺血缺氧，诱导缺氧诱导因子 –1 的表达，促使细胞分泌血管内皮生长因子，诱导血管的新生，促进肿瘤增长。肿瘤体积增大，又加重肿瘤组织缺氧，形成恶性循环。陆文秀等研究发现，缺氧相关蛋白水平的表达高低与血瘀证的轻重程度呈正相关性，血瘀证患者脉络瘀血、癥积程度与 VEGF、OPN、CAIX 水平相关，程度越重，缺氧相关蛋白水平越高。恶性肿瘤患者多具有微循环障碍，微循环是血液循环系统中最小的结构和功能单位，它与传统中医的络脉（孙络）具有相似性，而"久病入络，瘀阻络脉"正体现了肿瘤患者多会出现微循环障碍。研究发现，肿瘤患者四肢末端甲襞的微循环血瘀表现为指甲下与皮肤连接处襟顶的动静脉比例失调、血流速度减慢、红细胞异常聚集等。肿瘤患者血液流速变慢，有利于肿瘤细胞从血管轴心向血管壁迁移，进而黏附于血管壁，促进了肿瘤细胞向组织转移侵袭。此外，肿瘤局部微环境中结构紊乱的无效血管增生明显，肿瘤细胞更容易渗透进入血液循环而发生转移，且这些无效血管使肿瘤组织形成一个低氧、酸性的淤滞微环境，进一步促进肿瘤细胞的免疫逃逸及肿瘤细胞的增殖和转移。

相关实验研究发现，活血化瘀法可有效改善肿瘤患者的血栓前状态，预防血栓性疾病的发生，防止瘀血状态。活血化瘀法与放化疗联用，有协同提高疗效的作用。肿瘤细胞能够激活血小板，使血小板聚集，加重患者的淤血状态，甚则导致瘤栓的形成。活血化瘀法可改善高凝血状态，破坏因血小板聚集而环绕在肿瘤细胞周围的保护层，利于抗肿瘤药物及免疫系统将肿瘤细胞清除，减少因血液流速减慢而导致的肿瘤细胞着床，从而抑制肿瘤的转移。在放射治疗中，正常情况下，人体各组织器官的血液供应很好，故处于较好的氧合状态，而实体瘤在距离毛细血管较远的位置可以出现小区域坏死，临近坏死区域的细胞则处在很低的氧张力之下。此时，若乏氧细胞再次氧合，肿瘤细胞会对放疗相对增敏，疗效也会得以提高。活血化瘀法能够把缺氧组织的血运调动起来，增加问题组织中的血流量，有效纠正缺氧状态，使放疗能够更好地发挥作用。

现代研究表明，活血化瘀类中药治疗恶性肿瘤，不仅可以通过改善血液流变学及血管正常化起到疏通经络、活血止痛、消肿抑瘤的作用，还能抑制肿瘤细胞的增殖，促进其凋亡，抑制血管生成，提高免疫力等。基于活血化瘀类中药的显著疗效，大部分学者对于活血化瘀类中药治疗恶性肿瘤是认可的，但也有学者认为活血化瘀药通过提高肿瘤血管内皮生长因子的表达，促进肿瘤血管生成，为肿瘤的生长提供了更丰富的血供，最终促进肿瘤的发展。例如，单独使用三棱、莪术两味中药，可提高血清中 VEGF 的表达，对肿瘤病程的进展有一定的促进作用，而在方中加入黄芪后，VEGF 的表达显著降低。但也有研究发现，活血化瘀类中药具有使肿瘤血管正常化的作用，如灯盏细辛具有使肿瘤血管均匀扩张、密度适度增加、减少紊乱结构等促进肿瘤良性血管生成的作用。由此可见，活血化瘀类中药不仅可以抑制肿瘤血管生成，也能改善肿瘤内异常血管的增生，这一双重作用抑制了肿瘤的增殖和转移。

有学者综合多家之言，提出活血化瘀类中药对肿瘤有抑制和促进的双重作用，认为在肿瘤发生、发展过程中，调控微血管生成的血管生成因子和血管生成抑制因子之间质和量的动态关系，以及不同种类活血化瘀类中药对这两方面因子不同的调控作用是双重作用的根本原因；并提出在肿瘤血瘀证临床宏观辨证的同时，需要结合血管生成调节因子的微观辨证。

活血化瘀法在恶性肿瘤的治疗中存在着一定的争议，尽可能趋利避害，发挥其优势，显得尤为重要。活血化瘀法与其他治疗方法，如扶正法等，相结合使用，常能取得很好的疗效，可起到规避活血化瘀法所带来的各种不利因素影响的作用。

二、活血化瘀类中药改善肝癌血流高凝状态从而抑制肿瘤转移

现代医学研究表明，肝癌是具有丰富血管的典型实体瘤，但肿瘤血管生长速度不及瘤体生长速度，且肿瘤细胞分泌高凝血因子，通过促血小板聚集、抗纤溶等途径使肝癌患者出现不同程度的血瘀。故实体瘤中血液循环较差，肿瘤患者血液流变学呈现出"黏、浓、凝、聚"的特征，这种高凝的特征是肿瘤发生的原因，同时也是肿瘤改变机体环境的结果，这种结果也许是机体的一种"自我保护"，但是更有利于肿瘤的生长和侵袭。

活血化瘀法具有抗凝及促纤溶作用，能降低血液黏滞度，防止瘤栓形成，进而改善肿瘤患者血液流变学的"高凝状态"。研究者以三棱、莪术、赤芍、王不留行等活血化瘀类中药为主进行随证加减治疗中晚期肝癌，血液流变学结果显示，血黏度高切变率、全血黏度低切变率、血浆黏度、血细胞比容、红细胞沉降率等指标恢复正常率均达70%以上，且随着血液黏滞性的降低，患者肝区疼痛、黄疸、腹水等症状亦减轻或消失。莪术不仅对血液高凝状态有很好的改善作用，对肿瘤细胞有直接抑制和破坏的作用，同时也可以提高机体的免疫力，有效缩小瘤体，减少转移、复发机会，使生存期得以延长。现代药理实验证实，郁金、斑蝥、三棱、鳖甲等活血化瘀类中药具有改善微循环、增加瘤体血液灌注、提高组织和细胞供氧、改善肿瘤缺氧状态、防止低氧状态下肿瘤血管的新生等作用。此外，丹参可以抑制 SMMC-7721 细胞的黏附能力，从而防止裸鼠肝癌切除术后的转移复发。川芎嗪可以逆转人肝癌细胞系 HepG2/ADM 的多药耐药，并且通过

降低 P-gp 170 的表达来增强细胞内 ADM 的药物浓度和细胞毒作用，使多药耐药基因 MDR1 的转录水平显著下降，还有抗氧化和扩张血管的作用。丹参中的丹参素富含大量人参皂碱及人参多糖，具有直接抑制癌细胞的作用，还能通过调节免疫进一步抑制肿瘤细胞。由川芎、赤芍、红花、当归、丹参等活血化瘀类中药组成的血必净注射液可有效缓解肝癌患者的血瘀症状，降低全血黏度、血浆黏度、血细胞比容等血液流变学指标，有效改善患者的血液高凝状态，减少血栓形成可能。

肝癌患者血液的高凝状态与肝癌转移具有密不可分的关系。肝癌细胞能够诱导增强血小板聚集、黏附及促凝活性，是肝癌转移形成的关键步骤。肿瘤细胞只有与血小板及形成的纤维蛋白发生粘连才可致癌栓形成，从原发瘤脱离入血的肿瘤细胞只有被包裹在癌栓中才能免受血液湍流的攻击而存活下来，血小板为肿瘤细胞的浸润与增生提供了条件。同时，血小板释放的通透性因子和化学因子可改变血管通透性或损害血管的完整性，利于癌细胞扩散转移。肝癌细胞浸润的前提条件是在血液中捕获转移性肝癌细胞，而肝癌细胞的外侵和捕获均受到血小板的影响，主要表现为血小板对肝癌细胞的捕获能力。血小板有可能通过其活化、聚集过程中肝癌细胞的被动捕获及增强其对肝癌细胞与细胞外基质的黏附等，促进高转移潜能人肝癌细胞的黏附和转移。赤芍有效成分的同系物赤芍 801 可明显降低荷瘤小鼠的血小板聚集活性，改善高血黏度，从而实现其抗肿瘤血行转移的作用。研究者将黄芪、复方当归注射液、复方丹参川芎嗪注射液分别加入体外培养的肝癌细胞株 HepG2 细胞，发现活血化瘀类中药可有效抑制肝癌细胞的迁移与增殖。研究者在以血小板聚集为基本检测指标进行体外筛选可能防治肿瘤血行转移的活血化瘀类中药时发现，鸡血藤能显著抑制肿瘤细胞血小板聚集作用。有研究选择肝癌在内的 40 例癌症患者，在进行放化疗的同时，治疗组加服活血化瘀类中药，结果治疗组的肿瘤转移率为 25%，对照组为 50%。

活血化瘀类中药可改善末梢循环，使局部血流量增加，血液流速增加，血管痉挛解除，血细胞聚集减轻，进而使组织缺血所致的营养失调、代谢障碍得到调整。另外，活血化瘀类中药可提高肿瘤局部的血供和血内含氧量，从而提高肿瘤组织对放射线和化疗药物的敏感性。实验证明，丹参、川芎、蒲黄同喜树碱合用，其抗癌活性比单纯用喜树碱大大增强。

三、活血化瘀类中药抑制肝癌细胞增殖、促进细胞凋亡

活血化瘀类中药的有效成分可诱导人肝癌细胞凋亡。如甲基斑蝥胺对肝癌细胞有明显的抑制生长作用，光镜下可见染色质浓缩、核碎裂等改变，流式细胞仪可检测到细胞进入 S 期，诱发细胞凋亡。研究者通过透射电镜观察细胞超微结构证实了榄香烯诱发肿瘤细胞凋亡的典型形态变化；对人肝癌细胞进行形态学观察，发现核固缩明显，形成凋亡小体；在荧光显微镜下观察，可见 DNA 染色减少；通过流式细胞仪观察，可见前 G1 期、G1 和 S 晚期细胞增多，琼脂糖凝胶电泳呈典型的梯形条带。随着药物作用时间增加，凋亡细胞比例增多，S 期细胞比例下降，G2/M 期细胞减少，G0/G1 期细胞增多。由三七、蒲葵子、莪术等组成的具有活血化瘀、行气止痛作用的复方金蒲抑瘤片对体外培养的人肝癌细胞有明显的抑制作用，且这种作用具有浓度依赖性。经体内代谢的含药血清也具有抑制细胞生长的能力，药物作用后的细胞出现染色增强、胞核碎裂、凋亡小体形成等凋亡形态学改变。莪术油可有效诱导肝癌细胞凋亡，细胞形态产生明显的凋亡特征，细胞核凹陷或固缩成均一的致密物。流式细胞仪检测结果表明，莪术油作用后，细胞凋亡率可达 28.5%，细胞周期被阻滞在 S 期。由苦参、青蒿、鳖甲、丹参等组成的具有活血化瘀功效的龙力胶囊作用后，细胞染色体主流范围降低，二倍体比例增加，细胞周期分布无明显变化。由龙葵、蛇毒、白英、当归、丹参、郁金等组成的具有活血化瘀、清热解毒功效的复方龙葵注射液，可通过抑制细胞膜表面的磷酸二酯酶活性调控细胞的增殖与分化。

细胞内有两大类调控细胞分裂与分化的基因，一类是原癌基因，促进细胞分裂；另一类是抑癌基因（或抗癌基因），抑制细胞分裂。基因变异是细胞发生肿瘤转化的分子学基础，无论是外源性还是内源性的原因均可造成基因变异，并最终导致其相应蛋白表达产物的异常，从而发生肿瘤。肿瘤的发生是一个多阶段的过程，该过程由多种遗传变异组成。这些遗传变异包括染色体重排、外源基因插入、DNA 的缺失等，都导致抑癌基因的失活及原癌基因的激活，从而导致癌变，如通过流式细胞仪中监测丹参酮发现 c-Myc 基因表达明显下降，而 c-fos 基因表达增强，认为丹参酮是通过调节 SMMC-7721 原癌基因抑制其进入 S 期而诱导细胞分化的。具有补气活血作用的抗癌

1号方（黄芪、莪术）能显著提高野生型p53基因表达，诱导HepG2细胞凋亡，从而提高细胞的杀伤活性；临床观察表明，该方能有效提高晚期原发性肝癌的远期和近期疗效，在改善肝功能、提高患者生活质量、缓解临床症状等方面有较突出的作用。

四、活血化瘀类中药抗炎及调节免疫功能的作用

活血化瘀类中药（如牡丹皮、赤芍、当归、红花、延胡索、桃仁）有降低血管通透性、减少炎性渗出及抗炎的作用，能减轻炎症反应，促进炎症吸收，并能使炎症病灶局限化，使炎症过程停止，因而减轻了感染过程的病理损害。晚期肝癌患者常由于肿瘤坏死、机体免疫力下降等易合并感染，故活血化瘀类中药有助于肿瘤的治疗。

以活血化瘀为主要功效的肝积方（柴胡、白芍、党参、白术、茯苓、莪术、水蛭、白花蛇舌草、土鳖虫、半枝莲、生牡蛎、甘草）可明显降低肝癌患者的SIL-2R水平，同时提高CD3$^+$T细胞和CD4$^+$/CD8$^+$水平，使人体免疫功能有所改善。克癌临可显著提高荷瘤小鼠IL-2含量和NK细胞活性。溶岩胶囊能提高巨噬细胞和NK细胞活性，增加T3、T4水平。中药消结灵可诱导癌细胞产生大量溶酶体，致使其溶解、变性、坏死，激活淋巴细胞增生；免疫组化染色显示T细胞活性增强，肝巨噬细胞功能旺盛，活化的免疫细胞分泌免疫调节因子破坏癌细胞。人参鳖甲丸能提高癌组织TGF-β及其受体的含量，抑制肝癌细胞的增生，因TGF-β受体TGF-β1、TGF-β2是抑制性细胞增殖因子，通过诱导和活化抑癌基因的表达，抑制G1期Rb蛋白磷酸化，使细胞阻滞于G1期。

活血化瘀类中药对体液免疫亦有作用。鸡血藤、红花、丹参等对已沉积的抗原抗体复合物有促进吸收和消除的作用；丹参、三七、郁金等可清除血液中过剩的抗原，防止免疫复合物进一步产生。

第四节　化痰祛湿类中药的基础研究

痰邪是肝癌形成、发展、转移、复发的重要致病因素和病理产物。化痰祛湿法作为肝癌的一个基本治法，在临床中越来越得到重视，并且取得了良好的临床疗效。

一、化痰祛湿法的现代医学阐述

现代医家在前人研究基础上对肿瘤痰证理论进行了补充和完善，提出了恶性肿瘤是特殊形式的"恶痰"。"恶痰"主要指各种实性肿块，生长快、发展快、质地坚硬。"恶痰"主要由痰核、痰浊及痰络三大部分组成。痰核为"恶痰"的核心物质基础，指恶性肿瘤细胞；痰浊为痰核与机体相互作用的递质，指肿瘤间质细胞；痰络是为痰核提供营养物质的通路，指利于转移的血管和淋巴管。因此，痰核、痰浊及痰络三者相互作用，名为"痰结"，共同参与了肿瘤增殖、转移的全过程。其中，痰浊内阻是肿瘤形成的关键因素之一，同时也是恶性肿瘤转移的最重要的病因病机之一。痰浊产生后浸淫细胞，造成细胞突变，异常增殖，诱导产生痰核，日久痰核凝结，萌生痰络，痰核、痰络的生长又可阻滞气血，使得气滞津停，促使更多痰浊的产生。这样不断地互相滋生，最终导致了肿瘤的发生与发展。

现代医学研究发现，要抑制肝癌形成、发展、转移、复发，不仅仅要摘除痰结，清除恶痰，更为重要的是治理痰浊内环境。痰浊与肿瘤细胞间质内多种成分的异常改变有关，这些病理改变加速了肿瘤细胞的生长、侵袭和转移。李以义等提出，肿瘤细胞和由肿瘤细胞刺激细胞间质而产生的组织蛋白酶、胶原酶、溶酶体酶、糖苷酶和水解酶等这些物质应被视为痰浊，这些痰浊作为一种病理产物可促使肿瘤细胞的增殖和转移。李春杰等认为，痰善于行走、流窜、易黏滞的特点与肿瘤细胞间质中的代谢物积聚、增多和细胞间质结构改变的病理特征相似，促进了肿瘤细胞生长、侵袭和转移。此外，一部分学者认为肿瘤的转移与细胞黏附分子密切相关，而痰与黏附分子均具广泛性、黏滞性、易行性、易聚性的相似特点，揭示了痰邪是肿瘤发生转移的关键因素。王剑等提出，在肿瘤病灶中，肿瘤细胞的黏附、移动、降解与细胞间质产生的黏附分子增多密切相关。孙宏新等从痰与肿瘤细胞黏附分子的相关性方面进行了研究，阐述肿瘤转移的本质。梁玉莹等研究发现，肿瘤转移机制中的细胞黏附分子具有黏滞性、易行性、增大血液黏稠性等特点，与无形之痰致使肿瘤转移的发病机制十分相似。肝癌细胞的细胞黏附分子表达水平升高可使肝癌细胞间的同质黏附增强，还可使肿瘤细胞分泌蛋白水解酶等加速细胞外基质降解的物质，从而加速肿瘤细胞的扩散，并以此作为诱导血管生成的基础。

化痰祛湿法一直是临床上治疗肝癌的重要治则治法。应用化痰祛湿类中药可清除痰湿等病理产物，消除肿块，改善肿瘤的微环境，有助于抑制肿瘤的生长和发展。在肝癌的治疗过程中，常用的化痰祛湿类中药有瓜蒌、制天南星、紫苏子、白芥子、牛蒡子、浙贝母、山慈菇、半夏、白术、生薏苡仁、茯苓、猪苓、泽泻、苍术、葶苈子、车前子、皂角刺、石菖蒲等。现代药理研究发现，化痰祛湿类中药可以通过调节多种肿瘤细胞黏附因子的表达水平，改善异常的新生血管，逆转肿瘤细胞上皮间质转化（Epithelial-mesenchymal transition，EMT）过程，从而改善肿瘤的微环境，进而抑制肿瘤的生长和侵袭转移，还能通过抑制肿瘤细胞的增殖、促进肿瘤细胞凋亡、提高免疫力等发挥抗肿瘤的作用。

二、化痰祛湿类中药改善肿瘤微环境，抑制肿瘤细胞迁移侵袭

肿瘤微环境是肿瘤细胞产生和转移的重要场所。中医学认为，人体内长期的痰浊内阻是形成肿瘤微环境的根本原因。肿瘤微环境中，肿瘤细胞与周围的免疫与炎症细胞、肿瘤相关的成纤维细胞、附近的间质组织、微血管、细胞因子及趋化因子相互作用的机制，与中医痰证的特点相符，是痰证的微观显现。因此，我们可以把肿瘤微环境称为"痰环境"。化痰祛湿类中药通过调节肿瘤细胞黏附分子、血管新生等多靶点多途径作用于肿瘤微环境，抑制肿瘤细胞的侵袭和转移。如卜凡儒等研究发现化痰祛瘀方含药血清能使肝癌细胞内的 VEGF 蛋白表达量下降，从而抑制肿瘤血管生成，进而抑制肿瘤细胞的生长和转移。以茯苓、薏苡仁、佩兰、泽泻健脾化湿为君的甲乙煎组方通过提高肝癌 H22 小鼠局部瘤组织中细胞黏附分子 E-cadherin 的表达水平，增加肿瘤细胞间的基质黏附，降低肿瘤组织中 ICAM-1 的表达水平，减弱肿瘤细胞与基质细胞的黏附，进而实现抗肝癌作用。

三、化痰祛湿类中药抑制肝癌细胞增殖，诱导细胞凋亡

不少化痰祛湿类中药通过阻滞肝癌细胞分裂周期、损伤肿瘤细胞的 DNA、抑制肿瘤基因表达等多种途径抑制肿瘤细胞增殖，诱导肿瘤细胞凋亡，从而起到抑制肝癌的作用。如白术的有效成分之一苍术酮对体外培养的肝癌 HepG2 细胞生长有明显的抑制作用，通过相差显微镜观察发现，苍术酮能诱发肝癌细胞凋亡的形态变化，荧光显微镜下

可见细胞核染色质凝聚、细胞核裂解，流式细胞仪分析表明苍术酮将细胞阻滞在 G2/M 期，抑制肝癌细胞增殖。半夏醇提取物可抑制人肝癌 HepG2 细胞的增殖，并使 HepG2 细胞周期阻滞于 G0/G1 期，从而发挥其抑制肿瘤细胞生长的作用。茯苓的主要有效成分茯苓三萜作用于 HepG2 细胞后，可见细胞核致密浓染，颜色有些发白，肝癌细胞凋亡形态明显，琼脂糖凝胶电泳分析可发现凋亡中晚期的 DNA 片段，流式细胞仪检测结果显示，茯苓三萜对人肝癌 HepG2 细胞的诱导凋亡作用与药物剂量呈正相关。小半夏加茯苓方含药血清能阻滞细胞于 S 期，有效抑制人肝癌 HepG2 细胞的增殖。小半夏加茯苓汤及颗粒含药血清能明显抑制肝癌 SMMC-7721 细胞增殖，受含药血清作用后的肝癌 SMMC-7721 细胞出现机能不良、生长受阻状态，甚至出现了部分细胞脱落死亡、细胞数目减少的改变，流式细胞仪分析结果显示，受含药血清作用后，肝癌 SMMC-7721 细胞存活率显著下降。蒙药复方菖蒲四味的乙醇和石油醚提取物对人肝癌细胞具有剂量依赖性的抑制作用。生附子水煎液能抑制肝癌 H22 皮下移植瘤小鼠肿瘤组织的生长，使肿瘤组织细胞核大小、分布排列较均匀。

肿瘤发生发展的本质主要与细胞原癌基因的激活和抑癌基因的突变失活有关。如白术活性成分苍术酮作用于人肝癌 HepG2 细胞 24 小时后，酶标仪检测 caspase-3、caspase-8、caspase-9 均被激活，表明苍术酮通过调控 caspase-3、caspase-8、caspase-9 的活化诱导肝癌细胞凋亡。半夏醇提取物作用于 HepG2 细胞后，β-catenin 表达量减少，并且其亚细胞定位由细胞核转入细胞质；同时，促使周期调控相关蛋白 cyclin D1 和 c-Myc 表达水平相应明显下降。这些结果提示半夏醇提取物可能通过诱导 β-catenin 移位影响 cyclin D1 和 c-Myc 蛋白的表达，进而发挥其抑制肿瘤细胞生长作用。小半夏加茯苓汤及其组分通过增强凋亡基因 caspase-3 表达诱导 H22 荷瘤小鼠肿瘤细胞凋亡。小半夏加茯苓颗粒含药血清可下调肝癌 SMMC-7721 细胞凋亡相关基因 Bcl-2 表达，从而诱导其凋亡，抑制肝癌细胞的生长增殖。小半夏加茯苓方可激活 HepG2 细胞 caspase-3、caspase-9 蛋白表达，从而诱导肝癌细胞凋亡。

四、化痰祛湿类中药改善机体的免疫功能

现代医学认为，恶性肿瘤的发生发展与机体的免疫能力密切相关。化痰祛湿类中药可以通过调节机体免疫功能达到控制和杀灭肿瘤细胞的目的。现代实验研究发现，脾、

胸腺等免疫器官，T 细胞、B 细胞、NK 细胞、巨噬细胞等免疫细胞，以及 IL-2、IL-6、IL-10、IL-12，TNF-α 等免疫分子是免疫调控的关键因素。如车前子的主要活性成分车前子多糖可明显减轻 H22 移植瘤小鼠瘤重，提高脾指数及胸腺指数，显著提高 CTX 诱导的免疫力低下小鼠的吞噬指数，促进 ConA 及 LPS 诱导的 T 细胞、B 细胞的增殖作用，表明车前子多糖可通过增强机体的免疫力发挥抗肿瘤作用。复方茯苓多糖口服液对 H22 荷瘤小鼠有明显的抑瘤作用，能增强荷瘤小鼠腹腔巨噬细胞吞噬功能，促进淋巴细胞增殖和 NK 细胞活性，在抑瘤的同时增强调节免疫功能的作用。小半夏加茯苓颗粒对 H22 荷瘤小鼠的肿瘤有明显的抑制作用，显著提高脾指数及胸腺指数，显著增强 ConA 诱导的荷瘤小鼠脾淋巴细胞的增殖能力，增加血清中 TNF-α 的含量，可见小半夏加茯苓颗粒可以通过激活免疫细胞调节机体的免疫功能，起到抑制肿瘤细胞增殖的作用。

第五节　软坚散结类中药的基础研究

软坚散结法属于中医八法的"消法"，是临证常用的治疗方法，是指使由气、血、痰、食、水等积聚而成的有形之结渐消渐散的一种方法。《素问·至真要大论》有言，"坚者削之，结者散之"，是指用软坚散结类中药直接作用于有形之结，使之逐渐缩小而消失。肝癌为邪气聚结成块所致，治疗需佐以软坚散结之法。

一、软坚散结法的现代医学阐述

现代医学认为肝癌多为有形之肿块，治疗除据证分别予以扶正固本、理气活血、清热解毒等法以外，还应软坚散结以图其标，消除肿块。临床观察与实验研究发现，软坚散结类中药抗肿瘤主要在于直接杀伤癌细胞等作用，病理学及超微结构观察表明，软坚散结类中药对肝癌细胞具有较强的杀伤破坏作用，直接作用于肝癌细胞膜系结构，使细胞膜溶解破碎，粗面内质网扩张，线粒体肿胀、空泡化，使肝癌细胞整体崩解碎裂。

中医学认为软坚散结类中药多属味咸之品，如鳖甲之咸平、龟甲之甘咸、海藻之苦咸等。临床常用的软坚散结类中药还有浙贝母、昆布、生牡蛎等。软坚散结类中药在临床上较少单独使用，所以配伍显得尤为重要。一般来说，要根据产生肿块的原因来选择配伍的药物。如因热而结者，配伍清热药以清热散结；因寒而结者，配用温阳药以温阳散结；因毒而结者，配用解毒药以解毒散结；因痰而结者，配以化痰药以化痰散结；因气滞而结者，配以理气药以理气散结；因瘀而结者，配化瘀药以化瘀散结；因食滞而结者，配以消食药以消导散结。

二、软坚散结法治疗肝癌的相关基础研究

研究发现，软坚散结类中药抗肿瘤的物质基础是多肽和多糖。昆布所含的硫酸多糖 – 褐藻多糖具有免疫调节与抑制肿瘤生长作用。海藻所含的硫酸多糖 – 褐藻多糖是其抗肿瘤的主要物质基础。夏枯草所含的硫酸多糖具有抗氧化与免疫调节作用。综合目前研究发现，软坚散结类中药主要通过以下机制发挥其抗癌的作用。

1. 软坚散结类中药提高免疫能力，抑制肝癌 《黄帝内经》有言，"正气存内，邪不可干"；"邪之所凑，其气必虚"。中医学认为，临床恶性肿瘤的发生发展与机体的正气不足、邪气侵袭密切相关。综合研究发现，龙葵多糖能够增加荷瘤小鼠自然杀伤细胞和巨噬细胞比例，增强宿主免疫应答，实现抗肿瘤作用。山慈菇多糖能刺激 T 细胞和 B 细胞的生长，增加 $CD8^+T$ 细胞和自然杀伤细胞的比例，增强肝癌 H22 小鼠血清中 IL-2 的活性，并提高荷瘤小鼠体内 IL-2 的含量，从而提高小鼠免疫力，抑制移植性肝癌 H22 瘤体的生长。牡蛎提取物可以增加小鼠外周血 T 细胞总数，还可以增强 IL-2 活性，证实牡蛎可以通过调节免疫功能抗肝癌。

2. 软坚散结类中药抑制肝癌细胞增殖，诱导肝癌细胞自噬和凋亡 昆布多糖硫酸酯可以抑制肝癌细胞的增殖和侵袭能力。丁佳玉等研究发现，硒化牡蛎多糖能够作用于细胞 S 期，抑制肝癌 HepG2 细胞的生长。崔晓东等研究发现，昆布多糖纳米硒对人肝癌 HepG2 细胞具有显著的增殖抑制作用，显著上调 Bax 和 cleaved-caspase-9 的表达，并下调 Bcl-2 的表达水平，激活线粒体途径凋亡，能诱导 LC3-Ⅱ 和 p62 蛋白的上调，通过诱导肝癌细胞自噬和凋亡抑制肝癌细胞的生长。张宏印等研究发现，软坚散结法能够抑制肝癌移植瘤生长，并进一步证实软坚散结类中药改善了荷瘤小鼠的能量代谢过程，抑制异常增强的糖酵解。总之，软坚散结类中药抗肝癌的特点是在抑制肝癌细胞生长的同时，调控细胞周期，也能促进机体免疫功能，改善能量代谢，抑制肝癌细胞的侵袭能力。

软坚散结法作为肝癌治疗中攻邪的主要手段，针对瘤体痰凝成核的病机，可以从软化和缩减瘤体方面起到有效的作用。目前，"软坚散结"没有作为特定的药物分类在中药类图书中体现，同时也没有特定的方剂组成，考虑其涉猎范围广，临床运用灵活多样，因而在某种程度上造成了对软坚散结类中药的忽视。肝癌分型复杂，病情进展较快，目前没有统一的标准，需要进一步完善中西医结合的诊疗体系，也需要进一步认识软坚散结类中药的作用机理，建立一套更加完善、灵活的中西医结合诊疗方案，充分利用两者的优势和特色，可以提高肝癌的治疗效果。

第六节　中成药的基础研究

肝癌患者由于其发病隐匿，大多数患者确诊时已经是中晚期，能够手术治疗的不足20%，而不能手术治疗的患者如不能得到有效治疗，平均生存期仅为 7.5 周。近年来，中医药防治肝癌已成为医学界研究的热点之一，且中医药联合现代医学治疗的手段，在延长患者生存期、提高生活质量、防止复发转移、发挥增效减毒作用等方面具有独特的优势，是肝癌综合治疗中不可或缺的组成部分。尤其是中成药，其疗效确切，药物安全，使用方便简易，并能迅速适应快节奏的现代生活和临床需要，因此，其在临床上的应用相当广泛。

目前，临床常用于肝癌辅助治疗的中成药有鳖甲煎丸、华蟾素注射液、片仔癀、槐耳颗粒、复方苦参注射液、复方斑蝥胶囊等。大部分研究侧重于临床疗效观察，也有部分进行药物基础研究，现将基础研究做如下总结。

一、鳖甲煎丸

鳖甲煎丸出自东汉医家张仲景所著《金匮要略·辨疟病脉证并治第四》，被沿用至唐宋，并由明清医家化裁运用，得以传承，至近现代仍呈现蓬勃之势，在 1985 年被纳入《中华人民共和国药典》，并已作为中成药投入工业化生产。该方具有寒热并用、攻补兼施、行气化瘀、软坚散结之功。原方用于治疗疟病日久而成的"疟母""癥瘕"病证，现今仍作为治疗肝纤维化、肝硬化、肝癌等疾病的常用药，临床应用广泛。

中医认为，肝癌发生的病机复杂，属多系统、多组织、多器官受累，寒热交错，虚实夹杂。针对肝癌的病机特点，中医药防治原则涉及扶正固本、解毒散结及活血化瘀等3个方面。鳖甲煎丸具有寒热并用、攻补兼施、益气养血、活血化瘀、解毒散结的功效，契合肝癌发生病机。

1. **鳖甲煎丸扶正固本抗肝癌** "正气存内，邪不可干"，肝癌的发生发展与机体免疫系统功能状态关系密切，细胞免疫功能受抑制是其转移、复发和预后差的重要原因。针对肝癌转移患者正气内虚、免疫功能低下的病理特点，临床应发挥传统中药优势，提高机体免疫功能，进而抑制肿瘤生长，达到治疗肿瘤的目的。鳖甲煎丸中扶正固本的中药如人参、阿胶、芍药、桂枝等能够调节机体免疫功能，提高各种抗癌细胞因子活性，从而增强免疫细胞及因子对血液中癌细胞的攻击能力，尽可能多地杀灭癌细胞；同时，增强组织局部免疫功能，可减少从原发灶脱离并进入循环的癌细胞数量，亦可抑制已浸润生长的癌细胞继续生长、增殖，从而控制或减缓转移灶的形成和发展。

肿瘤患者的免疫功能多处于低下状态，而机体的抗肿瘤效应又是通过细胞免疫实现的。T细胞在机体的抗肿瘤免疫排斥反应中占有重要的地位，T细胞主要可分为辅助性T细胞（Th细胞），即$CD4^+T$细胞，及抑制性T细胞（Ts细胞），即$CD8^+T$细胞。在肿瘤免疫的监视及调控过程中，$CD4^+T$细胞起着十分重要的作用，其免疫记忆是该细胞参与肿瘤免疫的基础，它通过直接或间接的方式参与肿瘤细胞的破坏与清除；$CD8^+T$细胞在细胞免疫过程中为负调节效应。研究发现，肿瘤患者机体的免疫多处于抑制状态，$CD8^+T$细胞亚群的比例显著升高。罗庆东等研究发现，鳖甲煎丸可使荷瘤小鼠外周血中$CD4^+T$细胞显著增加（$P < 0.01$），$CD8^+T$细胞亚群的比例显著下降（$P < 0.01$），$CD4^+/CD8^+$比值显著升高（$P < 0.01$）；同时，鳖甲煎丸还可以提高肝癌荷瘤小鼠血清$IFN-\gamma$和$IL-2$水平（$P < 0.01$），证实鳖甲煎丸抑制肝癌生长的作用可能是通过提高肝癌荷瘤小鼠外周血中$CD4^+T$细胞亚群的比例和降低$CD8^+T$细胞亚群的比例，纠正$CD4^+/CD8^+$的失衡，改变Th1/Th2漂移现象，维持Th1功能亚群的优势来实现的。

2. **鳖甲煎丸解毒散结抗肝癌** 针对肝癌患者癌毒羁留侵袭的病理特点，鳖甲煎丸中解毒散结、以毒攻毒的中药如蜂房、黄芩、柴胡等具有直接或间接抑制、杀伤癌细胞的作用，能使肿瘤细胞在转移过程中被直接杀灭，并能激活巨噬细胞，促进其吞噬功能，以减少肿瘤转移机会。

冯明辉等应用 DEN 诱导大鼠肝癌，观察鳖甲煎丸抑癌作用，结果发现鳖甲煎丸可显著降低大鼠肝组织纤维化程度，抑制大鼠肝脏肿瘤生长，减少癌变细胞和炎性细胞浸润。鳖甲煎丸还可显著降低 DEN 处理后大鼠血清中增加的 ALT、AST、AKP 和TBIL 含量，同时显著升高肝组织中超氧化物歧化酶、过氧化氢酶和谷胱甘肽过氧化物酶含量，并降低丙二醛水平。学者进一步研究发现，鳖甲煎丸可显著降低肝脏 NLRP3、ASC、caspase-1、pro-IL-1β、pro-IL-18、IL-1β 和 IL-18 表达水平，且呈现剂量依赖相关。鳖甲煎丸对 DEN 诱导的大鼠肝癌有抑制作用，这种抑制作用呈剂量依赖，且这种抑制作用与抗氧化能力的增强及显著下调炎症小体相关通路有关。

3. 鳖甲煎丸活血化瘀抗肝癌　有关肿瘤血瘀证的研究已证实，肿瘤患者存在血液黏滞度增高、血液流变性异常及微循环障碍等病理性改变。血液高凝状态的存在，使微血管内易形成包括癌细胞在内的微血栓。在肝癌发生过程中，癌细胞与毛细血管内皮的粘连、转移灶内新生血管的形成也与血液高凝状态有关。鳖甲煎丸中含有大量的活血化瘀、软坚散结类中药，具有直接抑杀肿瘤细胞、改变血液流变性、抑制血小板活性、促纤溶、抗血栓、消除微循环障碍的作用，可使癌细胞处于抗癌药物及机体免疫功能监控之下。

早在 20 世纪 70 年代，Folkman 等提出的"肿瘤血管新生理论"认为，缺少血供的肿瘤直径只能维持在 1~2mm，当瘤体直径大于 2mm 时，肿瘤细胞释放多种血管生成因子，刺激内皮细胞迅速增殖并向肿瘤迁徙，最终形成肿瘤的血液循环系统。肝癌细胞具有丰富的新生毛细血管网，能及时得到其快速、无限增殖所需的营养物质，并将其代谢产物运走，使其快速生长。研究发现肿瘤血管生成的程度与临床预后有相关性，血管生成的特性与肿瘤生成有关，肿瘤血管生成也是肿瘤转移的必备条件之一。血管密度的提高，增加了肿瘤细胞进入循环系统的机会，肿瘤细胞较易穿过这些血管向远处转移。VEGF 是强大的促血管新生诱导剂，VEGF 与肿瘤血管新生密切相关，并与肿瘤的淋巴转移、预后有关。张绪慧等发现，鳖甲煎丸抑制 H22 荷瘤小鼠肿瘤血管形成，可以显著抑制荷瘤小鼠肿瘤的微血管数，有效抑制 VEGF 的表达，证实鳖甲煎丸的抗肿瘤机制与其抑制肿瘤的血管生成有关。

郑艳等通过研究同样证实，鳖甲煎丸能够下调肝癌细胞中 VEGF 的表达水平，从而达到抑制肿瘤生长目的。研究进一步表明，鳖甲煎丸可通过抑制环氧化酶 -2 和 VEGF 蛋白的表达，改善肝癌细胞微环境，抑制肝脏微血管生成的病理进程，抑制肿瘤的生长。

鳖甲煎丸被应用于临床已 2000 余年，组方严密，配伍科学严谨，且有确实的临床疗效。中医将该方应用于肝脏病变，尤其在抗肝纤维化和抗肝癌的实验研究方面已经取得了许多成果，展示了鳖甲煎丸在抗肝纤维化和抗肝癌方面的良好发展前景。深入进行临床及实验研究，阐述其药理机制，将对开发传统中医药的药用价值和为临床应用提供现代科学依据有重要意义。阐明鳖甲煎丸抗肝癌的分子机制，为将该方药应用于抗肝癌的临床研究提供充分的理论依据，同时，对筛选肝癌的预后指标、寻找新的治疗靶点及深化和完善肝癌转移侵袭的基础理论研究也具有十分重要的意义。

二、槐耳颗粒

槐耳系生长在老龄中国槐上的高等真菌子实体，从《肘后备急方》至《本草纲目》等有关本草的文献均有记述，味苦、辛，无毒，能治风、破血、益力，但清代本草已无关于槐耳的记载，故其被湮没已有 300 余年。现代生物科学将真菌门 Eumycota 归属菌物界 Mycosystema，共约 40 万种真菌，其中已开发的药用真菌仅占 0.01%~0.1%，故可开发潜力巨大。在现有的 30 种左右常见药用真菌中，约 50% 与抗癌有关，但仅少数品种功效突出。

槐耳清膏是槐耳的水溶性提取物，其主要成分是蛋白多糖；槐耳颗粒是由槐耳清膏制成的中成药。槐耳颗粒原名槐耳冲剂，它和其原料药材槐耳菌质，均于 1992 年被卫生部（现中华人民共和国国家卫生健康委员会）批准为中药"一类新药"，并进行试生产，1996 年又转正式生产，目前被用于治疗原发性肝癌等。

1.槐耳颗粒增强机体免疫功能　现代医学认为机体在细胞免疫和体液免疫的协同下杀伤肿瘤细胞。研究发现，槐耳清膏能显著增加肝内 IL-2 受体阳性的细胞数，提高机体的特异性细胞免疫。单用槐耳颗粒可提高慢性粒细胞白血病患者 IL-2、TNF-α、INF-γ 水平，降低可溶性白介素 -2 受体（soluble interleukin-2 receptor，SIL-2R）水平，从而促进机体的肿瘤免疫效应。但与细胞因子疗法不同的是，槐耳诱生的 IFN-α、IFN-γ、IL-2 等细胞因子属内源性，具有小剂量、多刺激与联合作用的特性。因此，槐耳较其他多糖类药物有其独特的一面，是较理想的免疫增强剂和肿瘤抑制剂。

2. 槐耳颗粒增加肝癌细胞对化疗药物的敏感性 槐耳清膏除自身有促凋亡作用外，亦可对与其联用的化疗药物起到增敏和逆转耐药作用。研究发现，槐耳清膏可显著增强肿瘤坏死因子相关凋亡诱导配体对肝癌细胞株 HepG2 及肝癌阿霉素耐药细胞株 HepG2/ADM 的杀伤作用，但对正常肝细胞株 L02 的杀伤作用较轻微。槐耳清膏用药安全，不仅可显著提高化疗药物对肿瘤细胞的杀伤作用，而且可以逆转肿瘤细胞对化疗药物的耐药问题。

槐耳既具有抑制肿瘤细胞生长、诱导细胞凋亡的作用，又具有生物治疗及免疫治疗等多项功效，在肿瘤的综合治疗及单独治疗中都表现出良好的疗效，这是在抗肿瘤药物中比较罕见且独特的理想药物。虽然研究者在其抗肿瘤的基础研究和临床应用方面均已取得一定进展，但其抗肿瘤的细胞分子生物学基础尚不甚清楚，深入研究其作用机制将为其临床应用提供依据。

三、复方苦参注射液

复方苦参注射液是由苦参、白茯苓 2 味中药经提取加工精制而成的纯中药制剂，被收载于《中华人民共和国卫生部药品标准》，具有清热利湿、凉血解毒、散结止痛的功效。现代研究表明其具有抗肿瘤、抗炎、镇痛、提高机体免疫力等多种药理作用，临床上被广泛用于非小细胞肺癌、原发性肝癌、消化道恶性肿瘤及恶性胸腔积水等重症疾病的辅助治疗。

复方苦参注射液对于肝癌细胞株 Hep3B、SMMC-7721 和 HepG2 具有明显的体外杀伤作用。有很多学者对复方苦参注射液抑制肝癌的机制进行了相关研究。刘璐等研究发现，复方苦参注射液能明显抑制肝癌 Hep3B 细胞的增殖，且随着复方苦参注射液浓度的增加，G1 期细胞逐渐增多，S 期细胞逐渐减少，提示其抗肝癌作用与阻滞肝癌细胞周期有关。复方苦参注射液还可显著抑制肝癌 SMMC-7721 细胞增殖并诱导该细胞发生自噬。

随着对复方苦参注射液的不断深入研究，研究者们对于该药物的抗肿瘤机制有了较多的了解。大量的研究表明，复方苦参注射液对肿瘤细胞的增殖、侵袭、转移具有抑制作用，还能诱导肿瘤细胞凋亡，对多种肿瘤均具有抑制作用；并且，复方苦参注射液能使机体的免疫能力和抗肿瘤免疫应答得到加强。

复方苦参注射液常与放化疗联合，作为肿瘤切除术前或术后的辅助治疗，以求最大程度地抑制肿瘤细胞增殖、转移和扩散，降低术后肿瘤的复发率，延长患者生存期。将复方苦参注射液与放化疗进行联合使用时，该药物能够提高放化疗的疗效，降低化疗药物的耐药性，减轻放化疗导致的毒副反应，进而增强患者对放化疗的敏感性和耐受程度，使肿瘤患者的生活质量得到提升。

随着靶向治疗的兴起，复方苦参注射液联合靶向药物抗肿瘤也显示出较好的疗效。复方苦参注射液作为一种有效的抗肿瘤药物，值得在临床上被推广与应用。

虽然关于复方苦参注射液抗肿瘤机制的实验研究较多，但大多以提纯出的苦参生物碱类为研究对象，关于以该类生物碱为主要成分的复方苦参注射液的抗肿瘤机制仍有待更全面深入的研究。

四、艾迪注射液

艾迪注射液是抗肿瘤的中药制剂，由中药提取物斑蝥素、人参皂苷、黄芪多糖、黄芪皂苷、刺五加多糖等构成的复合制剂，具有扶正祛邪、免疫调节及抗肿瘤的作用，在临床上主要应用于原发性肝癌、肺癌、妇科肿瘤、消化道恶性肿瘤等多种恶性肿瘤的治疗。艾迪注射液是在 2000 年被确定为国家中药二级保护品种，并在 2004 年被《国家基本医疗保险、工伤保险及生育保险药品目录》收录。

斑蝥素是斑蝥毒性的主要成分，具有明确的抗癌作用，它在抑制肿瘤细胞的同时，可以不降低外周血中的白细胞数量，对机体不造成免疫抑制作用；黄芪皂苷和人参皂苷 2 种皂苷类提取物可直接抑制肿瘤细胞的增殖和转移等恶性的生物学行为；而黄芪多糖和刺五加多糖具有调节免疫功能和促进干扰素表达的作用；其他佐药同时还具有诱导肿瘤细胞凋亡、抑制肿瘤血管生成等协同抗肿瘤作用。这些成分的构成使艾迪注射液在肿瘤防治中具有毒副作用低、不易产生耐药性、提高机体免疫力等多种优点。

1. 艾迪注射液诱导肝癌细胞凋亡，抑制细胞生长　研究表明，艾迪注射液对肝癌 H22 细胞、HepG2 细胞均有抑制作用。唐斓等研究发现，将 4.1mg/mL 艾迪注射液作用于 HepG2 细胞 48 小时，可以使细胞凋亡率达到 12.43%；胡文兵等研究发现，艾迪注射液可以诱导 HepG2 细胞失活率明显升高，表现出一定的细胞毒作用，可以诱导其早期凋亡，并引起细胞周期的重新分布，增加 G1 期细胞的比例，减少 S 期细胞的比例，这些作用与干预时间和浓度有一定的相关性。

2. 艾迪注射液诱导肝癌细胞分化　彭安等研究提示，将 4.0mg/mL 艾迪注射液作用于体外培养人肝癌 Bel-7402 细胞，可抑制细胞增殖，显著降低反映肝细胞恶变的 AFP 的分泌量和 GGT、醛缩酶（ALD）活性，显著增强反映肝癌细胞分化的酪氨酸 - α - 酮戊二酸转氨酶（TAT）、鸟氨酸氨基甲酰转移酶（OCT）和 AKP 活性，说明该浓度具有诱导细胞分化的作用，为肝癌的分化治疗提供可靠的资料。

3. 艾迪注射液提高免疫功能　研究发现，艾迪注射液对小鼠肝癌 H22 移植瘤的抑瘤率高达 30% 以上，可以显著提高胸腺指数和脾指数，提高血中 TNF-α 和 IL-6 的水平，增强网状内皮系统吞噬能力。艾迪注射液还可增强 NK 细胞的活性，降低瘤体的重量。

五、华蟾素注射液

华蟾素注射液系传统中药中华大蟾蜍皮的水制剂，主要含有蟾毒内酯等有效成分，具有解毒、消肿、止痛等作用，已被列为国家级中药保护品种。蟾蜍作为药物治疗疾病由来已久，其药性理论记载首见于我国第一部药物学专著——《神农本草经》："虾蟆，味辛、寒，有毒，主邪气，破癥坚血，痈肿，阴疮，服之不患热病。"蟾皮单独入药，始见于《本经逢原》："皮辛凉微毒。"当代本草学巨著《中华本草》记载，蟾蜍"味辛、性凉，有毒。归心、肝、脾、肺经"，能"解毒散结，消积利水，杀虫消疳。主治痈疽，疔疮，发背，瘰疬，恶疮，癥瘕癖积，臌胀，水肿，小儿疳积，破伤风，慢性咳喘"，并进一步指出"蟾蜍还被应用于肿瘤治疗，对胃癌、食管癌、膀胱癌、肝癌、白血病有一定疗效"。

华蟾素注射液是采用现代制药技术，以中华大蟾蜍的阴干全皮为主要原料精制而成的中成药制剂，主要用于中晚期肝癌患者的治疗，能够明显提高患者的生存率和生活质量，但是其分子机制复杂。

1. 华蟾素注射液抑制肝癌细胞增殖　细胞增殖在肝癌发生过程中起着至关重要的作用，控制细胞增殖是防治肝癌的关键。研究表明，华蟾素注射液能显著抑制肝癌细胞增殖。细胞周期是一个复杂的调控过程，由许多调节蛋白控制，以确保细胞分裂正常进行，因此，细胞周期及其调控蛋白是药物研究和肿瘤治疗的重要目标。关于华蟾素注射液在阻断肝癌细胞周期方面的研究取得了一定进展。牛凯等用不同浓度华蟾素注射液作用于人肝癌 Bel-7402 细胞，应用流式细胞术检测周期分布，结果显示，华蟾素注射液能够有效抑制肝癌细胞增殖，使其阻滞于 G2/M 期。孙宇等研究华蟾素注射液对人肝癌 HepG2 细胞周期的影响，发现华蟾素注射液可以将细胞阻滞于 S 期，并且抑制 CDK2 和 cyclin A 的表达水平，从而抑制肝癌细胞增殖。张霞等通过实验也发现，华蟾素注射液抑制 HepG2 细胞增殖，他们用高内涵活细胞成像系统检测华蟾素注射液作用后的 HepG2 细胞周期分布，发现华蟾素注射液可以阻滞细胞于 G0/G1 期。

肿瘤细胞中的 DNA 含量可反映其恶性增殖能力，恶性肿瘤细胞中的 DNA 含量比正常细胞明显增多。华蟾素注射液能调节肿瘤细胞的核苷酸代谢，干扰 DNA 和 RNA 的生物合成，阻碍细胞进行有丝分裂，抑制肿瘤细胞增殖。刘莉等研究发现，华蟾素注射液能使裸鼠人肝癌细胞的 DNA 含量明显下降。田莉莉发现华蟾素注射液能够下调 TOPO Ⅱ 的表达，抑制人肝癌 HepG2 细胞增殖。

2. 华蟾素注射液诱导肝癌细胞凋亡　诱导肿瘤细胞凋亡为抗肿瘤药物最常见的杀灭肿瘤细胞的形式。现代实验研究表明，华蟾素注射液可诱导肝癌细胞的凋亡。细胞凋亡是一个复杂的过程，多种蛋白或酶包括 Bcl-2 蛋白家族与 caspase 家族、原癌基因（Bcl-2、c-Myc 等）与抑癌基因（p53 等）均参与了细胞凋亡的启动与实施。目前，已知有 2 种经典的细胞凋亡信号通路，即死亡受体介导的外源性信号通路和线粒体参与的内源性信号通路。另外，PI3K/Akt、JNK 通路也参与了细胞凋亡。邓德厚等用 ICR 小鼠皮下接种肝癌 H22 细胞株建立小鼠肝癌模型，发现华蟾素注射液抑制瘤体生长，上调 Fas 基因表达，并下调 FasL 基因表达，从而促进肿瘤细胞发生凋亡。华蟾素注射液还可以通过上调 Bax 蛋白表达、下调 Bcl-2 蛋白诱导肝癌 HepG2 细胞凋亡。

3. 华蟾素注射液抑制肝癌血管形成　血管生成被认为是肿瘤发生和发展的关键。当肿瘤较小时，肿瘤细胞可以直接从周边组织获取营养，随着生长，肿瘤必须建立自身的血供，才能满足生长所需。肿瘤血管的形成，可导致肿瘤的进一步生长和转移。刘琳等研究华蟾素注射液联合三氧化二砷对裸鼠人肝癌移植瘤血管新生的作用，结果显示，华蟾素注射液可以降低 VEGF 和 EGF 表达，降低 MVD，达到抑制肿瘤生长的目的。

六、复方斑蝥胶囊

复方斑蝥胶囊是以斑蝥为主要成分，以西洋参、黄芪、刺五加、三棱、半枝莲、莪术、山茱萸、女贞子、水蛭、甘草为辅助成分的中药制剂，具有破血消瘀、攻毒蚀疮的功效。研究发现，复方斑蝥胶囊辅助介入和化疗治疗原发性肝癌可降低 HIF-1、c-Myc mRNA、肿瘤标志物水平，提升 PTEN mRNA 水平，调节 Th17/Tr 平衡，提高免疫功能，减少肝损伤，增强临床疗效，减少毒副作用。血管生成拟态（vasculogenic mimicry，VM）是一种管壁由肿瘤细胞围成的肿瘤微循环模式。近年来研究表明，其在肿瘤的发展、转移过程中发挥重要作用，复方斑蝥胶囊可上调 Hippo/YAP 通路中 LATS1、LATS2 表达水平，下调 YAP1 表达水平，抑制肝癌 HepG2 细胞的增殖及 VM 过程，并诱导细胞凋亡。

七、片仔癀

片仔癀是我国的传统名贵中成药，具有悠久历史，配方及其制备工艺已被国家保密，该复方为国家一级中药保护品种，由麝香、牛黄、蛇胆、三七等名贵中药组成，常被用于热毒血瘀所致的急慢性病毒性肝炎、痈疽疔疮、无名肿毒及各种炎症，具有清热解毒、凉血化瘀、消肿止痛的功效。研究发现片仔癀对于肝细胞癌患者，可缓解疼痛、缩小瘤体、抑制肿瘤转移；能明显提高毒热瘀结证肝癌患者血液 NK 细胞、$CD4^+T$ 细胞数量和 $CD4^+/CD8^+$ 比值，改善患者由 TACE 所致的免疫抑制，增强机体免疫功能，产生一定抗肝癌作用。基础研究发现片仔癀能够促进 HepG2 细胞凋亡蛋白和 ANXA1 蛋白的表达，抑制 VEGF 和 VEGF 受体表达，抑制 NF-κB 信号通路，从而抑制体外人肝癌细胞株 HepG2 活性；还可以抑制肝癌干细胞增殖，诱导其凋亡，并且能够通过调控 ANXA1/VEGF 通路对肝癌 H22 腹水小鼠起到保护作用。

目前，应用于肝癌辅助治疗的中成药常用剂型主要为注射剂型和口服剂型。注射剂药物纯度高，起效迅速，且适于有吞咽障碍的患者。口服剂型用药方便，患者更易接受，服药更能持久。我们应该在中医理论指导下，开发更多高效、靶向的新型中药制剂，推动中药在肿瘤治疗领域的应用。

随着中医药在国际上受到越来越高的关注，中药对癌症的直接杀伤或辅助治疗将成为癌症治疗的一种必要途径。几千年来，中医药的应用积累了大量的临床经验，通过不断深入地与现代细胞生物学、分子生物学、基因工程学有机交融，中药治疗癌症有望实现系统化、科学化和实用化。

参考文献

［1］BRAY F，FERLAY J，SOERJOMATARAM I，et al. Global cancer statistics 2018：GLOBOCAN estimates of incidence and mortality worldwide for 36 cancers in 185 countries ［J］. CA：a cancer journal for clinicians，2018.

［2］DATTA S，CHATTERJEE S，VEER V，et al. Molecular biology of the hepatitis B virus for clinicians ［J］. J Clin Exp Hepatol，2012，2（4）：353-365.

［3］GALLE P R. Treating hepatobiliary cancers：the oncology way ［J］. Digestive Diseases，2017，35（4）：384-386.

［4］HARA K，TAKEDA A，TSURUGAI Y，et al. Radiotherapy for hepatocellular carcinoma results in comparable survival to radiofrequency ablation：A propensity score analysis ［J］. Hepatology（Baltimore，Md.），2019.

［5］HUANG J，LIU F C，LI L，et al. Prognostic nomogram for hepatitis B virus-related hepatocellular carcinoma with adjuvant transarterial chemoembolization after radical resection ［J］. American Journal of Clinical Oncology：Cancer Clinical Trials，2020，43（1）.

［6］JANG W I，BAE S H，KIM M S，et al. A phase 2 multicenter study of stereotactic body adiotherapy for hepatocellular carcinoma：Safety and efficacy ［J］. Cancer. 2020，126（2）：363-372.

［7］LI Z L，YU J J，GUO J W，et al. Liver resection is justified for multinodular hepatocellular carcinoma in selected patients with cirrhosis：A multicenter analysis of 1 066 patients ［J］. European Journal of Surgical Oncology，2018.

［8］LIANG L，CHEN T H，LI C，et al. A systematic review comparing outcomes of surgical resection and non-surgical treatments for patients with hepatocellular carcinoma and portal vein tumor thrombus ［J］. HPB，2018，20（12）：1119-1129.

［9］LIANG W H，WANG D P，LING X T，et al. Sirolimus-based immunosuppression in liver transplantation for hepatocellular carcinoma：A meta-analysis ［J］. Liver Transplantation，2012，18（1）：62-69.

［10］LYU N，KONG Y，MU L，et al. Hepatic arterial infusion of oxaliplatin plus fluorouracil/leucovorin vs. sorafenib for advanced hepatocellular carcinoma ［J］. Journal of Hepatology，2018，69（1）：60-69.

［11］NITIN O，DAWSON L A，SUNIL K，et al. Radiotherapy for hepatocellular carcinoma：new indications and directions for future study［J］. J Natl Cancer Inst，2016，108（9）.

［12］RODRÍGUEZ-PERÁLVAREZ M，TSOCHATZIS E，NAVEAS M C，et al. Reduced exposure to calcineurin inhibitors early after liver transplantation prevents recurrence of hepatocellular carcinoma［J］. Journal of Hepatology，2013，59（6）：1193-1199.

［13］ROMANELLI R G，STASI C. Recent advancements in diagnosis and therapy of liver cirrhosis［J］. Current Drug Targets，2016，17（15）.

［14］SAUER I M，QUEISNER M，TANG P，et al. Mixed reality in visceral surgery：development of a suitable workflow and evaluation of intraoperative use-cases［J］. Annals of Surgery，2017，266（5）：1.

［15］SHETA E，EL-KALLA F，EL-GHARIB M，et al. Comparison of single-session transarterial chemoembolization combined with microwave ablation or radiofrequency ablation in the treatment of hepatocellular carcinoma［J］. European Journal of Gastroenterology & Hepatology，2016，28（10）：1198-1203.

［16］WANG W H，WANG Z，WU J X，et al. Survival benefit with IMRT following narrowmargin hepatectomy in patients with hepatocellular carcinoma close to major vessels［J］. Liver International，2015，35（12）：2603-2610.

［17］WEI X B，JIANG Y B，ZHANG X P，et al. Neoadjuvant three-dimensional conformal radiotherapy for resectable hepatocellular carcinoma with portal vein tumor thrombus：A randomized，open-label，multicenter controlled study［J］. J Clin Oncol，2019 Aug 20，37（24）：2141-2151.

［18］WORLD HEALTH ORGANIZATION. Global hepatitis report 2017［M］. 2017

［19］WORLD HEALTH ORGANIZATION. Global status report on alcohol and health 2018［M］. 2018

［20］WU Z F，WANG Y，YANG P，et al. Toll-like receptor 4 and its associated proteins as prognostic factors for HCC treated by post-radiotherapy surgery［J］. Oncology Letters，2018，15（6）：9599-9608.

［21］CHEN X Z，CAO Z Y，CHEN T S，et al. Water extract of hedyotis diffusa willd suppresses proliferation of human HepG2 cells and potentiates the anticancer efficacy of low-dose 5-fluorouracil by inhibiting the CDK2-E2F1 pathway［J］. Oncology Reports，2012，28（2）：742-748.

［22］YOON S M，RYOO B Y，LEE S J，et al. Efficacy and safety of transarterial chemoembolization plus external beam radiotherapy vs sorafenib in hepatocellular carcinoma with macroscopic vascular invasion: a randomized clinical trial [J]. JAMA Oncol, 2018, 4 (5): 661-669.

[23] CAO Z Y, LIN W, HUANG Z R, et al. Ethyl acetate extraction from a Chinese herbal formula, Jiedu Xiaozheng Yin, inhibits the proliferation of hepatocellular carcinoma cells via induction of G0/G1 phase arrest in vivo and in vitro [J]. International Journal Of Oncology, 2013, 42 (1): 202-210.

[24] ZHOU J, WANG Z, WU Z Q, et al. Sirolimus-based immunosuppression therapy in liver transplantation for patients with hepatocellular carcinoma exceeding the Milan criteria [J]. Transplant Proc, 2008, 40 (10): 3548-3553.

[25] 丁水康. 肝癌流行因素和预防 [J]. 临床和实验医学杂志, 2009, 8 (02): 118.

[26] 付艳, 邢卉春. 原发性肝癌的流行状况及危险因素分析 [J]. 中国肝脏病杂志 (电子版), 2014, 6 (02): 87-90.

[27] 蒋红. 饮食与肿瘤 [J]. 实用医技杂志, 2007 (07): 885-886.

[28] 汪永录, 周汉高, 顾公望. 肝癌研究进展 [M]. 上海: 上海科学技术文献出版社, 1999.08.

[29] 应倩, 汪媛. 肝癌流行现况和趋势分析 [J]. 中国肿瘤, 2020, 29 (03): 185-191.

[30] 曾红梅, 赫捷, 郑荣寿, 等. 2000—2014 年中国肿瘤登记地区肝癌发病年龄变化趋势分析 [J]. 中华预防医学杂志, 2018, 52 (06): 573-578.

[31] 安小翠, 朱瑞雪, 蔺淑梅, 等. 黄芪甲苷抑制 ROS NF-κB 信号通路促进肝癌细胞增殖、凋亡的作用机制 [J]. 现代消化及介入诊疗, 2019, 24 (12): 1399-1403.

[32] 鲍彦荣. 吴茱萸热熨对肝癌肝切除术后"肠-肝轴"功能紊乱的研究 [D]. 广州中医药大学, 2014.

[33] 曹春琪. 麦冬不同部位对巨噬细胞炎症反应的调节作用及其物质基础研究 [D]. 北京中医药大学, 2016.

[34] 陈超. 益气养阴法为主治疗中晚期肝癌初探 [J]. 新中医, 2011, 43 (04): 3-4.

[35] 陈万青, 崔富强, 樊春笋, 等. 中国肝癌一级预防专家共识 (2018) [J]. 临床肝胆病杂志, 2018, 34 (10): 58-65.

[36] 陈瑶. 罗汉果、蒲公英、党参和黄芪水煎剂对大鼠早期肝癌的影响及机制的研究 [D]. 西南大学, 2017.

［37］龚凌霄，池静雯，王静，等．山药中主要功能性成分及其作用机制研究进展［J］．食品工业科技，2019，40（16）：312-319.

［38］何健敏，叶小卫．加味双柏散局部外敷治疗原发性肝癌癌性疼痛的初步临床观察［J］．辽宁中医杂志，2012，39（07）：1316-1318.

［39］何宁一．戟黛方外敷联合热疗治疗恶性腹水25例临床观察［J］．河北中医，2015，37（02）：190-192.

［40］黄春波．中药离子导入法治疗晚期原发性肝癌疼痛22例临床观察［J］．河北中医，2013，35（01）：49-50.

［41］李宏伟，顾小强，徐家华，等．杨金坤以健脾化痰法治疗原发性肝癌经验探析［J］．上海中医药杂志，2019，53（12）：21-23.

［42］李屏，韦巍，李明芬，等．原发性肝癌的中医及中西医结合临床治疗研究进展［J］．河北中医，2018，40（04）：628-632.

［43］李文娟，吕凤兰，吴洁兰，等．穴位按摩在肝癌顽固性呃逆的疗效观察［J］．云南中医中药杂志，2014，35（06）：102.

［44］李秀丽，刘相花．化瘀止痛膏外敷治疗肝癌疼痛60例疗效观察［J］．中医药临床杂志，2014，26（08）：779-780.

［45］隆晓江．耳穴贴敷对35例肝癌介入治疗后顽固性呃逆的疗效观察［J］．中国中医急症，2014，23（01）：149-150.

［46］孟祥林，罗宏伟．原发性肝癌中医辨治体会［J］．中医临床研究，2016，8（01）：52-53.

［47］彭艳，黎静，凌桂晨，等．"养正积自除"思想的历史源流［J］．中医药导报，2017，23（04）：9-11.

［48］石相如，章凯敏，徐晓娅．益气活血中药对肝癌放疗后肝脏微循环及肝纤维化指标的影响［J］．世界中医药，2018，13（05）：1123-1126.

［49］石亿心，于莲，翟美芳，等．纳米山药多糖对4种肿瘤细胞的作用［J］．中国现代应用药学，2016，33（08）：967-971.

［50］孙滴，叶丽红．周仲瑛教授治疗肝癌的临床经验［J］．浙江中医药大学学报，2017，41（11）：860-862.

［51］王丹，王建，高思佳，等．基于网络药理学预测黄芪抗肝癌的有效成分及其潜在靶点［J］．中国医院用药评价与分析，2019，19（01）：6-8+13.

［52］王永红．香砂六君子汤对脾胃气虚证肝胆胰恶性肿瘤患者术前肠内营养疗效的观察［D］．山西中医药大学，2020.

［53］王志刚，王婧，李加蓁，等．李佩文治疗肝癌常用中药探析［J］．中医肿瘤学

杂志，2020，2（01）：70-72.

［54］韦金红，韦金双，吴炜邦，等.川陈皮素抗肿瘤机制研究进展［J］.中国医院药学杂志，2019，39（11）：1211-1216.

［55］武超，许杜娟，杨翠，等.黄芪皂苷Ⅱ增加5-氟尿嘧啶对人肝癌细胞株HepG2增殖抑制作用［J］.安徽医科大学学报，2016，51（01）：78-82.

［56］武海娜.柴胡疏肝散合桃红四物汤加减对肝癌TACE术后气滞血瘀型患者的临床观察［D］.黑龙江中医药大学，2017.

［57］吴谦.医宗金鉴［M］.北京：中医古籍出版社，1995.05.

［58］武容，李晓燕，蔡菲菲，等.基于网络药理学的补肾健脾方治疗肝癌的作用机制研究［J］.中华中医药杂志，2018，33（09）：4134-4139.

［59］徐蕾，包剑锋，俞海燕，等.耳穴压豆对肝癌介入治疗患者围手术期疼痛及焦虑的影响［J］.中国现代医生，2018，56（33）：98-101.

［60］杨联胜，章闻，张昆.耳穴贴压配合催吐法治疗肝源性呃逆24例疗效观察［J］.新中医，2016，48（01）：42-43.

［61］中华人民共和国国家卫生健康委员会医政医管局.原发性肝癌诊疗规范（2019年版）［J］.中国实用外科杂志，2020，40（02）：6-23.

［62］张培，郑晓萍，马玉玲，等.党参多糖单糖组成与其对HepG2细胞毒活性的相关分析［J］.中草药，2016，47（15）：2684-2692.

［63］张院辉，覃晓，徐静，等.58例肝癌患者手术前后中医复合证证候特点初步研究［J］.中西医结合肝病杂志，2012，22（02）：75-77+80.

［64］赵冰，刘颖春.芒硝外敷治疗肝癌腹水疗效观察［J］.实用中医药杂志，2014，30（04）：330.

［65］中华中医药学会.中华中医药学会标准ZYYXH/T136-156-2008：肿瘤中医诊疗指南［S］.北京：中国中医药出版社，2008.11.

［66］朱均权，孙梅飞.中药熏蒸神阙穴治疗癌性腹水65例［J］.浙江中医杂志，2016，51（02）：124.

［67］陈思，黄小青，陈秀娟，等.不同种属移植性肝癌动物模型的研究及建模策略［J］.中国兽医杂志，2019，55（6）：71-76.

［68］陈艳珍，陈成良，田兴，等.基于非酒精性脂肪性肝病机制及治疗的动物模型研究进展［J］.临床肝胆病杂志，2017，33（12）：2457-2461.

［69］李果，朱柱，戴小明，等.肝癌动物模型建立的研究进展［J］.医学综述，2018，24（2）：285-289.

［70］李亚杰，彭成，张吉仲.病证结合肝癌动物模型研究现状［J］.四川动物，

2009, 28（3）：448-449.

［71］荆雪宁，邱波，战文翔，等，黄芪多糖诱导的树突状细胞疫苗对 S180 荷瘤小鼠 Th1/Th2 类细胞因子的影响［J］.天津医药，2014，42（11）：1080-1083.

［72］胡妮，杜标炎，谭宇蕙，等.从诱导树突状细胞成熟角度探讨枸杞多糖联合 CXC 趋化因子配体 10 抗癌作用机制［J］.广州中医药大学学报，2015，（4）：641-647.

［73］陈晨，张吉菲，房鑫.白花蛇舌草对肝癌的作用机制研究［J］.河南中医，2018，38（01）：67-71.

［74］赵延军，单宇鹏.复方斑蝥胶囊对原发性肝癌患者介入治疗后细胞免疫功能的影响［J］.陕西中医，2018，（1）：79-81+136.

［75］刘景超，彭勃，杜俊声，等.平消丹对环磷酰胺化疗增效作用的实验研究［J］.江苏中医，2001，（7）：41-42.

［76］刘智勤，陈鹄汀，朱惠学，等.六君子汤对顺铂增效减毒的实验研究［J］.时珍国医国药，2009，20（10）：2492-2494.

［77］宋慧娴，乔飞，邵铭.中医药治疗原发性肝癌的研究进展［J］.临床肝胆病杂志，2016，32（1）：174-177.

［78］贺大强，万玲琴，孙东宁，等.中药联合射波刀治疗原发性肝癌临床研究［J］.临床医药文献杂志（电子版），2015，（20）：4133，4136.

［79］杨凡.吴茱萸碱抗肝癌作用及机制研究［D］.南京中医药大学，2017.

［80］周武元，李磊，钟敬涛，等.开腹射频消融治疗较大肝肿瘤近期疗效分析［J］.中华肝胆外科杂志，2013，19（09）：677-680.

［81］薛新庆，薛佳奇.理气活血化瘀中药联合 FOLFOX4 化疗对原发性肝癌气滞血瘀型患者的影响［J］.实用中西医结合临床，2021，21（08）：46-47，62.

［82］张仲男，秦三利，石昕，等.中医药治疗肝癌的作用及机制［J］.甘肃医药，2020，39（12）：1061-1063，1071.

［83］戴启文，张鸿程，胡娟，等.扶正抑瘤方汤剂与配方颗粒剂增强小鼠巨噬细胞吞噬功能对比研究［J］.实用中医药杂志，2011，27（12）：812-813.

［84］苏乐.健脾化瘀方通过 miRNA-570 调控 B7-H1/PD-1 通路防治肝癌术后复发的体内机制［D］.广州中医药大学，2017.

［85］黎金华，田菲，邱崇笙，等.扶正散结方调控 Lewis 肺癌小鼠 TAMs 免疫重塑作用的相关研究［J］.中国中药杂志，2015，40（06）：1161-1165.

［86］叶颖，宋雅楠，张莉君，等.扶正泻肝方治疗早期原发性肝癌患者疗效及对免疫功能影响［J］.云南中医学院学报，2018，41（01）：34-37.

［87］陈鹄汀，李鹤飞，宋云骏，等.中药在肿瘤化疗中增效减毒作用［J］.医学研

究与教育．2012，29（6）：70-73.

［88］陈旭征，曹治云，陈团生，等．白花蛇舌草对人肝癌 HepG2 细胞 Cdk2 和 E2F1 mRNA 表达的影响［J］．福建中医药，2012，43（2）：32-34.

［89］陈旭征，黎金浓，胡丹，等．解毒消癥饮逆转氟尿嘧啶诱导的肝癌干细胞耐药的机制研究［J］．中华细胞与干细胞杂志（电子版），2013，04：191-196.

［90］戴美琴，李金州，陈娜娜，郭丹．中药抑制肝癌侵袭与转移的研究进展［J］．今日药学，2017，27（10）：716-720.

［91］李惠，叶庆，殷晓进，李运曼．肝细胞肝癌血管新生的研究进展［J］．临床肿瘤学杂志，2009，14（4）：369-372.

［92］李志壮，方庆安．细胞周期调控相关基因在肝癌中表达的变化［J］．新医学，2005，36（2）：117-118.

［93］李美德，黎金浓，曹治云，等．应用基因芯片研究汉黄芩素对肝癌细胞的生长抑制作用机制［J］．肿瘤学杂志，2013，03：193-198.

［94］刘伟，郭忠聪，王理槐，等．中医药在肿瘤放射治疗中增效减毒的临床与实验研究进展［J］．湖南中医杂志，2014，30（9）：165-167.

［95］罗莹，黄爱民．原发性肝癌侵袭转移的相关分子机制［J］．医学综述，2002，8（11）：642-644.

［96］张铭予，李春雨，李国辉．中药逆转肿瘤获得性耐药机制的研究新进展［J］．中国药学杂志，2018，53（24）：2069-2073.

［97］朱立新，耿小平．血管新生与肝细胞肝癌［J］．肝胆外科杂志，2001，9（1）：69-70.

［98］朱绍辉，李泽信，王建国．原发性肝癌的多药耐药［J］．现代生物医学进展，2010，10（08）：1586-1588.

［99］蔡琨，何前松，冯泳，等．小半夏加茯苓颗粒对荷瘤小鼠抑瘤及免疫调节作用的研究［J］．时珍国医国药，2011，22（7）：1608-1610.

［100］蔡琨，冯泳，何前松，等．小半夏加茯苓汤对 H22 荷瘤小鼠的抑瘤及免疫调节作用［J］．实用医学杂志，2011，27（7）：1290-1292.

［101］董孟佳，许尤琪，万祯．中药复方治疗肝癌机理的实验研究进展［J］．环球中医药，2017，10（10）：1170-1173.

［102］冯泳，孟庆华，何前松，等．小半夏加茯苓颗粒含药血清对肝癌细胞凋亡及其 Bcl-2 表达的影响［J］．中国实验方剂学杂志，2010，16（16）：99-101.

［103］冯娜，王素敏．车前子多糖抗肿瘤作用的实验研究［J］．天津药学，2018，30（6）：1-4.

［104］郭楠楠．苍术酮对体外培养肝癌细胞 HepG2 的抑制作用［J］．安徽农业科学，2015（12）：51-53．

［105］郭楠楠．苍术酮诱导人肝癌细胞 HepG2 凋亡的实验研究［D］．深圳大学，2015．

［106］黄鹃，张伟云．半夏醇提取物对人肝癌 HepG2 细胞增殖与细胞周期的影响［J］．中国药科大学学报，2009，40（1）：89-93．

［107］侯玮婷，罗佳波．复方茯苓多糖口服液抗肿瘤作用和免疫调节功能的初步研究［J］．中药药理与临床，2017，33（2）：78-81．

［108］李以义．痰浊与癌症［J］．中国中医基础医学杂志，1995，1（4）：46-50．

［109］李春杰，魏品康，施俊，等．浅谈恶性肿瘤从痰论治的思路［J］．中医杂志，2007，48（11）：049-1050．

［110］梁玉莹，黎静．痰证与细胞黏附因子在肿瘤转移机制中的相似性初探［J］．新中医，2006，38（12）：5-7．

［111］骆一骄，应小平．抗肿瘤常用中药的临床分类［J］．临床医药文献电子杂志，2015，2（35）：7341-7342．

［112］林玉坤，张舒慧，李海云，等．生附子对小鼠 H22 肝癌皮下移植瘤模型的抗肿瘤作用研究［J］．河南大学学报（医学版），2017，36（4）：235-238．

［113］孟庆华．小半夏加茯苓颗粒体外抑瘤作用的实验研究［D］．贵阳中医学院，2009．

［114］卜凡儒，张超，蒋树龙．化痰祛瘀方含药血清对肝癌细胞血管内皮生长因子的调控作用研究［J］．新中医，2013，45（9）：154-156．

［115］孙宏新，蒋士卿．痰 - 粘附分子相关性理论与肿瘤转移［J］．河南中医杂志，2005，25（9）：7-8．

［116］王剑，严灿，邓中炎，等．从粘附分子代谢失常探讨痰证机理［J］．中国中西医结合杂志，2000，20（4）：296-297．

［117］王金果．甲乙煎影响 H22 小鼠肝癌组织粘附分子 E-cadherin、CD54 表达的实验研究［D］．河北医科大学，2007．

［118］修丽娟，刘煊，秦志丰，等．魏品康教授"消痰攻邪"治胃癌的学术思想［J］．中国中西医结合消化杂志，2012，20（6）：264-265．

［119］谢晓蔚，杨金坤．化痰法治疗肝癌的研究［J］．长春中医药大学学报，2015（6）：1153-1156．

［120］袁菊花，郑丽平，吴煜．从"痰"之致病学说探讨原发性肝癌的发病机制［J］．天津中医药，2017，34（5）：323-326．

［121］杨长福，冯泳，何前松．小半夏加茯苓方含药血清抑制 HepG2 细胞增殖及促进凋亡［J］．中国实验方剂学杂志，2011，17（8）：168-171.

［122］杨林森，何光志，何前松，等．小半夏加茯苓汤及其组分对 H22 荷瘤小鼠的抑瘤作用和脾脏 caspase-3 基因表达的影响［J］．中华中医药杂志，2014，29（3）：868-871.

［123］叶丽红，程海波，章永红，等．原发性肝癌的中医治则与治法探讨［J］．南京中医药大学学报，2010，26（1）：10-13.

［124］张慈安，魏品康，李勇进．痰浊与肿瘤微环境的相关性探讨［J］．中西医结合学报，2010，8（3）：215-219.

［125］昝俊峰．茯苓三萜类成分抗肿瘤活性研究与茯苓药材质量分析［D］．湖北中医药大学，2012.

［126］张春玲．蒙药复方菖蒲四味体外抑制人肝癌细胞活性的研究［J］．中国民族医药杂志，2020，26（6）：42-44.

［127］崔东晓．昆布多糖纳米硒的制备及其对人肝癌细胞的生长抑制作用研究［D］．山西医科大学，2018.

［128］丁佳玉，曲敏，佟长青，等．硒化牡蛎多糖制备及其抗氧化和抗肿瘤活性研究［J］．农产品工，2019（03）：10-14+17.

［129］骆学新，李志丹．化痰软坚散结法在恶性肿瘤治疗中的运用近况［J］．浙江中医杂志，2009，44（10）：765-767.

［130］唐勇，吴雄志，陈静．软坚散结中药成分抗肿瘤机制的研究进展［J］．天津中医药，2014，31（06）：382-384.

［131］张宏印，文镜，周舒．软坚散结法对实验性肝癌（HepA）小鼠 LDH、SDH、CCO 比活力的影响［J］．中日友好医院学报，1995（03）：128-130.

［132］陈启亮，唐东昕，龙奉玺．中医药对肝癌治疗的研究进展［J］．贵阳中医学院学报，2016，38（02）：99-101.

［133］程旸，贺松其，朱云，范钦，杨爽，陈瑞．鳖甲煎丸抑制肝癌细胞增殖、黏附及侵袭作用的实验研究［J］．中国中西医结合杂志，2013，33（05）：664-667.

［134］戴德银，李宏斌，彭海波．中成药在肝癌放、化疗后的临床应用［J］．中国药业，2007（13）：61-62.

［135］黄晶晶，黄鸿娜，毛德文，等．鳖甲煎丸对二乙基亚硝胺诱导大鼠肝癌癌前病变的影响［J］．辽宁中医杂志，2016，43（07）：1489-1491.

［136］刘丽，邓鑫，陈子瑶，等．艾迪注射液防治原发性肝癌的研究进展［J］．现代中西医结合杂志，2014，23（06）：675-677.

［137］林涵．华蟾素抑制肝癌细胞SNU-739增殖的作用研究［D］.河南大学，2020.

［138］陆苑，潘洁，杨淑婷，等.艾迪注射液对肝癌大鼠谷胱甘肽-S-转移酶的影响［J］.中国药理学通报，2018，34（08）：1170-1174.

［139］马悦，张启伟，王智民，等.复方苦参注射液研究进展［J］.中国实验方剂学杂志，2012，18（23）：342-345.

［140］钱先中，王冬雪，仵利军，等.中成药制剂抗肿瘤作用的应用分析［J］.中医药导报，2017，23（07）：61-63+66.

［141］谭书想.苦参碱抗肿瘤作用及其机制研究进展［J］.中国医院用药评价与分析，2016，16（07）：1005-1007.

［142］铁明慧，张颖，王科.鳖甲煎丸对肝癌皮下转移瘤小鼠肿瘤新生血管及微环境的影响［J］.中医杂志，2018，59（04）：325-328.

［143］王运玉，吴柱国.槐耳抗肿瘤的机制及临床应用［J］.广东医学院学报，2007（01）：77-79.

［144］王子健，蒋树龙.华蟾素抗肿瘤作用机制研究进展［J］.世界中西医结合杂志，2020，15（02）：385-387+392.

［145］庄毅，蒋亚平，郑泉.抗癌新药槐耳颗粒剂的研制［J］.医学研究通讯，1999（12）：15-17.

［146］陈可冀，史载祥.实用血瘀证学：2版［M］.北京：人民出版社，2013.

［147］陆文秀，许建华，张强，等.晚期胃肠道肿瘤血瘀程度与外周血肿瘤缺氧相关蛋白关系［J］.中国实验方剂学杂志，2013，19（23）：301-306.

［148］凌昌全，刘庆，李东涛.原发性肝癌常见中医基本证候定性诊断规范的研究［J］.中西医结合学报.2005，3（2）：95.

［149］王辉，孙桂芝.肿瘤血瘀证与活血化瘀研究现状［J］.中国中医药信息杂志，2012，19（6）：106-108.

拓展阅读

本书书后附有作者团队在扶正固本法和清热解毒法方面的基础研究相关实验结果，读者可扫码阅读相关内容。

图书在版编目（CIP）数据

肝癌中西医结合临床治疗与基础研究 / 曹治云，林久茂主编. -- 北京：华夏出版社有限公司，2023.12

ISBN 978-7-5222-0574-8

Ⅰ. ①肝… Ⅱ. ①曹… ②林… Ⅲ. ①肝癌—中西医结合疗法 Ⅳ. ①R735.705

中国国家版本馆 CIP 数据核字（2023）第 208586 号

肝癌中西医结合临床治疗与基础研究

主　　编	曹治云　　林久茂	
责任编辑	张晓瑜	
责任印制	顾瑞清	

出版发行　华夏出版社有限公司

经　　销　新华书店

印　　刷　三河市少明印务有限公司

装　　订　三河市少明印务有限公司

版　　次　2023 年 12 月北京第 1 版
　　　　　　2023 年 12 月北京第 1 次印刷

开　　本　787×1092　　1/16 开

印　　张　12.5

字　　数　213 千字

定　　价　59.00 元

华夏出版社有限公司　　地址：北京市东直门外香河园北里 4 号　　邮编：100028
　　　　　　　　　　网址：www.hxph.com.cn　　电话：（010）64663331（转）

若发现本版图书有印装质量问题，请与我社营销中心联系调换。